科技创新进农家
KEJICHUANGXINJINNONGJIA

农村饮食营养与饮食误区

主编◎李 刚

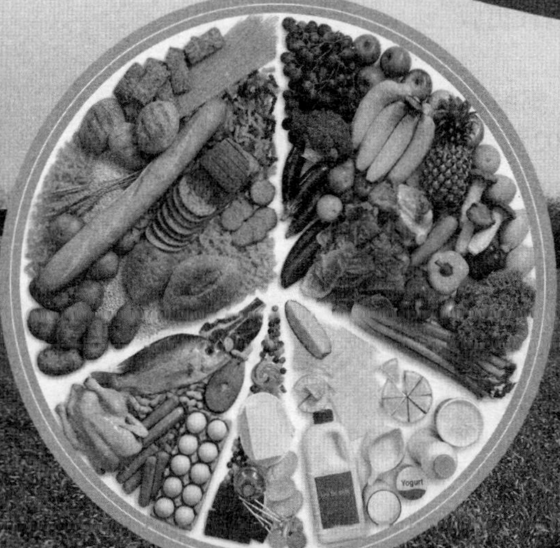

天津出版传媒集团
天津科学技术出版社

图书在版编目（CIP）数据

农村饮食营养与饮食误区／李刚主编．—天津：
天津科学技术出版社，2012.12
（科技创新进农家）
ISBN 978-7-5308-7546-9

Ⅰ.①农… Ⅱ.①李… Ⅲ.①饮食营养学—基本知识
Ⅳ.①R155.1

中国版本图书馆 CIP 数据核字（2012）第 286517 号

责任编辑：蔡小红
责任印制：兰　毅

天津出版传媒集团

天津技术科学出版社出版
出版人：蔡　颢
天津市西康路 35 号　邮编 300051
电话：（022）23332402（编辑室）　23332393（发行部）
网址：www.tjkjcbs.com.cn
新华书店经销
北京龙跃印务有限公司印刷

开本 880×1230　1/32　印张 8.5　字数 180 000
2013 年 1 月第 1 版第 1 次印刷
定价：25.80 元

前　言

　　社会主义新农村建设是当前和今后一个时期党和政府的一项重要工作，发展农村经济、丰富农民生活、改善农村环境、加强民主建设、提高乡风文明是此项工作中的重点。科技是第一生产力，科技创新是永恒的主题。如何使科技创新走进千家万户，如何使科技创新变成生产力，如何使科技创新惠农富农是本书编者的初衷。

　　编者生于农村，长于农村，对农村有很深的感情，毕业后又投身于农村文化事业，编写农村题材的图书，是笔者之有幸。编者进行过大量的田间地头调研走访，对农村有深厚的感情，知道农民最想看什么，最需要什么，怎样才能使创新科技成果被农民所接收。

　　本丛书共六本，分别从农民的健身方法、饮食的营养、农家饭菜的经营、农村文化的开发利用、农村生活的科学普及、农民应会的基础知识六个方面介绍与农民息息相关的科技创新成果。每本书内容都力求做到科学性、普及性、通俗性、实用性相结合，每本书从装帧设计、开本、定价等方面都力求简洁质朴、适合农村阅读特点，力求让农民买得起、看得懂、用得上，使之成为农民朋友提高素质、改善生活的精神食粮，真正做到科技创新进农家。

　　在本书编写过程中，为了提供大量值得学习和富有时代气息的内容，我们参考和查阅了大量的资料，走访了相关的专家学者，作为编者，我们在此对本书的支持者和资料提供者深表谢意。

编　者
2012 年 8 月

目　录

第一章　蔬菜的营养常识

蔬菜的营养成分介绍 …………………………………… 1
名特蔬菜的营养 ………………………………………… 6

第二章　杂粮的介绍

五谷杂粮 ………………………………………………… 34
什么是有机杂粮？ ……………………………………… 35
宝宝什么时候开始吃杂粮 ……………………………… 37
杂粮的医疗作用 ………………………………………… 39
五谷杂粮营养又保健 …………………………………… 40
多吃杂粮的好处 ………………………………………… 41
杂粮的营养做法 ………………………………………… 43

第三章　水果的营养常识

菠　萝 …………………………………………………… 59
香　蕉 …………………………………………………… 61
西　瓜 …………………………………………………… 64
枣 ………………………………………………………… 67
柿　子 …………………………………………………… 69

苹果	71
桃	74
李子	76
梨	78
杏	80
龙眼	82
柑橘	84
猕猴桃	86
山楂	88
柚子	90
葡萄	93
草莓	94
芒果	96
椰子	98
木瓜	100

第四章 日常饮食宜忌

高温作业者不宜吃西瓜	103
食葱蒜的宜忌	103
晚饭切忌吃得过饱	104
粗细搭配最合理	104
切忌吃过烫的食物	105
主食切忌太单调	105
花生炖吃最相宜	106
发面时忌用面肥	106
不宜常吃水煮鱼	107

晚餐不宜太油腻	109
鳝鱼宜与藕合吃	109
不宜吃粽子的人群	109
胡萝卜和白萝卜不宜同吃	110
早晨不宜只吃干食	110
不宜空腹吃柿子	110
不宜用胡萝卜下酒	111
不宜与牛奶同吃的食物	111
忌用饮料取代开水	113
生泉水不宜饮用	113
烧肉忌过早放盐	113
烤羊肉串不宜常吃	114
鸡蛋不宜多吃	114
鸡蛋切忌生吃	114
蜂蜜不宜用开水冲饮	115
饮茶忌过量	115
头遍茶不宜饮	115
蔬菜不宜用热水烫	115
烹调青菜不宜加醋	116
贮藏青菜忌用水洗	116
土豆不宜带皮食用	116
绿豆芽不宜生得太长	116
菠菜忌食用过多	117
大葱冬贮忌搬动	117
青色番茄不宜吃	117
红萝卜忌与白萝卜合煮	117

炒韭菜隔夜不宜食	117
辣椒忌过多食用	118
苦瓜不宜食用过多	118
柿子不宜空腹吃	118
含鞣酸的水果不宜与海味同食	119
水果罐头忌启封存放	119

第五章 食物相克常识

茶与药	120
茶与鸡蛋	120
茶与酒	120
咖啡与香烟	121
咖啡与酒	121
开水与补品	121
牛奶与药物	121
酒与辛辣食物	122
白酒与啤酒	122
冷饮与热茶	122
酒与糖类	122
白酒与胡萝卜	123
白酒与核桃	123
啤酒与腌熏食物	123
柿子与红薯	123
柿子与章鱼	123
梨与开水	124
苹果与萝卜	124

西瓜与油果子	124
杨梅与萝卜	124
杨梅与牛奶	124
荔枝与黄瓜	124
菠萝与鸡蛋	125
葡萄与海味	125
猕猴桃与黄瓜	125
樱桃与黄瓜	125
樱桃与胡萝卜	125
猪肉与鲫鱼	125
猪肉与香菜	126
猪肝与菜花	126
牛肉与红糖	126
牛肉与白酒	126
羊肉与乳酪	126
牛肉与韭菜、薤、生姜	126
羊肉与荞麦面	127
羊肉与醋	127
羊肉与茶	127
羊肉与鱼烩	127
羊肝与含维生素C的食物	128
羊肚与小豆	128
羊肚与梅子	128
羊肉与竹笋	128
羊肝与红豆	128
羊肝与辣椒	129

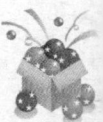

马肉与仓米 ………………………………………… 129
马肉与苍耳 ………………………………………… 129

第六章　饮水与健康

水是生命之源 ……………………………………… 130
水在人体中的作用 ………………………………… 131
怎么健康饮水 ……………………………………… 131
选择喝什么样的水 ………………………………… 132
什么时间喝水是最健康的 ………………………… 133
饮用水对身体的危害 ……………………………… 134
关于喝水的注意事项 ……………………………… 134
科学健康饮水 ……………………………………… 139
饮水健康要诀 ……………………………………… 140
饮水健康有标准 …………………………………… 141
早上起床饮水的好处 ……………………………… 141
饮水健康小常识 …………………………………… 142

第七章　饮食文化

八大菜系 …………………………………………… 147
饮食常识 …………………………………………… 152
饮食小史 …………………………………………… 155

第八章　饮食营养

人体需要那些营养 ………………………………… 178
饮食养生与宜忌 …………………………………… 180
经常不吃早餐对身体健康有哪些危害？ ………… 199

空腹不宜进食的食物有哪些？ 199

食物消毒有哪些误区？ 201

第九章　饮食保健

饮食与健康的关系 206

合理膳食与营养平衡 206

饮食与疾病 210

健康长寿食谱 215

能去除体内脂肪的食品 220

孩子偏食怎么办 220

小儿的饮食及不宜常吃的食品 221

常食醋的益处 223

果蔬汁的营养 223

骨头汤烹制须知 223

第十章　四季饮食

春季饮食注意事项 225

养生果蔬 228

养生野菜 229

养生饮品 231

夏季饮食注意事项 236

夏季饮食原则 237

养生果蔬 239

秋季饮食小常识 245

秋季饮食 247

养生果蔬 248

养生野菜 ………………………………………… 250
冬季饮食应注意哪些? …………………………… 254
冬季饮食三原则 ………………………………… 256
养生野菜 ………………………………………… 257

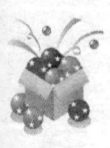

第一章 蔬菜的营养常识

蔬菜的营养成分介绍

蔬菜体内含有多种营养元素,其中包括水、蛋白质、维生素、脂肪、碳水化合物、纤维素和矿物质等。这些营养元素与人体的保健有着密切的关系。

矿物质

钙:钙为维持人体神经、肌肉、骨骼系统、细胞膜和毛细血管通透性等正常功能所必需,它在体内的含量比其他任何元素都多。钙离子是许多酶促反应的重要激活剂,在许多生理过程中是必需的,如神经冲动传递、平滑肌和骨骼肌的收缩、肾功能、呼吸和血液凝固等。

镁:镁可使很多酶系统(碱性磷酸酶、烯醇酶、亮氨酸氨肽酶活化),也是氧化磷酸化、体温调节、肌肉收缩和神经兴奋所必需的辅助因子。

磷:B族维生素的利用,很多都需要磷。骨和牙中磷的含量几乎与钙量相等,在全身所有组织中亦为一令人瞩目的组分,还是体液中极为重要的缓冲物。在脂类、蛋白、糖类和能量转移有关的各种酶中,都含有磷。

钾:细胞内外钾(细胞内液主要的阳离子)和钠(细胞外液主要的阳离子)的浓度差,可以调节细胞兴奋性、神经冲动传导以及体液平衡。

硫:几种必需氨基酸,硫胺和生物素中,都含有硫,硫是人类必需的矿物质。

铜:铜是一些蛋白(如血球铜蛋白,肝铜蛋白)和酶(如赖氨酰羟化酶,多巴胺B羟化酶)的必需组分。铁的储存和由血红蛋白释出,估计是以铜为催化剂完成的。另外,结缔组织的形

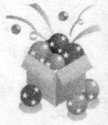

成,造血和中枢神经系统功能的正常发挥,都需要有铜参与。

铁:离子铁是一些能量转移所需酶类的必需组分,在氧的转运和利用中发挥着重要作用。进入消化道的无机铁和食物中的铁,平均10%可以被吸收。

锰:锰在细胞线粒体中浓缩,主要在垂体腺、肝、胰、肾和骨等处分布。锰影响黏多糖的合成,促使肝脏合成胆固醇和脂酸,还是包括肝内精氨酸酶和碱性磷酸酶在内的很多酶的辅助因子。

锌:锌是百种以上酶的辅助因子,在核酸代谢和蛋白质合成中,发挥着重要的作用,也是生长、性成熟、食欲和味觉以及创口愈合等所必需的。

钴:钴是人体合成维生素 B_{12} 的必需原料,番茄、辣椒蔬菜内等含量较多,能够促进造血作用,活跃新陈代谢,抑制恶性肿瘤细胞生长,减少胃癌的发病率。

硒:硒被称为"抗癌大王",易被人体吸收,有效地留在血清中,修补心肌,增强肌体免疫力,清除体内产生癌症的自由基,抑制癌细胞中 DNA 的合成和癌细胞的分裂与生长,预防胃癌、肝癌等的发生。

以上各种营养元素,每一种都有着重要的作用,但是各种营养元素之间并不是并列的关系,而是相互影响、相互作用的。如果能够维持最佳比例关系,就可以达到进食少,而收效大的良好效果。

譬如,蛋白质、脂肪和糖都是人体所需热能的供给者,当糖和脂肪供给不足时,蛋白质就会被作为热能消耗;如果糖和脂肪供应充足,蛋白质则主要发挥其增加体内氮储量的功能。考虑到蛋白质的来源较糖和脂肪要少,因而价格相对较贵的情况,我们在计划营养时,就要合理搭配三者的数量,既不能片面强调糖和脂肪有节约蛋白质的作用而过分减少蛋白质的供应,也不能在总热能供给不足时片面强调多进食蛋白质食品。

维生素中的硫胺素、核黄素、尼克酸与能量代谢关系密切,热能需要多,它们的需要量也高。食物中脂肪多,核黄素的需要量也要增加，而蛋白质多则有利于核黄素的利用和保存。当硫胺素缺乏时，亦会影响核黄素的正常利用。

氨基酸之间也是如此。非必需氨基酸虽然量不多，但决非可以不要；必需氨基酸也不因为其"必需"而多多益善，如果比例失调，仍会造成不良后果。

所以，我们在进食时，要特别注意各种营养素之间关系比例的协调与平衡，不能片面追求数量或质量。

纤维素

膳食纤维主要是指不能被人类胃肠道中的消化酶所消化且不能被人体吸收利用的多糖类物质，这些多糖主要来自植物细胞壁。膳食纤维所包含的成分非常复杂，主要包括纤维素、半纤维素、果胶及亲水胶体物质如树胶及海藻多糖等成分，还包括植物细胞壁中所含有的木质素。膳食纤维对于人体有多种保健功能：预防心脑血管疾病、预防糖尿病、预防便秘、预防肠癌、控制体重、预防皮肤疾病。因此，膳食纤维对于改善人体的健康状况具有无可替代的独特作用。

脂肪

脂肪主要由碳、氢、氧三种元素构成，每1克脂肪可提供热量37.674千焦。同蛋白质一样，有些人体所需的脂肪酸是人体内不能合成而需要由食物供给的，这些脂肪酸被称为"必需脂肪酸"。它们是亚油酸、亚麻酸和花生四烯酸，其中亚油酸是最重要的必需脂肪酸。有几种重要的维生素，如维生素A、D和K均要靠脂肪来溶解，才能被人体吸收。

成人每天由脂肪提供的热能占17%～20%，儿童为30%以下，婴儿为35%左右。一般人每天从食物中吸收50克左右脂肪即可了。过多会造成人体脂肪过剩，使身体发胖；过少则容易发生脂肪缺乏症，特别是易患脂溶性维生素A、D、E、K缺乏症。

水

水占人的机体总重量的55%～65%，是构成人体的重要物质，也是人体必需的营养素。因此，我们不能忽视水的作用。它

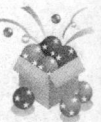

除了担负营养物质的输入和人体排泄的输出任务之外,其他主要功用是:润滑作用,连接有关骨骼、软组织;吸收作用,参与体内一切生物化学反应;调节体温作用;此外,还是维持细胞正常形状的物质之一。

维生素

维生素是维持人和动物机体健康所必需的一类营养素,本质为低分子有机化合物,它们不能在体内合成,或者所合成的量难以满足机体的需要,所以必须由食物供给或补充。维生素的每日需要量非常少(常以毫克或微克计),它们既不是构成机体组织的原料,也不是体内供能的物质,然而在调节物质代谢、促进生长发育和维持生理功能等方面却发挥着重要作用,如果长期缺乏某种维生素,就会导致疾病的发生。

1. 维生素 A

维生素 A 可参与视网膜视紫质的合成与再生,维持正常暗适应能力,维持正常视觉;也可参与上皮细胞与黏膜细胞中糖蛋白的生物合成,维持上皮细胞的正常结构和功能。维生素 A 能促进蛋白质的生物合成和骨细胞的分化,促进机体的生长和骨骼的发育,具有增加机体抗感染能力和促进上皮细胞的正常分化并控制其恶变的功用。

天然维生素 A 只存在于动物体内。动物的肝脏、鱼肝油、奶类、蛋类及鱼卵是维生素 A 的最好来源。维生素 A 原(维生素 A 的前体)类胡萝卜素,广泛分布于植物性食品中,其中最重要的是 β-胡萝卜素。红色、橙色、深绿色植物性食物中含有丰富的β-胡萝卜素,如胡萝卜、红心甘薯、菠菜、苋菜、杏、芒果等。理论上 1 分子 β-胡萝卜素在体内可分解成两分子维生素 A,但胡萝卜素的吸收利用率远低于维生素 A。实验证明,就其生理活性而言,6 微克 β-胡萝卜素才能相当于 1 微克维生素 A。β-胡萝卜素是我国人民膳食中维生素 A 的主要来源。

2. 维生素 B 复合体

维生素 B 复合体是一个大家族(维生素 B 族),至少包括十余种维生素。其共同特点是:在自然界常共同存在,最丰富的来源是酵母和肝脏；从低等的微生物到高等动物和人类都需要它们作为营养要素；同其他维生素比较，B族维生素作为酶的辅基而发挥其调节物质代谢作用，了解得更为清楚；从化学结构上看，除个别例外，大都含氮；从性质上看此类维生素大多易溶于水，对酸稳定，易被碱破坏。

维生素 B_1 的缺乏，首先影响神经组织的能量供应，并伴有丙酮酸及乳酸等在神经组织中的堆积，而出现手足麻木、四肢无力等多发性周围神经炎的症状。严重者可引起心跳加快、心脏扩大和心力衰竭。维生素 B_1 还有抑制胆碱酯酶的作用，胆碱酯酶能催化神经递质——乙酰胆碱水解，而乙酰胆碱与神经传导有关。因此，缺乏维生素 B_1 时，由于胆碱酯酶活性增强，乙酰胆碱水解加速，使神经传导受到影响，可造成胃肠蠕动缓慢、消化液分泌减少、食欲不振和消化不良等症状。反之，给以维生素 B_1，则可增加食欲、促进消化。维生素 B_2 又称为核黄素，具有可逆的氧化还原特性。维生素 B_2 缺乏时，主要表现为口角炎、舌炎、阴囊炎及角膜血管增生和巩膜充血等。幼儿缺乏它则生长迟缓。

3. 维生素C

维生素C又名抗坏血酸，具有广泛的生理作用，除了防治坏血病外，临床上还有许多应用，从感冒到癌症，维生素C是应用最多的一种维生素。但是其作用机理有些还不十分清楚，从使用的剂量来看，有越来越大的趋势，已超出了维生素的概念，而是作为保健药物使用了。

大多数动物能够利用葡萄糖以合成维生素C，但是人类、灵长类动物和豚鼠由于体内缺少合成维生素C的酶类，所以不能合成维生素C，而必须依赖食物供给。食物中的维生素C可迅速被胃肠道吸收，吸收后的维生素C广泛分布于机体各组织，但是维生素C在体内贮存甚少，必须经常由食物供给。

植物组织中尚含有抗坏血酸氧化酶，能催化抗坏血酸氧化分解，失去活性，所以蔬菜和水果贮存过久，其中维生素C可遭到破坏而使其营养价值降低。

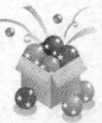

蛋白质

蛋白质是氨基酸组成的高分子化合物,是人体组织的基本成分。一切细胞都是以蛋白质为基础构成的,没有蛋白质就没有生命现象。

蛋白质在营养上的主要作用是构成人体组织。由于食物蛋白质的组成和人体组织的蛋白质组成不同,人体需要先将食物蛋白质分解成各种氨基酸,然后以这些氨基酸为原料,再重新合成人体组织特有的蛋白质,人体组织的生长发育、新陈代谢和损伤组织的愈合等都需要不断地从食物中补充蛋白质。

蛋白质具有调节人体生理机能的重要营养功能,酶、激素、抗体等是调节生理机能的重要物质。除此之外,蛋白质具有维持体内酸碱平衡的作用。蛋白在人体内氧化分解,供给人体所需的热能,最后产生二氧化碳、水和含氮废物。蛋白质进入人体后,首要任务是满足构成组织和调节生理机能的需要。

碳水化合物

碳水化合物是由碳、氢和氧三种元素组成,由于它所含的氢氧的比例为2∶1,和水一样,故称为碳水化合物。碳水化合物主要的生理功能为:构成机体的重要物质、提供热能、调节食品风味、维持大脑功能必须的能源、调节脂肪代谢、提供膳食纤维。

名特蔬菜的营养

此部分简要介绍华北地区部分名特蔬菜的主要供应期、营养保健价值、选购方法与贮藏保鲜。

人参果

供应期: 人参果即香艳茄,又名瓜茄、香艳梨,是茄科茄属多年生草本植物。原产于秘鲁、新西兰、南美安第斯山北麓。目前世界上只有新西兰和澳大利亚把它作为热带水果进行商品生产,畅销日本、欧美等国家和地区。20世纪80年代末,我国的南方城市少量引进人参果,90年代初在华北地区开始多点试栽,近年来有较快的发展。采用温室大棚栽培人参果,基本上可以做到四季有果,平均每667平米产2000~4000千克,每千克市场价

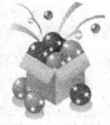

为20～60元，栽培经济效益较高。除了作为水果直接食用外，还可以做蔬菜煎、炒、烹、凉拌、做汤，并可加工成罐头、饮料、口服液等。盆景爱好者还可利用庭院、阳台、房前、屋后盆栽人参果，既可食用又可观赏。每年的7月下旬至9月，12月至翌年的2月均会有人参果供应市场。

营养保健价值： 人参果果肉爽美，清香多汁，口感好，具有高蛋白、低脂肪、低糖等特点，富含维生素C，并含钙、铜、钾、铁、硒等十几种对人体有益的微量元素。其中，硒的含量最高。硒能激活人体细胞，增强人体细胞活力，具有防癌和抑制心血管疾病的作用。人参果的果实能补充人体所需的硒元素，因此被誉为"生命火种""抗癌之王"。人参果的含钙量高于已知的一切水果和蔬菜，每百克人参果鲜果中含钙量高达910毫克，是番茄的114倍、黄瓜的36倍，可增强老年人体质和提高少年儿童智力及健康水平。

彩色甜椒

供应期： 甜椒为茄科辣椒属的一个亚种，一年生或多年生草本植物。彩色甜椒的形态特征和生态习性与普通甜椒相似，不同之处在于果实的颜色。普通甜椒的果实未成熟时为浅绿色或深绿色，成熟后为红色；而彩色甜椒的果实，由于所含色素成分不同，呈现黄、橙黄、紫等多种颜色。甜椒由原产美洲热带地区的辣椒演化而来。经过长期的栽培和选择，使果实体积增大，果肉变厚，辣味消失。彩色甜椒由于其颜色鲜艳、五彩缤纷、果实个大、果肉肥厚、质地脆嫩、富含营养、适于生食等优点，深受消费者的青睐。

目前，彩色甜椒作为商品，基本属于节日经济型，它一直作为相对贵重的礼品和高档商品出现在市场上。彩色甜椒种植时通过采用不同栽培方式和多种茬口安排，既可以保证节日集中上市，又能做到常年供应。

营养保健价值： 甜椒果肉厚而脆嫩，营养丰富。甜椒中含丰富的维生素、糖类、纤维质、钙、磷、铁等营养元素，也是蔬菜中维生素A和维生素C含量最高的，尤其是在成熟期，因此，有

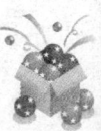

熟果甜椒的营养价值高于青果甜椒之说。甜椒中含有丰富的β-胡萝卜素，还含有指甲和毛发生长所需的硒元素，加上其富含的维生素 A 和维生素 C，经常食用可以强化指甲、滋养发根，对于肌肤则能活化细胞组织功能、促进新陈代谢，使皮肤光滑柔嫩，具有美容的功效。另外，甜椒的生物类黄酮含量也非常高，可以预防微血管的脆弱出血、牙龈出血、眼睛视网膜出血和脑血管出血，也是糖尿病病人较宜食用的蔬菜。每百克老熟甜椒果实含蛋白质 1.3 克，脂肪 0.4 克，维生素 C170～360 毫克，粗纤维 0.9 克，钙 13 毫克，磷 36 毫克，铁 0.8 毫克，维生素 A 2.6 毫克，维生素 B_1 0.06 毫克，维生素 B_2 0.08 毫克，尼克酸 1.5 毫克，以及其他矿物质及辣椒碱等。彩色甜椒性味辛热，具有温中散热、消食等作用，有利于增强人体的免疫功能，提高人体的抗病能力。所含的辣椒碱能促进人体内脂肪的代谢，防止体内脂肪积存，从而达到减肥防病的功效。

贮藏保鲜：彩色甜椒适宜的贮藏条件是相对湿度 90%～95%，温度 9～11℃，温度高于 12℃ 果实老化加快。一般绿、白、紫等嫩熟果温度宜高一些，且绿、白、紫果保存效果不如老熟果，应尽早食用，而红、橙、黄、褐等老熟果存放时间可以长一些，一般保存 1 周没有问题，条件好时可放置 3～4 周。

玉笋萝卜

供应期：玉笋萝卜，又名白钢笔萝卜、手指萝卜，是十字花科萝卜属二年生草本植物，原产中国。玉笋萝卜是一种小型萝卜，具有品质细嫩、生长迅速、色泽美观、味道甜美等特点。多年来，我国都比较注重大型萝卜的栽培，而且国内的玉笋萝卜品种也较少，并没有大面积的栽培。近几年从国外引进了一些新的品种，赢得了消费者的喜爱。玉笋萝卜在播种后 60～75 天，即可收获。玉笋萝卜四季均可栽培，但炎热夏季，玉笋萝卜品质差，形状不整齐，易空心。作为礼品蔬菜，在五一、十一、元旦和春节等节日，玉笋萝卜基本能够满足供应。

营养保健价值：玉笋萝卜含有多种维生素和矿物质，经常食用，可以去火、利肝、通气。自古我国民间就有"萝卜白菜保平安"的谚语，玉笋萝卜与樱桃萝卜具有相同的保健功能。

水果型黄瓜

供应期：水果型黄瓜，又称迷你黄瓜，是欧洲鲜食类短果型黄瓜，为葫芦科一年生草本蔓性攀缘植物。与普通黄瓜相比，迷你黄瓜的瓜形小，一般长度为10～18厘米，直径约3厘米，重约100克。瓜码密，结瓜多，每株结瓜能力强，耐弱光能力强。其果实表面柔嫩、光滑、无刺、色泽均匀、口感脆嫩，瓜味浓郁，经济效益显著高于普通黄瓜。目前在各大、中城市和旅游地区的销量正在急速增长，市场供不应求，是一个极有发展前景的果、菜兼用型瓜类品种。可常年供应。

营养保健价值：黄瓜果实中含有丰富的维生素A、维生素C及其他对人体有益的矿物质。其中维生素C大部分在瓜皮中。据测定，每百克黄瓜中含维生素A 1.11毫克，维生素B_1 0.02毫克，维生素B_2 0.03毫克，烟酸0.32毫克，维生素C 9毫克，蛋白质0.8克，脂肪0.24克，碳水化合物2.4克，钙24.0毫克，铁0.5毫克。

新鲜黄瓜不仅是佐餐的佳肴，也是一味治病的良药。黄瓜可以利尿，子可以接骨，藤可以镇静，秧可以降压，根可以解毒，叶可以治痢疾。黄瓜中含有葡萄糖甙、果糖、甘露醇和木糖，并不参与通常的糖代谢，故糖尿病病人用此充饥，血糖非但不会升高，反而还能降低。黄瓜中含有丙氨酸、精氨酸和谷氨酸胺，对肝脏病人很有好处。嗜酒者吃黄瓜可防止酒精中毒。另外，精氨酸是制造人体骨髓细胞和生殖细胞的重要原料，肥胖和性功能减退者服用黄瓜，能减肥和改善性功能。

黄瓜的头部苦味中含有葫芦素，能激发人体免疫功能，能起抗肿瘤作用，由于毒性小，肿瘤病人可大量食用，有一定的治疗价值。此外，黄瓜皮还有抗菌消炎的作用。因此，食用带皮黄瓜，对经常咽喉肿痛的人是一剂良药。

在日用化学方面，也已用黄瓜汁液制成了黄瓜系列化妆品，有益于美容、皮肤的滋养和保护。民间利用黄瓜美容的方法是：切黄瓜片敷面部，仰面闭目十余分钟，待皮肤吸收瓜内的维生素后清洗面部,能使肌肤娇嫩润滑。用黄瓜汁液擦脸,还有助于脸上黑斑的消除。

飞碟西葫芦

供应期:飞碟西葫芦为葫芦科,南瓜属美洲南瓜的一个早熟变种,其果形新颖美观,颜色漂亮,酷似碟子,故常被称为"碟瓜",又称"飞碟瓜"。飞碟西葫芦形状奇特多样,有扇贝形、齿轮形、飞碟形、灯笼形等,可食用又可观赏。飞碟西葫芦以嫩果供食,味道鲜美,果肉清香、细腻,可凉拌、炒食。成熟瓜玲珑可爱,采摘后可存放3~5个月,是一个天然的艺术品。近年来飞碟西葫芦作为一个特种蔬菜品种来栽培,很受市场欢迎。北方地区利用保护地设施栽培飞碟西葫芦,10月份至翌年的7月份均可有商品供应市场。

营养保健价值:飞碟西葫芦不仅外形美观,而且营养丰富,除了含有蛋白质、维生素,还含有一种CTY有效成分,能促进人体胰岛素分泌正常化。另外,飞碟西葫芦具有利湿清凉之效,对肥胖症、肝肾、肠胃等疾病的治疗大有裨益。种子含油量高,味芳香,可榨油食用。

金皮西葫芦

供应期:金皮西葫芦,又名香蕉西葫芦,是一种外形似香蕉状,果皮金黄色的西葫芦的一个变种,以食用嫩果为主。嫩果肉质细嫩,味微甜清香,适于生食,亦可炒食。在欧洲、日本、韩国等地区栽培较多,近年刚引入中国,由于其食用品质好,外形美观,保护地栽培产量高,经济效益也高于普通西葫芦,栽种面积正逐年扩大,是一种非常有前途的瓜类栽培品种。金皮西葫芦喜温暖的气候,但它对温度有较强的适应能力,所以栽培的时间范围比其他瓜类蔬菜要广。供应期在12月下旬至翌年7月上旬。

营养保健价值:金皮西葫芦性温、甘、无毒,除含有较丰富的碳水化合物、蛋白质、矿物质和维生素等营养物质外,还含有瓜氨酸、腺嘌呤、天门冬氨酸、葫芦巴碱等物质,具有促进胰岛素分泌,预防糖尿病、高血压以及肝脏和肾脏的一些病变发生。不但能清除致癌物(亚硝胺)而具有防癌的效果,并能帮助肝、

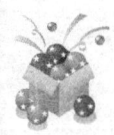

肾功能减弱患者增强肝、肾细胞的再生能力。目前，还被广大妇女称为"最佳美容食品"。

樱桃萝卜

供应期：樱桃萝卜为十字花科萝卜属具有肉质根的二年生草本植物，是一种小型萝卜。樱桃萝卜的肉质根圆形或椭圆形，皮色有红色、白色和上红下白等几种，肉色多为白色，品质细嫩，色泽美观。樱桃萝卜的营养生长期为20~40天，栽培容易，生长迅速，可四季供应市场。由于樱桃萝卜性喜冷凉，因此，春、秋露地或冬季保护地生产的樱桃萝卜脆嫩爽口，没有辣味，而炎热夏季生产的樱桃萝卜则品质较差，辣味重，易空心。

营养保健价值：每百克鲜萝卜中含糖类5.7克，蛋白质1.0克，粗纤维0.5克，维生素A 0.02毫克，维生素B_1 0.01毫克，维生素B_2 0.03毫克，维生素C 34毫克，钙44毫克，磷45毫克，铁0.5毫克，淀粉酶含量很高，一般为200~600个活性单位。

樱桃萝卜具有一定的保健功能。萝卜性甘、凉，味辛，有通气宽胸、健胃消食、止咳化痰、除燥生津、解毒散淤、止泻、利尿等功效。种子中所含的芥子油具有特殊的辛辣味，对大肠杆菌等有抑制作用，有促进肠胃蠕动、增进食欲、帮助消化的作用。其含有的葫芦巴碱、胆碱等都有药用价值，萝卜醇提取物有抗菌作用。萝卜汁液可防止胆结石形成。萝卜中所含的粗纤维和木质素化合物有抗癌作用。

黄秋葵

供应期：黄秋葵又叫秋葵、咖啡黄葵或羊角豆等，属锦葵科一年生草本植物。它原产于非洲东北部，以埃及栽培最多，栽培历史也最长。近年来，黄秋葵已成为美国、日本和印度等国家的热门蔬菜。20世纪由印度传入我国。目前，仅在广州、上海、南京、北京等大城市近郊作为特菜进行小面积种植。由于黄秋葵具有喜光耐热、抗逆性强的特点，因此，是调剂夏季市场供应的理想蔬菜。我国北方地区黄秋葵的供应期一般可从6月下旬延续到10月上、中旬。

黄秋葵的食用部分是嫩果，其糖、蛋白质、矿物质及维生素

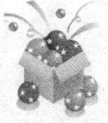

等营养成分含量都很高。由于在其嫩果汁液中含有果胶、半乳聚糖和阿拉伯树胶等物质而使其在炒食或煮汤时质柔而黏,风味鲜美。黄秋葵的种子在成熟后又可作为咖啡代用品。其植株和花朵也具有较高的观赏价值,适宜于公园、庭院和居室等场所栽培,美化环境。

营养保健价值: 每百克黄秋葵嫩荚(或称果)中含蛋白质2.5克,脂肪0.1克,糖类2.7克,维生素A 660国际单位,维生素B_1 0.2毫克,维生素B_2 0.06毫克,维生素C 44毫克,钙81毫克,磷63毫克,铁0.8毫克。各种营养元素均比一般蔬菜、水果高。

黄秋葵不但营养丰富,保健功能也很强。秋葵嫩果中含有黏滑汁液,由果胶和牛乳聚糖、阿拉伯聚糖等糖聚合体等组成。其中果胶是可溶性纤维,在现代保健新观念中极受重视。这种混合物的黏滑汁液能帮助消化、治疗胃炎、胃溃疡,有保护肝脏的功能及增强人体耐力的功效,是一种很好的食疗蔬菜。由于黄秋葵具有以上的营养价值和保健功能,在非洲许多国家、加勒比海岛国和日本等地普遍栽培,均作为运动员食用的首选蔬菜,也是老年人的保健食品。

樱桃番茄

供应期: 樱桃番茄,又名迷你番茄、小番茄等,属茄科番茄属一年生蔬菜,是番茄半栽培亚种中的一个变种。原产于秘鲁。从20世纪80年代开始,在全世界迅速发展。我国近几年从国外引入,南北方均可进行栽培,樱桃番茄以成熟果实供食,酸甜可口,营养丰富,完熟果实的糖度高达7~8度。可当成水果生食或菜肴熟食,也能制成罐头等,具有独特的风味。近年来,国内樱桃番茄的种植面积逐渐增加,深受宾馆和饭店的青睐。一年四季均可供应市场。

樱桃番茄还可盆栽,既可美化环境,又可丰富餐桌。

营养保健价值: 樱桃番茄的营养成分含量明显高于大番茄。每百克樱桃番茄鲜果含还原糖2.51克,蛋白质1.16克,纤维素0.69克,β-胡萝卜素0.397毫克,维生素C 24.4毫克,钾155

毫克，钠 2.48 毫克，钙 6.53 毫克，镁 9.16 毫克，磷 38.2 毫克，铜 0.04 毫克，铁 0.25 毫克，锰 0.05 毫克，锶 0.02 毫克，硒 1.22 微克。

美国一家科研机构发现：使番茄呈红色的物质叫"莱克潘尼"（译名），其具有独特而显著的抗氧化特性，可清除体内有害物质——"自由基"之类，防止人体发生癌变及其他肿瘤。他们还发现，"莱克潘尼"可降低心脏病的危害程度。所含的维生素PP、谷胱甘肽等有益于人体健康。果皮中含有"芦丁"，可降血压，预防动脉硬化和脑溢血。加拿大科学家最近也提出：多吃经过加工的番茄食品（如番茄酱、汤类等）能减少患癌症的机会。有报道还说：多吃番茄食物是保护前列腺最简单、最有效的方法。

网纹甜瓜

供应期：网纹甜瓜，又名网纹香瓜、网纹果瓜。为葫芦科甜瓜属中幼果无刺的一个栽培种，一年生蔓性草本植物，原产于热带非洲的几内亚。多为温室、大棚内种植。供应期为 4 月下旬至 7 月，10 月至 12 月下旬。

甜瓜除作为水果鲜食外，也可制成罐头，还可制成果酒、瓜干等。

营养保健价值：甜瓜含有丰富的营养。每百克甜瓜含蛋白质 0.4 克，脂肪 0.1 克，钙 14 毫克，磷 17 毫克，铁 0.7 毫克，并含有丰富的维生素，胡萝卜素含量为 0.03 毫克，硫胺素 0.02 毫克，核黄素 0.03 毫克，尼克酸 0.3 毫克。

甜瓜入药能"止渴、除烦热、利小便、通三交间壅塞气、治口鼻疮"。瓜子仁有清肺润肠、和中止渴、治疗便秘的功效。瓜蒂在中药中叫苦丁香，可治四肢浮肿。苦丁香还是一味重要的催吐剂。

四棱豆

供应期：四棱豆，别名四角豆、翅豆、翼豆、杨桃豆、热带大豆等。是豆科四棱豆属的一年生或多年生缠绕茎草本植物。茎蔓生，可达 4 米以上，分枝性强，枝叶繁茂，无毛，绿色或紫

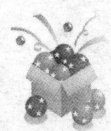

色。叶为三出复叶、互生，小叶呈阔卵圆形、顶端尖、全缘。花为腋生总状花序。豆荚长20厘米左右，有4个棱角，棱角上有锯齿状翼，背线两侧的略高，好像一对翅膀，故名"翼豆"。原产于热带非洲和东南亚，在巴布亚新几内亚和缅甸有较大规模的生产。我国已有100多年的种植历史，主要产地在云南、广西、广东、海南等省、自治区。北京地区四棱豆多为露地栽培，供应期一般在7~10月。

营养保健价值：四棱豆全株都是宝，其蛋白质、氨基酸、维生素和矿物质的含量位居豆类作物之冠。它既是一种营养丰富的蔬菜，又是目前世界上蛋白质含量最高的一种块根作物，同时还是一种高蛋白粮食新资源，而且是优质食用油的一个新品种。茎叶还是优良的饲料和绿肥。

大豆是"植物蛋白之王"，而四棱豆种子中的蛋白质和脂肪含量，不论是数量还是质量都可以与大豆相媲美，因此，被誉为"热带大豆"。四棱豆种子蛋白质含量为34%~45%，其赖氨酸含量，超过大豆和鸡蛋蛋白；含脂肪16%~28%，不饱和脂肪酸高达80%；富含维生素E，每百克油分中维生素E的含量为23~44毫克，有的品种高达130毫克。块根中含有蛋白质18%~19%，是甘薯的4~5倍，是马铃薯的9~10倍，是木薯的20倍，居世界块根块茎作物之首。四棱豆种子、鲜荚的矿质元素中，常量元素与微量元素都很丰富，尤其富含钾、钙、磷、铁、锌。四棱豆嫩叶中的胡萝卜素含量比胡萝卜高4倍以上。每公顷四棱豆的根瘤固氮高达165~225千克（相当于825~1 125千克硫铵）。

四棱豆成熟期各部分均富含蛋白质。四棱豆的蛋白质是全价蛋白质，因此具有极高的营养价值。四棱豆种子不仅富含蛋白质，而且其氨基酸组成也比较平衡。四棱豆嫩荚也富含氨基酸，做菜不但好吃，还有其独特的鲜味。嫩荚中8~10种必需氨基酸含量和氨基酸总量均高于人们喜爱的荷兰豆，并且还含有丰富的维生素和矿质元素。

据报道，四棱豆叶片中的β-胡萝卜素含量之多尤为惊人，每百克叶（干重）中β-胡萝卜素的含量高达15.8毫克，远远超过其他蔬菜,是胡萝卜中β-胡萝卜素含量的4.4倍。

四棱豆的嫩叶、嫩荚、嫩粒、花和块根均可用做蔬菜。嫩叶在不同生育期的蛋白质含量都很高,做菜不但好吃,还有其独特的野味。嫩叶因营养丰富,是热带叶用蔬菜中的佼佼者,嫩叶还因富含铁质,被称为"补血"蔬菜。

四棱豆在一些国家还是一种传统的药用植物,用嫩芽中挤出的汁治牙痛,用叶汁治消化不良。在斯里兰卡,四棱豆的豆荚用以治疗糖尿病。豆荚还是一种很好的减肥食品。用根与方块糖制成的食物,对治疗霉菌性口腔炎有效。叶可作眼疾的外敷剂,豆荚又可清热解毒。我国《新华本草纲要》一书中也有类似的记载:"四棱豆根微涩,性凉,有清热、消炎止痛的功能,用于治疗咽喉痛、牙痛、口腔溃疡、皮疹、尿急、尿痛。"四棱豆富含维生素E和维生素D,具有防衰老、增强记忆力、防治佝偻病等保健作用。

宝塔菜花

供应期:宝塔菜花,有人称之为珊瑚菜花,是结球甘蓝的一个变种,它形状特异,口味脆嫩,营养丰富。不仅深受市民欢迎,而且给生产者带来了很高的经济效益,大有发展前途。其供应期与绿菜花相似。

营养保健价值:据测定,宝塔菜花的总糖含量为2.29%,粗蛋白质含量为2.42%。此外,每百克新鲜花球中含有维生素C 65.1毫克,钾262毫克,钠19.1毫克,钙18.3毫克,镁17.2毫克,还含有大量的铁、锰、锌等元素。

西洋南瓜

供应期:食用的南瓜在植物分类上有3种,即中国南瓜、美国南瓜和西洋南瓜。中国南瓜在我国栽培最盛,其含水分较多,肉质为黏质,甜味较低,风味淡泊;美国南瓜除一部分供玩赏外,食用的大多以嫩南瓜为主,像小胡瓜一样的食法;供食用优良的西洋南瓜也称印度南瓜,其含水分较少,肉色金黄,肉质为粉质、最甜,风味最好,因其肉质、风味、口感很像我国天津良乡出产的甜味板栗,所以也有人称它为栗味南瓜或甜栗南瓜。

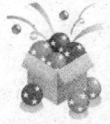

因为，西洋南瓜极耐贮藏，一般可贮藏 4~5 个月，所以北京地区种植西洋南瓜，收获期在 5 月下旬至 10 月，而贮藏的西洋南瓜则可满足元旦和春节的供应。

营养保健价值： 据日本食品分析西洋南瓜的营养成分为：每百克西洋南瓜果实，以蛋白质含量 1.1% 为标准，其各种氨基酸的含量分别为：色氨酸 0.02 毫克、苏氨酸 0.02 毫克、异亮氨酸 0.04 毫克、亮氨酸 0.06 毫克、赖氨酸 0.04 毫克、蛋氨酸 0.01 毫克、苯丙氨酸 0.04 毫克、络氨酸 0.05 毫克、缬氨酸 0.04 毫克、精氨酸 0.08 毫克、组氨酸 0.02 毫克、丙氨酸 0.03 毫克。另外，还有其他氨基酸，如谷氨酸、丝氨酸等。

另据日本的食品营养成分分析，如果西洋南瓜每 667 米的产量以 1500 千克计算，其热量的产生量相当于小麦、玉米，蛋白质，相当于菜豆、洋葱，维生素 A 相当于番茄，维生素 B_1、维生素 B_2 相当于胡瓜及越瓜，维生素 C 高于胡瓜、葱等，不失为营养丰富的果菜。

南瓜除茎叶外，花、果肉及种子均有多方面的药效，对于人体的保健益处不少。南瓜对于人体的保健功效，在我国自古以来就有记载。《本草纲目》中有"补中（脾胃）益气之效"的说法。明代的《滇南本草》中说：南瓜可以"利小便"。《医材纂要》中描述：南瓜"有益心救肺之效"。另据最近出版的《中国药植国鉴》记述："南瓜可以作为外用药，如将南瓜磨碎涂敷在纱布上贴在患部，对于肋膜炎、肋间神经痛有消炎止痛之效果"。南瓜花可以解热、治下痢、黄疸，也有祛痰的作用。至于南瓜子能驱除体内的寄生虫，例如蛔虫；也能预防前列腺肥大等。

南瓜种子中脂肪油含量为西瓜子的 2 倍以上。亚油酸的摄取能预防动脉硬化。若将子仁炒熟，每天摄取 30 克，有催乳之效，是宝贵的脂质。将南瓜切片和红豆煮熟食用能治百日咳、咽喉痛、痔疮等症。

西洋南瓜中维生素 A、C 的含量丰富，有保护细胞黏膜之作用。如有人患了胃肠溃疡，将南瓜蒸熟后磨成糨糊（浓汤）食用，效果迅速。另外，南瓜中的维生素 A 耐热，做油炸食品，可促进其吸收率。

沈阳医科大学顾问裘终生教授研究：人体内微量元素钴的缺乏，是导致高血脂、冠心病、糖尿病产生的原因之一，钴能活跃人体的新陈代谢，促进造血功能。钴是人体胰岛细胞所必需的微量元素，经常长期地坚持食用西洋南瓜，不仅可以解决糖尿病患者挨饿的问题，而且能增加体内胰岛素的释放，促使糖尿病患者胰岛素分泌正常化，对降低血糖有意想不到的疗效。所以，西洋南瓜对糖尿病患者是一个很好的保健食品。

蛇 瓜

供应期： 蛇瓜，别名蛇豆、蛇丝瓜、大豆角等，葫芦科栝楼属中的栽培种，一年生攀缘性草本植物。原产印度、马来西亚，广泛分布于东南亚各国和澳大利亚，在西非、美洲和加勒比海等地也有栽培。我国只有零星栽培，以山东省青岛地区种植较多。近年来各地都在引种，因种子来源缺乏，致使栽培面积受到限制。蛇瓜以嫩果为蔬，嫩叶和嫩茎也可食用。嫩瓜含丰富的碳水化合物、维生素和矿物质，肉质松软，有一种轻微的鱼腥臭味，但是煮熟以后则变为香味，微甘甜。成熟果实有苦味，供观赏或作饲料用。蛇瓜少有病虫害，可成为无公害蔬菜，具有一定的市场潜力。市场供应期在6～9月。

营养保健价值： 蛇瓜的嫩果每百克中含水分94～95克，蛋白质0.5～0.9克，碳水化合物3～4克，脂肪0.1克，粗纤维0.8克以及多种矿物质和其他营养成分。民间认为蛇瓜性凉，味微甘，入肺、胃及大肠经，具有清热、化痰、润肺、滑肠的功效。

根芹菜

供应期： 根芹菜，又名根洋芹、球根塘蒿，为伞形花科芹属中的一个变种，是具有肥大肉质根的二年生草本植物。以肥大的肉质根和叶柄供食。根芹菜主要分布在欧洲和俄罗斯等独联体国家，是冬季的重要蔬菜。我国近几年才引进栽培。根芹菜喜冷凉湿润，在土壤温度20℃时生长量大，高于25℃则生长缓慢，在炎热高温条件下易引起褐变和腐烂。适于供水良好、富含有机质、疏松肥沃的土壤栽培。一般春、秋两季栽培，夏季较冷凉的地

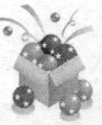

区，可于2~3月份在大棚等保护地中育苗，4月定植于大田，初夏收获。夏季在遮阳网防雨棚内降温育苗，秋季定植，初冬可收获，耐寒性较强，可覆盖防冻，整个冬春均可采收供应市场。

营养保健价值： 根芹菜由叶用芹演变而来，但比叶用芹营养价值高，每百克食用部分含蛋白质1.5克，脂肪0.3克，糖类3.5克，维生素B_1 0.05毫克，维生素B_2 0.06毫克，维生素C 8毫克，钙43毫克，磷115毫克，铁0.7毫克。

抱子甘蓝

供应期： 抱子甘蓝原产欧洲，属于半耐寒性蔬菜，栽培较为复杂。北京地区栽培宜选用早熟、抗热品种。因为秋露地栽培生长期不够，需要进行二次植栽培，所以以秋、冬保护地栽培为佳。栽培形式有秋季大棚栽培、秋冬日光温室或阳畦栽培。秋大棚、秋露地栽培，宜在6月中旬播种，7月下旬、8月上旬定植，10月即可开始陆续采收。在各种栽培形式的结合下，供应期可从10月一直延续到翌年的6月。

营养保健价值： 抱子甘蓝形状类似我们平时经常食用的结球甘蓝，即我们习惯上常称的圆白菜，只是个头仅有鸡蛋大小。抱子甘蓝营养高、口感好，每百克可食部分含维生素B_1 0.41毫克，维生素B_2 0.16毫克，维生素C含量较高为102毫克，钙42毫克，磷80毫克，铁1.5毫克，其蛋白质含量是结球叶菜中含量最高的，维生素A含量中等，抱子甘蓝是铁的好来源，也是钾的极好来源。抱子甘蓝性平、味甘。含有一些特殊的化合物——异硫氰酸丙酯等。据最新报道：抱子甘蓝叶球内含有微量元素硒，经常食用有防癌作用。

菊苣

供应期： 菊苣，别名欧洲菊苣、苞菜，为菊科菊苣属中多年生草本植物，是野生菊苣的一个变种。原产地中海、亚洲中部和北非地区。我国有少量栽培。菊苣主要以嫩叶、叶球或根供食用，适合做凉拌菜。春夏露地直播或软化栽培。一般当年10月至翌年2月可供应市场。

营养保健价值： 每百克鲜菊苣球中含蛋白质0.68~1.7克，

脂肪0.3克,糖类1.1克,维生素A 4000国际单位,维生素C 24毫克,维生素B_1 0.06毫克,维生素B_2 0.1毫克,钙25~100毫克,磷24~47毫克,铁0.9毫克,锌0.79毫克。

菊苣含马栗树皮素、马栗树皮甙、山莴苣素和山莴苣苦素等苦味物质,常吃菊苣可清肝利胆;因含有维生素C、维生素A、锌等抗氧化营养素,可抑制中老年人的免疫功能减退,从而增强人体对有害环境和传染病的抵抗力。

绿菜花

供应期：绿菜花,又名西蓝花、青花、木立花椰菜、嫩茎花椰菜等。原产地中海,属十字花科甘蓝类蔬菜,是一种营养成分齐全的高档蔬菜。英国、意大利、法国、荷兰等广泛种植,日本和美国也有较多栽培。我国栽培绿菜花的历史虽然较短,但发展很快。

绿菜花属喜冷凉蔬菜,不耐高温炎热。喜光,在充足的光照条件下,生长发育正常,花球紧密,颜色正常,商品价值高,光照不足时则影响其品质和产量,现有品种无论短日照条件还是长日照条件,一般都能形成花。供应期为9月中旬至翌年的7月。

营养保健价值：绿菜花食用部分为绿色花球（包括肥嫩的主轴、肉质花梗及其未充分发育的花蕾）,其质地柔嫩,营养丰富,风味佳美。每百克绿菜花球含水分89克左右,蛋白质3.6克左右,碳水化合物5.9克,维生素C含量是番茄的4倍,约113毫克,维生素A的含量达3800个国际单位,比普通蔬菜高100倍,所含维生素B、蛋白质及碳水化合物等均高于白菜花、甘蓝和大白菜。绿菜花是一种营养成分齐全的高档蔬菜。

球茎茴香

供应期：球茎茴香,又名结球茴香,属伞形科茴香属的一个变种,为一二年生草本植物,原产地中海沿岸及西亚。它与我国种植的叶用茴香是同科同属植物,从形态上（如叶色、叶形、花、果、种子）、品质风味上以及其他生物学特性上两者都近似,所不同的只是一般茴香食用叶部,而球茎茴香主要是食用柔嫩的鳞茎,嫩叶也可兼食。鳞茎是其茎的上部叶鞘膨大而形成的,颜

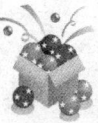

色浅绿或白色，形状长扁球形，所以叫做球茎茴香或结球茴香。

球茎茴香含有类胡萝卜素、维生素A、维生素C、钙以及人体所需的氨基酸，是一种营养价值很高的新型蔬菜。食用方法也多种多样，如肥大的叶鞘可以炒食、做汤、凉拌生食或腌渍，嫩叶用于做馅。无论哪种食用方法均有一定特殊的香辛味道，独具风味。另外，球茎茴香汁可作西餐调料，果实可作香料，亦可入药，有温肝、暖胃、散寒结的作用。过去球茎茴香在我国栽培较少，近年来，北京地区从国外引进栽培后，很受欢迎，种植面积不断扩大。供应期为10月至翌年的6月上旬。

营养保健价值：球茎茴香的营养价值较高，但不同部位的营养成分含量不同。每百克鲜叶含维生素C 120毫克，还原糖2.3克；每百克球茎中含蛋白质1.1克，脂肪0.4克，还原糖2.58克，膳食纤维1.2克，矿物质0.7克，钾6.55毫克，钠77.2毫克，钙6.8毫克，镁31.1毫克，磷70.9毫克，铜0.24毫克，铁0.88毫克，锌0.37毫克，锰0.14毫克，锶0.46毫克，维生素C 17.4毫克，还含有维生素B和尼克酸等。球茎茴香含挥发油（茴香酮和茴香醚），可增进食欲、助消化、健胃、顺气。种子可作香料及药用，有温肝肾、暖胃气、散寒之功效。适于胃寒痛、小腹冷痛、疝痛等症。茎叶生捣取汁外敷，可治恶毒痈肿。

茼 蒿

供应期：茼蒿别名蓬蒿、春菊、蒿子秆，是菊科菊属中的一二年生草本植物。原产于地中海沿岸，我国已有900多年的栽培历史。茼蒿喜冷凉，不耐高温。生长适温为20℃左右，29℃以上生长不良，12℃以下生长缓慢。四季均可播种，常年满足市场供应，其中以秋播最好，生长期长，产量高；春播容易抽薹，炎热夏季，采用保护地遮阳栽培，亦可生长，但品质不好，产量不高。

营养保健价值：茼蒿以嫩茎叶供食用，每百克鲜嫩可食部分含水分95.8克，蛋白质0.8克，钙125.4毫克，磷80.1毫克，胡萝卜素0.28毫克，维生素B_1 0.01毫克，维生素C 28.2毫克，铁2.89毫克，锌0.622毫克，锰0.551毫克，锶0.477毫克，还

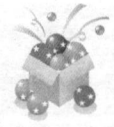

含有13种氨基酸,其中,丙氨酸和天门冬氨酸含量较丰富,还含有具有特殊气味的挥发油等。

茼蒿性平,味辛、甘。具有和脾胃、利便、清血、养心、清痰润肺、降压、助消化、安眠等功效。但阴虚发热者不宜食用,泄泻者也应忌食。

紫甘蓝

供应期: 紫甘蓝,又名红甘蓝、紫洋白菜、赤球甘蓝、紫椰菜或紫茴子白,属于十字花科芸薹属,是甘蓝种中能形成紫色叶球的一个变种,原产地中海沿岸。17~18世纪传入亚洲。紫甘蓝的栽培食用在我国已有十几年的历史。紫甘蓝的供食部分为肥大而美丽的叶球,营养丰富,含有多种维生素和矿物质,是当前特菜生产的主要栽培品种之一,其叶球紫红,色泽艳丽,栽培容易,深受生产者和消费者的欢迎。供应期为5月上旬至7月中旬,10月上旬至11月下旬,因为紫甘蓝容易贮藏,供应期可以一直延续到春节前后。

营养保健价值: 紫甘蓝以叶球供食用。每百克鲜菜中含水分93.7~94.4克,碳水化合物2.7~3.4克,粗蛋白1.1~1.6克,粗纤维0.5~1.1克,维生素C 38~57毫克,钙51毫克,磷42毫克,铁0.7毫克以及一些其他营养物质。

豆瓣菜

供应期: 豆瓣菜别名西洋菜、水生菜。喜欢冷凉和晴朗的气候。气温在20℃左右,光照良好,生长迅速,适于水生并且对土壤的适应性较广,在各种土中都可栽培,但要求土壤中有充足的肥水,才能迅速生长,保持组织鲜嫩,提高产量,我国豆瓣菜的栽培品种多采用营养繁殖,取豆瓣菜枝条,插入土中保持湿润或直接插入水中,即可成活。豆瓣菜的生长周期很短,从种植到收获仅需20~30天,并可一次种植,陆续采摘其嫩叶供食用。因此,在北京地区,保护地栽培与露地栽培相结合,可实现豆瓣菜的常年供应。

营养保健价值: 豆瓣菜的可食性部分为嫩茎叶。每百克豆瓣菜中含胡萝卜素4.67毫克,维生素B_2 0.17毫克、维生素C 80毫

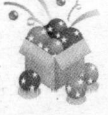

克,铁0.6毫克,钙43毫克,蛋白质0.9克,纤维素0.3克,还含有多种氨基酸、芥子油等。豆瓣菜味性寒,具有清热解毒、润肺止咳、镇痛利尿、消除疲劳等功效。

西 芹

供应期: 西芹,又叫西洋芹菜,属伞形科蔬菜。原产于地中海沿岸及瑞典等地,是近年来从国外引进的、区别于本芹(中国芹菜)的大型芹菜品种。西芹株型紧凑粗大,叶柄宽而肥厚,纤维少,质脆味甜,可生食或炒食。我国南北方均广泛栽培。可四季供应市场。

营养保健价值: 西芹含有丰富的营养,每百克食用部分(含茎、叶)鲜重含水94克,碳水化合物2克,蛋白质1.9克,脂肪0.4克,粗纤维1.7克,钙60毫克,磷51毫克,铁0.9毫克,还含有芹菜油,具芳香气味,有降低血压、健脑、健胃、净血调经和清肠利便的作用。

生 菜

供应期: 生菜起源于地中海沿岸,有皱叶生菜、散叶生菜和结球生菜三个变种,而散叶生菜按叶片颜色又分为紫叶生菜、花叶生菜和绿叶生菜。生菜喜冷凉,忌高温,生长适温在18~22℃之间,主要是春、秋两季栽培。气温高于25℃,结球生菜的叶球生长不良,易引起腐烂,散叶生菜易抽薹。虽然夏季可利用遮阳网进行覆盖栽培,实现周年供应,但是生菜的品质不好,结球生菜易发生烧边,而散叶生菜则植株细弱。

营养保健价值: 生菜的营养价值很高,富含碳水化合物、蛋白质和多种维生素、矿物质。每百克可食用部分含碳水化合物1.8~3.2克;蛋白质0.8~1.8克,脂肪0.1~0.2克;维生素A 1.42毫克,是番茄含量的4.6倍;维生素B_1 0.1~0.7毫克,是番茄含量的2倍;含维生素B_2 0.08毫克,是番茄的4倍;维生素C 0.9~2.4毫克,含钙77毫克,是番茄的9.6倍;含铁1.1~1.5毫克,含磷25~45毫克。此外,生菜茎叶中(尤其是种株)还含有乳状物,内含橡胶、糖、甘露醇、树脂、莴苣素($C_{11}H_4$ 或 $C_{22}H_{36}O_7$),具有镇痛、催眠作用,经提炼可以治疗神经衰弱等

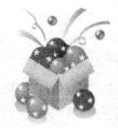

疾病；生菜还具有抗癌作用，能产生抑制人体细胞癌变和抗病毒感染的干扰素诱生剂，作用于正常体细胞的干扰素基因，产生干扰素，成为新一代的保健型蔬菜。但干扰素诱生剂不耐高温，只有生食才能发挥其独特作用。

奶白菜

供应期： 奶白菜是不结球白菜（普通白菜、小白菜、青菜、油菜）中的一个株型矮肥、叶柄宽厚的种类，叶柄奶白色、匙羹形、纤维少、味甜的散叶菜，为十字花科芸薹属芸薹种白菜亚种，一二年生草本植物。原产于我国南方，以广东栽培较多。过去大多以采收长成大棵的植株上市，近年餐饮业盛行以小棵菜烹饪，别具特色，很受消费者欢迎。奶白菜一年四季均可栽培，并供应市场。

营养保健价值： 每百克奶白菜鲜样中含干物质7.37%，还原糖1.32克，蛋白质1.40克，纤维素5.44克，β-胡萝卜素0.79毫克，维生素C13.02毫克，钾260.9毫克，钠28.4毫克，钙130毫克，镁27.5毫克，磷42.3毫克，铜0.077毫克，铁0.901毫克，锌0.264毫克，锶0.884毫克，锰0.265毫克，硒2.24微克。

奶白菜中含有吲哚三甲醇化合物，它能帮助分解与乳腺癌相关的雌激素，常食能防止乳腺癌的发生。奶白菜中纤维素及微量元素硒的含量较高，有助于预防结肠癌。奶白菜性味甘，微寒，还具有清热解毒、通利肠胃等作用。

红梗叶甜菜

供应期： 叶甜菜又叫君达菜、厚皮菜、牛皮菜。藜科甜菜属性中以嫩叶做菜、用茎的栽培种，二年生草本植物。原产于欧洲，在我国栽培历史悠久。叶甜菜喜冷凉湿润的环境条件，耐高温、耐肥、耐碱，适宜中性或弱碱性质地疏松的土壤。高温季节仍能生长良好，一年四季均可供应市场，是一种较好的度夏淡季蔬菜。另外，其外观具有很高的观赏价值，红梗绿叶，艳丽多彩，还可作为盆栽蔬菜活体出售。因整株具有很高的观赏价值，可栽植于花盆观赏。也可定植于公园、工厂的路边和花坛内美化

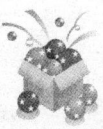

环境。

营养保健价值： 红梗叶甜菜以嫩叶供食用，每百克食用部分含粗蛋白 1.38 克，纤维素 2.87 克，脂肪 0.1 克，维生素 A 2.14 毫克，维生素 B_1 0.05 毫克，维生素 B_2 0.11 毫克，维生素 C 45 毫克，钾 164 毫克，钙 75.5 毫克，镁 63.1 毫克，磷 33.6 毫克，铁 1.03 毫克，锌 0.24 毫克，锰 0.15 毫克，锶 0.58 毫克，硒 0.2 毫克。

紫菜头

供应期： 紫菜头别名红菜头、根甜菜，是藜科甜菜种的一个变种，能形成肥大肉质根的二年生草本植物。下胚轴与主根上部膨大形成肉质根，肉质根富含糖分和矿物质，并有花青甙，呈紫红色。肉质根有球形、扁圆形、卵圆形、纺锤形、圆锥形等，以扁圆形品质最好。茎短缩，叶卵圆形，有光泽，具长叶柄，均为紫红色。红甜菜为耐寒性植物，喜冷凉气候。在冷凉季节生长的肉质根糖分多，肉色深，品质好，炎热季节肉质根内部有白色圈纹，品质差。北京地区春、秋两季可收获紫菜头。

营养保健价值： 紫菜头以肥大的肉质根供食用。每百克食用部分含蛋白质 1.5 克，糖类 8~15 克，脂肪 0.1 克，纤维素 0.8 克，维生素 B_1 0.05 毫克，维生素 B_2 0.07 毫克，维生素 C 27 毫克，维生素 E 11 毫克，钙 13 毫克，磷 55 毫克，铁 0.5 毫克，铜 2.3 毫克，锌 0.3 毫克，钾 354.6 毫克。此外，还含有人体所必需的多种氨基酸等营养物质。

据报道，紫菜头含较多的糖分，能在肝内合成较多的肝糖原，有解毒保肝作用。紫菜头还含有特殊成分——甜菜碱，能提供甲基制造胆碱，而胆碱是合成磷脂的主要原料，能促进肝脏中脂肪的代谢，减少脂肪在肝脏的堆积，有预防脂肪肝和减少肝硬化发展的作用。可见，紫菜头治疗肝病有其独特功效。另外，紫菜头还有治吐止泻、治疗胃溃疡、驱除体内寄生虫的功能。将紫菜头与牛肉片同炒或炖汤，有补脾健胃、益气养血、强壮身体的作用。

土人参

供应期：土人参又名台湾野参、假人参、参仔草（叶）、东洋参、玉参、高厘草等，为马齿苋科土人参属多年生观赏兼药用草本植物。全株光滑无毛，株高可达40厘米，茎少分枝，柔软多汁，叶具短柄，倒卵状，宽3~4厘米，花序圆锥状，小花红紫色，夏季盛开，果实圆球状，根肉质，形似人参，所以称之为土人参，嫩茎及根均可做菜。土人参原产热带的中非、南美、马来西亚、印度尼西亚等地区，在我国各地家庭中多作盆栽蔬菜观赏，有良好的食用及观赏价值。土人参适应性广，栽培管理简单，喜光，但在半荫蔽条件下栽培，营养生长较好，品质较佳。喜温，耐干旱和炎热，生长最适宜温度为25~30℃，可耐36℃高温，不耐寒，15℃时生长极缓慢，遇霜冻枯死。在温室内栽培，可常年采摘嫩茎叶供应市场。由于土人参具有很强的抗热性，并且很少发生病虫害，因此，是极好的清洁蔬菜。

营养保健价值：土人参以嫩茎叶和肉质根供食用。根可入药，具滋补强壮作用，有润肺、益气、健脾功效。叶可通乳汁，消肿毒，对糖尿病也有一定疗效。据报道，每百克土人参产品中含水分92.6克，灰分1.32克，粗蛋白1.6克，粗脂肪2.2克，粗纤维2.9克，α-胡萝卜素0.25毫克，β-胡萝卜素3.34克，维生素C 8.7毫克，烟碱酸0.20克，磷2.75毫克，钙61.6毫克，铁4.22毫克，钾330毫克，钠17.4毫克，锌0.33毫克，镁84.1毫克。

珍珠菜

供应期：珍珠菜又名角菜、甜菜子、珍珠菜等，为菊科蒿属多年生草本植物，10月份后开小白花，直径1.5毫米，乳白色，蕾期似申申洁白晶莹的珍珠，故名珍珠菜。珍珠菜直立多分枝，株高30~80厘米，茎紫红色，光滑无毛，分枝能力强，在一定条件下，每个腋芽均可抽出侧枝，可多次收获嫩茎、嫩叶。珍珠菜姿态秀丽，有较好的观赏性。

珍珠菜喜温暖，不耐严寒和干旱的气候，耐高温，在35~38℃的高温下能生长良好。耐高湿，多雨季节仍能旺盛生长。珍

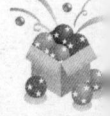

珠菜在我国南、北方广大地区均可栽培。一年四季均可供应。

营养保健价值： 珍珠菜多在 5~6 月采摘嫩茎叶食用，具独特芳香物质，具有类似茼蒿的特殊芳香味。其嫩茎叶营养丰富，富含维生素和矿物质，其中维生素 A 和矿物质钾的含量最高，不仅能清热利湿、益气调中，而且对预防血压升高、便秘、肠炎、保护心血管有显著疗效。并含有对妇女有益健康的营养物质，特别对产妇的保健功能较强。

蒌蒿

供应期： 蒌蒿，又名藜蒿、水蒿、芦蒿等，为菊科蒿属多年生宿根性草本植物，原产于亚洲。我国东北、华北和中南地区野生于荒滩、荒坡圩区及滩地等。早在明朝，金陵人春初，每年清明节前后，朱元璋就将蒌蒿等野菜作为贡品来享受。蒌蒿本是野生，现在作为一种蔬菜栽培，而深受消费者所喜爱。蒌蒿喜欢湿润的环境，适于在渠边及湿地生长。茎直立，有纵棱，常呈紫红色，无毛，叶为羽状深裂。保护地内栽培容易，剪其枝条，扦插即可成活，一次种植可多次采摘其嫩茎叶。因此，蒌蒿可轻松实现常年供应。

营养保健价值： 蒌蒿以鲜嫩茎秆供食用，清香、鲜美、脆嫩爽口，营养丰富。每百克嫩茎含有蛋白质 3.6 克，灰分 1.5 克，钙 730 毫克，铁 2.9 毫克，胡萝卜素 1.4 毫克，维生素 C 49 毫克，天门冬氨酸 20.4 毫克，谷氨酸 34.3 毫克，赖氨酸 0.97 毫克。还含侧柏透酮和多种常量及微量元素。

蒌蒿根性凉，味甘，叶性平，抑肝火，可治疗胃气虚弱、浮肿及河豚中毒等病症，并具有预防牙病、便秘等功效。根茎中淀粉含量高，可为肌体提供热量能源，也可作为神经结构、成分和酶、激素的组织成分。同时也可起到保护神经系统的作用和充当肝脏贮备肝糖而起解毒的作用。蒌蒿抗逆性强，很少发生病虫害，所以是一种无污染的绿色食品。

长寿菜

供应期： 长寿菜又称叶用甘薯，为旋花科甘薯属中的一个变种，原产巴西、秘鲁等地，明朝万历年间由许光启从新加坡引入我国，现在广东、福建等地有所种植。近年来，广西、广东、香港等地食用长寿菜的嫩茎尖和嫩叶，因其味道鲜美、营养丰富、保健功能强，在香港被誉为"蔬菜皇后"。长寿菜一年四季均可供应市场。

营养保健价值： 长寿菜叶中含有丰富的营养物质，其蛋白质、维生素、钾、钙等14种营养成分的含量，在黄瓜、茄子、番茄和菠菜等十多种常见蔬菜中最高。据报道：每百克长寿菜食用部分中含蛋白质4.8克，脂肪0.7克，钙170毫克，磷47毫克，铁3.9毫克，维生素A 6.7毫克，维生素B_1 0.13毫克，维生素B_2 0.28毫克，维生素C 1.4毫克。长寿菜还有调节人体免疫力，提高机体抗病能力，延缓衰老，降血糖等保健功能，是中国长寿县——广西巴马县人民经常食用的蔬菜之一，故名"长寿菜"，很有推广价值。

供应期： 藤三七，别名洋落葵、马地拉落葵、落葵薯、藤子三七、川七、热带皇宫菜等。为落葵科落葵薯属多年生蔓性植物。主要以肥厚的叶片供食，富含维生素A并具有滋补、保肝、强壮腰膝、消肿散瘀、活血止痛等保健功效。由于藤三七抗热性强，又较少发生病虫害，已成为高温炎热季节很受市场欢迎的一种新兴蔬菜。保护地内栽培，可一次种植，分批采收，四季供应。

营养保健价值： 藤三七以嫩茎叶供食用。每百克产品含水分92.79克，灰分1.08克，粗脂肪0.18克，粗蛋白2.11克，粗纤维0.94克，维生素A 5 644国际单位，维生素B_1 0.01毫克，维生素B_2 0.13毫克，维生素C 0.78毫克，钾136.41毫克，钙89.66毫克，铁1.61毫克，磷18.73毫克，烟碱酸0.59毫克。

京水菜

供应期： 京水菜，别名水晶菜，属十字花科芸薹属。原产于日本。白茎千筋京水菜是20世纪80年代从日本引进的一种外形新颖别致，富含矿物质，高钾低钠盐的新品种特菜。其叶片齿状缺刻深裂成羽状，绿色；叶柄白色，长而细；叶丛生于短缩茎上。植株具有非常强的分枝能力，每个叶腋间都能重重叠叠地萌

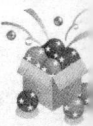

发新芽而扩大植株，每株具叶片数100～300枚，单株重可达3～4千克。近几年在北京、上海等许多大、中城市栽培，深受广大消费者的欢迎。保护地栽培，可实现常年供应。

营养保健价值： 京水菜可食部分为叶柄、叶片，每百克可食部分含蛋白质2.8克，维生素A 1.46毫克，维生素C 53.9毫克，钙185毫克，钾185毫克，钠26毫克，镁40毫克，磷29毫克，铜0.13毫克，铁2.51毫克，锌0.52毫克，锰0.32毫克，锶0.93毫克。经常食用具有降低胆固醇、预防高血压和心脏病的保健功能，还能促进肠、胃蠕动，具有助消化的作用。

紫背天葵

供应期： 紫背天葵，别名血皮菜、红背菜、红玉菜、观音菜等，是菊科紫背天葵属中宿根常绿草本植物。原产于我国，四川等地栽培较多。紫背天葵以嫩茎叶为产品器官，可炒食或凉拌，柔嫩细滑，有特殊风味。其茎绿色，节部带紫红色。叶长18厘米左右，长卵形，厚0.1厘米，边缘有锯齿。叶面绿色，略带紫色，背面紫红色，有蜡质，有光泽。紫背天葵抗逆性极强，极耐瘠薄，容易栽培，病虫害少，石缝中也能生长，耐热、耐旱力极强。夏季高温干旱也能生长良好，耐阴，但日照充足时生长更旺盛。紫背天葵一年四季均可种植，是很好的补淡蔬菜。

营养保健价值： 紫背天葵中含有黄酮甙成分，不少专家认为黄酮类化合物对动物有若干普遍有益的生理效应：对恶性生长细胞有中度抗效，有延长抗坏血酸作用而减少血管紫癜作用。黄酮类化合物对动物有抗寄生虫和抗病毒的作用。紫背天葵含矿物质特别丰富，每百克干物质含钙1.44～3克，铁20.97毫克，锌2.6～7.52毫克，铜1.34～2.52毫克，锰4.77～14.87毫克。这些营养物质是人体健康所必需的，特别是对儿童的生长发育和老人的身体保健具有特殊的营养价值。

鲁梅克斯

供应期： 鲁梅克斯K-1杂交酸模为蓼科酸模属多年生草本植物，是在从乌克兰引进的酸模K-1品种基础上，由我国选育成功的植物新品种。不但具有蛋白质含量高的特点，还富含多种营养元素，产量大、适口性好、适应性强。由于鲁梅克斯 K-1 独特的生物学特性及高营养价值的特点，相关专家认定它在畜牧、饲料、食品、医疗保健、生物工程、日用化工和环境保护等多个领域，有着十分广泛的开发应用前景。鲁梅克斯叶长 45~100 厘米，宽 10~20 厘米，主要以嫩叶供食用。保护地作为蔬菜进行栽培，可满足四季供应。

营养保健价值： 鲁梅克斯 K-1 干物质中粗蛋白质的含量，叶簇期为 30%~34%，现蕾期为 28%~29%，可消化蛋白质为 73%~75%。作为食品利用，其蛋白质含量也高于一般叶类蔬菜，比扁豆、豇豆等豆类蔬菜的含量还高。鲁梅克斯 K-1（鲜菜）中粗脂肪含量为 0.48%，明显高于一般牧草、叶类蔬菜和豆类蔬菜。

鲁梅克斯 K-1 中粗纤维含量，叶簇期为 10%~13%，抽茎至现蕾期在 17%~21% 之间，比一般牧草低，略高于一般叶类蔬菜。

鲁梅克斯 K-1 中维生素 C 明显高于一般蔬菜，国际有关专家曾称之为"维 C 之王"。β-胡萝卜素含量高出胡萝卜的 1/3。

据检测，鲁梅克斯 K-1 中有益矿物质硒、铁、锌、钾、磷、钙的含量均比菠菜、青口白菜、胡萝卜的含量高或相近，特别是硒、锌、铁等元素含量较高。有害元素铅、砷等均远远低于国际允许限量值。

鲁梅克斯 K-1 中含有 20 种氨基酸，特别是一些人体必需氨基酸，如赖氨酸、蛋氨酸、色氨酸、酪氨酸。

蕹 菜

供应期： 蕹菜又叫空心菜、通心菜、竹叶菜。因为其茎中空，所以通称"空心菜"。蕹菜起源于中国和印度，生长适应性很强，喜高温、多湿环境。生长适温为 30℃ 左右，能耐 35℃ 以上的高温，不耐寒冷，温度低于 10℃ 则生长缓慢。蕹菜从播种到收获一般需 40~60 天，每 10~15 天可采收一次，一次播种可多次采收。结合保护地设施栽培，可满足周年供应，但由于秋、冬季节，蕹菜生长缓慢，基础设施不好，不能提供较高温度的地方，

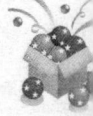

只能发展露地栽培。另外，保护地栽培蕹菜，成本也较高，因此，一般情况下，露地栽培蕹菜，供应期仅为6~10月。

营养保健价值：蕹菜的品质优良，营养丰富。食用部分为嫩茎叶。每百克可食用部分含蛋白质3.2克，脂肪0.6克，钙188毫克，磷49毫克，铁4.1毫克，抗坏血酸15毫克，胡萝卜素2.14毫克；含有人体所需的8种氨基酸；维生素A比番茄高4倍，维生素C高17.5%，粗纤维高2倍，可以说，蕹菜是一种营养成分较全的蔬菜，并且具有清热凉血、利尿等功效。

苣荬菜

供应期：苣荬菜又名取麻菜、苦荬菜，是一种野菜。分布于全国各地，生于农田，沟渠边，近几年已有少量栽培。苣荬菜喜冷凉的气候，温度过高易抽薹。野生苣荬菜茎直立，常呈紫红色，叶子较窄；而栽培品种茎绿色或淡紫红色，叶子较宽，更为舒展。野生苣荬菜供应期一般在4~7月。栽培品种，利用保护地进行设施栽培，可进行常年生产，但目前因为苣荬菜不是主栽品种，因此，并不能实现常年供应。

营养保健价值：苣荬菜的可食用部位为幼株和嫩茎叶。每百克鲜苣荬菜含维生素C 33毫克、维生素B_2 0.27毫克、胡萝卜素4.36毫克，还含有胆碱、糖类、甘露醇、苦味素、无机盐等。苣荬菜性寒、味苦。可清热解毒，消肿排脓。

菊花脑

供应期：菊花脑又名路边黄、菊花叶、黄菊仔等，是菊科菊属中多年生宿根性草本植物，菊科草本野菊花的近缘植物。原产中国。菊花脑茎直立或匍匐生长，分枝性强，茎无毛或略有细毛。叶互生，绿色，长卵圆形，叶缘具粗大复锯齿状或二回羽状深裂，叶面绿色，背面淡绿色。菊花脑适应性强，耐寒，忌高温，15~20℃生长旺盛。20℃时采摘的嫩叶品质最好。菊花脑多为露地栽培，采收期可以从5月一直延续到10月，但以5~6月和9~10月为采收的最佳季节。

营养保健价值：菊花脑的嫩茎叶营养丰富，富含蛋白质、脂肪、纤维素和矿质盐类。蛋白质、维生素A和矿物质含量尤高，还含有黄酮类和挥发油等。具特殊的清凉风味。菊花脑的茎叶性苦、辛、凉,有清热解毒、调中开胃、降血压等功效,对治疗头痛、头晕、暴发火眼等疾病有一定的功效。

落　葵

供应期： 落葵又名木耳菜、藤菜、胭脂豆、紫角叶,是落葵科落葵属中的一年生缠绕性草本植物。原产于我国和印度。茎肉质,蔓能自动缠绕,分枝性强。单叶互生,近圆形和长卵形,形状如木耳,厚嫩,光滑。落葵以嫩茎叶为食,可炒食或煮汤,营养丰富。落葵喜温暖,耐热、耐湿性均较强,保护地栽培,可四季供应。

营养保健价值： 落葵中各种营养成分含量均高,是菜中珍品。落葵的主要食用部位为嫩茎、嫩叶和嫩梢。每百克鲜菜中含蛋白质1.7克,脂肪0.2克,糖类3.1克,钙205毫克（是番茄的25倍）,磷29毫克（是番茄的4倍）,铁2.2毫克,胡萝卜素4.55毫克,尼克酸1.0毫克,维生素C 102毫克,以及维生素B_1、维生素B_2等；维生素含量均高于番茄数倍。

落葵的叶和种子均可入药,味甘、微酸、冷滑,因富含维生素A、维生素B、维生素C和蛋白质,且低热量,少脂肪,经常食用有降血压、益肝、清热凉血、利尿、防止便秘等疗效,很适宜老年人食用。落葵中钙的含量很高,是菠菜的2～3倍,且草酸含量极低,是补钙的优选经济菜。

金丝瓜

供应期： 金丝瓜,别名金瓜、搅瓜、面条瓜、茭瓜。为葫芦科南瓜属美洲南瓜中的一个变种,一年生草本植物。原产北美洲南部。我国在明代就引进栽培,主要分布于东部沿海地区,是我国第二大岛——崇明岛的著名传统特产,栽培历史悠久。清代乾隆皇帝下江南的时候,曾尝过金丝瓜,称赞"清心止渴,脆嫩爽口"。金丝瓜是菜类中的稀有品种,其老熟瓜经沸水煮后或冷冻后,用筷子搅拌则成粉丝状物,松脆如海蜇,享有"植物海蜇"的美誉,风味独特。栽培上金丝瓜具有适应性广、容易种植、丰产、果实耐贮藏等优点,供应时间可从5月中下旬延长到春节左

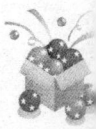

右,很有推广价值。

营养保健价值: 金丝瓜以老熟果实供食用。每百克鲜品含粗蛋白 0.1~1.5 克,粗脂肪 1.47 克,碳水化合物 33 克,维生素 B_1 0.02 毫克,维生素 B_1 0.03 毫克,维生素 B_6 0.088 毫克,维生素 C 0.15 毫克,维生素 P 0.5 毫克,有机酸 0.031 毫克,还含有多种矿质元素、瓜氨酸、腺嘌呤、天门冬氨酸、葫芦巴碱等。具有补中益气、减肥、防治糖尿病和抗癌作用。

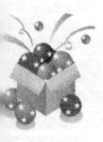

第二章　杂粮的介绍

杂粮通常是指水稻、小麦、玉米、大豆和薯类五大作物以外的粮豆作物。主要有：高粱、谷子、荞麦（甜荞、苦荞）、燕麦（莜麦）、大麦、糜子、黍子、薏仁、籽粒苋以及菜豆（芸豆）、绿豆、小豆（红小豆、赤豆）、蚕豆、豌豆、豇豆、小扁豆（兵豆）、黑豆等。其特点是生长期短、种植面积少、种植地区特殊、产量较低，一般都含有丰富的营养成分。

营养学认为，最好的饮食其实是平衡膳食。平衡膳食的第一原则就要求食物要尽量多样化。

一个是类的多样化，就是要尽量吃粮食、肉类、豆类、奶类、蛋类、蔬菜、水果、油脂等类食物；另一个是种的多样化，就是在每一类中要尽量吃各种食物，比如肉类要吃猪肉、牛肉、羊肉、鸡肉、鱼肉、兔肉、鸭肉等。

粮食也如此，只吃精米、白面是不符合平衡膳食原则的，还要吃粗杂粮，如小米、玉米、荞麦、高粱、燕麦等。对此中医古籍《黄帝内经》已有认识，"五谷为养，五果为助，五畜为益，五菜为充"。

在五谷里面通常认为稻米、小麦属细粮；粗杂粮是指玉米、荞麦、燕麦、小米、高粱、薯类等。粗杂粮的某些微量元素，例如铁、镁、锌、硒的含量要比细粮多一些。这几种微量元素对人体健康的价值是相当大的。粗杂粮中的钾、钙、维生素E、叶酸、生物类黄酮的含量也比细粮丰富。

近年的研究表明，用粗杂粮代替部分细粮有助于糖尿病患者控制血糖，进食粗杂粮及杂豆类后的餐后血糖变化一般小于小麦和普通稻米。

目前国外一些糖尿病膳食指导组织已建议糖尿病病人尽量选择食用粗杂粮及杂豆类，可将它们作为主食或主食的一部分食

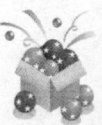

用。但是这些粗杂粮和杂豆类维持餐后血糖反应的能力也是不同的。

如燕麦、荞麦、大麦、红米、黑米、赤小豆、扁豆等可明显缓解糖尿病病人餐后高血糖状态，减少24小时内血糖波动，降低空腹血糖，减少胰岛素分泌，利于糖尿病病人的血糖控制。

五谷杂粮

如果你是一个聪明的养生者，就应该懂得如何搭配食物、均衡营养。

早在《黄帝内经·素问》中就提出了"五谷为养，五果为助，五畜为益，五菜为充，气味合而服之，以补精益气"的饮食调养的原则，同时也说明了五谷杂粮在饮食中的主导地位。

《黄帝内经》中认为五谷即"粳米、小豆、麦、大豆、黄黍"，而在《孟子滕文公》中称五谷为"稻、黍、稷、麦、菽"，在佛教祭祀时又称五谷为"大麦、小麦、稻、小豆、胡麻"，再而后便是李时珍在《本草纲目》中记载谷类有33种，豆类有14种，总共47种之多。

现在通常说的五谷杂粮，是指稻谷、麦子、大豆、玉米、薯类，而习惯地将米和面粉以外的粮食称作杂粮，所以五谷杂粮也泛指粮食作物。

五谷：粮食作物的统称。"五谷"之说出现于春秋、战国时期，《论语·微子》："四体不勤，五谷不分"。但解释却有不同，一说是黍、稷、麦、菽、稻；一说是黍、稷、麦、菽、麻。这两种说法的主要区别在于稻麻的有无，之所以出现分歧，是因为当时的作物并不止于五种，"百谷""六谷"和"九谷"说的就是一个明证，而各地的作物种类又存在差异所致。

"五谷"说之所以盛行，显然是受到五行思想的影响所致。因此，笼统地说来，五谷指的就是几种主要的粮食作物。

五谷的概念形成之后虽然相沿了两千多年，但这几种粮食作物在全国的粮食供应中所处的地位却因时而异。五谷中的粟、黍等作物，由于具有耐旱、耐瘠薄，生长期短等特性，因而在北方旱地原始栽培情况下占有特别重要的地位。

至春秋、战国时期，菽所具有的"保岁易为"特征被人发现，菽也与粟一道成了当时人们不可缺少的粮食。与此同时，人们发现宿麦（冬麦）能利用晚秋和早春的生长季节进行种植，并能起到解决青黄不接的作用，加上这时发明了石圆磨，麦子的食用从粒食发展到面食，适口性大大提高，使麦子受到了人们普遍的重视，从而发展成为主要的粮食作物之一，并与粟相提并论。儒家经典《春秋》一书中，它谷不书，至于禾麦不成则书之。

可见，圣人在五谷之中最重视麦与禾。西汉时期的农学家赵过和氾胜之等都曾致力于在关中地区推广小麦种植。汉代关中人口的增加与麦作的发展有着密切的关系。

直到唐宋以前，北方的人口都多于南方的人口。但唐宋以后，情况发生了变化。中国人口的增长主要集中于东南地区，这正是秦汉以来被称为"地广人稀"的楚越之地。

宋代南方人口已超过北方，有人估计是6∶4；此后至今一直是南方人口密度远大于北方。南方人口的增加是与水稻生产分不开的。水稻很适合于雨量充沛的南方地区种植，但最初并不起眼，甚至被排除在五谷之外。

然而却后来居上。唐宋以后，水稻在全国粮食供应中的地位日益提高，据明代宋应星的估计，当时在粮食供应中，水稻十分之七，居绝对优势，大、小麦、黍、稷等粮作物，合在一起，只占十分之三的比重，已退居次要地位，大豆和大麻已退出粮食作物的范畴，只作为蔬菜来利用了。但是在一些作物退出粮食作物的行列时，一些作物又加入到了粮食作物的行列，明代末年，玉米、甘薯、马铃薯相继传入中国，并成为现代中国主要粮食作物的重要组成部分。

什么是有机杂粮？

有机食品是以有机农业生产体系为前提，有机农业是一种完全不用化学合成的肥料、农药、生长调节剂、畜禽饲料添加剂等物质，也不使用基因工程生物及其产物的生产体系，其核心是建

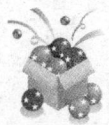

立和恢复农业生态系统的生物多样性和良性循环,以维持农业的可持续发展。国际有机农业运动联合会(IFOAM)给有机农业下的定义为:有机农业包括所有能促进环境、社会和经济良性发展的农业生产系统。

这些系统将农地土壤肥力作为成功生产的关键。通过尊重植物、动物和景观的自然能力,达到使农业和环境各方面质量都最完善的目标。

有机农业通过禁止使用化学合成的肥料、农药和药品而极大地减少外部物质投入,相反利用强有力的自然规律来增加农业产量和抗病能力。有机农业坚持世界普遍可接受的原则,并据当地的社会经济、地理气候和文化背景具体实施。

因此,IFOAM强调和运行发展当地和地区水平的自我支持系统。从这个定义可以看出有机农业的目的是达到环境、社会和经济三大效益的协调发展。

有机农业非常注重当地土壤的质量,注重系统内营养物质的循环,注重农业生产要遵循自然规律,并强调因地制宜的原则。在有机农业生产体系中,作物秸秆、畜禽粪肥、豆科作物、绿肥和有机废弃物是土壤肥力的主要来源;作物轮作以及各种物理、生物和生态措施是控制杂草和病虫害的主要手段。

有机农业生产体系的建立需要有一个有机转换过程。有机食品与国内其他优质食品的最显著差别是,前者在其生产和加工过程中绝对禁止使用农药、化肥、激素等人工合成物质,后者则允许有限制地使用这些物质。

因此,有机食品的生产要比其他食品难得多,需要建立全新的生产体系,采用相应的替代技术。有机食品是一类真正源于自然、富营养、高品质的环保型安全食品。

有机食品必须按照有机食品的标准生产并经独立的第三方认证机构认证的食品。各国的标准虽有所不同,但基本上要遵循以下基本原则,建立并完善企业生产及流通等过程控制体系。

1. 产品必须来自己建立的或正在建立的有机农业生产体系,或采用有机方式采集的野生天然产品。

2. 加工产品所用原料,必须来自己建立的或正在建立的有机农业生产体系,或采用有机方式采集的野生天然产品。

3. 在整个生产过程中,必须严格遵循有机食品生产、采集、加工、包装、贮藏、运输。

运输标准

(1) 有机食品在其生产加工过程中,绝对禁止使用化学合成的农药、化肥、激素、抗生素、食品添加剂等,而普通食品则允许有限制地使用这些物质。

(2) 有机食品的生产和加工过程中,禁止使用基因工程技术的产物及其衍生物。

(3) 有机食品的生产和加工,必须建立严格的质量跟踪管理体系,因此,一般需要有一个转换期。

(4) 有机食品在整个生产、加工和消费过程中更强调环境的安全性,突出人类、自然和社会的协调和可持续发展,在整个生产过程采用积极有效的生产措施手段,使生产活动对环境造成的污染和破坏减少到最低限度。

宝宝什么时候开始吃杂粮

宝宝的成长速度绝对不是你能小觑的,随着月龄增加,当妈妈的奶水或配方奶已经不能完全满足宝宝的营养需求时,添加辅食就变得尤为重要。怎么给宝宝制作、添加辅食才能满足他生长的需求呢?

0—4个月

新生宝宝(0—1个月)足月新生儿满1个月,人工喂养儿15天,添加浓鱼肝油滴剂1~2滴,到3个月时增至4滴,每天分2次给。

2个月 开始喂菜汁、果汁,先给1汤匙,以后逐渐增至2~3汤匙,上下午各喂1次。

4—5个月

浓鱼肝油滴剂每天渐增至6滴,分2次菜汁、果汁从3汤匙逐渐增至5汤匙,分2次给;开始吃煮熟的蛋黄。从1/4只开始,

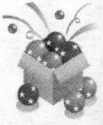

将其压碎放入米汤或奶中调匀后喂，等适应后逐渐增至1/2只。

4个半月起 可试喂煮得很烂的无米粒稀粥，每天1汤匙，或消化情况良好从5个月起每天2~3汤匙，粥里可再加半匙菜泥，分两次给。

5—6个月

饮食要求：五谷根茎类食物中，最好先由米糊或麦糊开始喂，当宝宝适应米糊后，再尝试其他的食物；尽可能选用新鲜的蔬菜、水果，制成汤汁喂宝宝；选择带皮的水果种类以及受农药污染与病原感染机会较少的，例如：柳丁、橘子、苹果、香蕉、木瓜等。

7—8个月

1. 过渡到整只蛋羹。
2. 每天喂稠粥两次，每次1小碗（6~7汤匙），加菜泥2~3汤匙，逐渐增至3~4汤匙。粥里可轮换加少许肉末、鱼肉。
3. 给宝宝随意啃馒头片（1/2片）或饼干，促进牙齿发育。
4. 母乳（或其他乳品）每天2~3次，必须先喂辅食，然后喂奶。

9—10个月

上午：晨6时，喝母奶或配方奶，10时稠粥1碗，菜泥2~3汤匙，蛋羹半只；

下午：2时喂母奶或配方奶；

晚上：6时喂稠粥或烂面条1碗，蛋羹半只，除菜泥，还可在粥中加豆腐末、肉末、肝泥等；10时喂奶。

11—12个月

1. 如果辅食吃得好，可少喂1次奶或考虑断奶。
2. 可以吃接近大人的食品，如软饭、烂菜（指煮得较烂的菜）、水果、碎肉和容易消化的点心。
3. 如果处于春秋凉爽季节可考虑断奶。断奶后，每天要保持喝1~2次牛奶。

1岁内添加作料要慎重

可以用，但要少用的作料：食用油、黄油、糖、番茄酱、盐、酱油。

1岁内最好别碰的作料:蜂蜜、醋、咖喱、味精、调味汁、市售固体高汤、清汤、料酒、胡椒粉、芥末、姜粉、花椒等。

杂粮的医疗作用

小麦:含有钙、磷、铁及帮助消化的淀粉酶、麦芽糖酶等,还含有丰富的维生素E,是保护人体血液、心脏、神经等正常功能的必需营养品。

另外常吃小麦还可增强记忆、养心安神。

小米:性甘微寒,有健脾、除湿、安神等功效。

玉米:世界公认的"黄金作物"。纤维素比精米、精面粉高4~10倍。纤维素可加速肠部蠕动,排除大肠癌的因子,降低胆固醇吸收,预防冠心病。玉米还能吸收人体的一部分葡萄糖,对糖尿病有缓解作用。

大豆:性味甘平,有健脾宽中、润燥消水的效用,可辅助治疗疳积泻痢、腹胀瘦弱、妊娠中毒、疮痈肿毒、外伤出血等症。

绿豆:味甘性寒,有利尿消肿、中和解毒和清凉解渴的作用。

豇豆:性味甘平,有健脾、利湿、清热、解毒、止血、消渴的功效。

中医用豇豆作为肾病的食疗品,能补五脏、益气和中、调养经脉。

莜麦:蛋白质比大米、面粉高1.6~2.2倍,脂肪则多2~2.5倍,而且莜麦脂肪成分中的亚油酸含量较多,易被人体吸收,有降低人体血液中胆固醇的作用。莜麦含糖成分少,是糖尿病患者的理想食品。

荞麦:荞麦含有其他谷物所不具有的"叶绿素"和"芦丁",其维生素B_1、维生素B_2比小麦多2倍、烟酸多3~4倍。荞麦中所含烟酸和芦丁都是治疗高血压的药物。经常食用荞麦对糖尿病也有一定的疗效,荞麦外用,还可治疗毒疮肿痛等。

大麦:其性滑腻,故常与粳米同食,也可磨粉制糕作面食

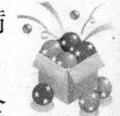

用：还可煮茶饮服，亦可酿造啤酒，大麦淀粉含量略低于大米、小麦，而蛋白质、钙、B族维生素等物质远高于大米，有健脾开胃的功效，大麦芽性甘温胃，可消食、下气、回乳。

因其性凉，故身体虚寒者应少食或不食。

五谷杂粮营养又保健

五谷杂粮是个"大家族"，诸如有籼米、秫米、小米、玉米、荞麦、黑豆、蚕豆、红豆、绿豆及甘薯等。据营养学家分析，五谷杂粮比起精制的面粉和稻米，其营养价值更高，并具有防癌抗癌之功效。已经流传1000多年的日本长寿五谷饭就是由大米、小米、红豆、麦子和大豆混合煮成的，它的营养价值要比由单一谷物煮的饭高5倍。

玉米营养学家研究发现，玉米中脂肪、磷元素、维生素B_2的含量居谷类食物之首，其中脂肪含量为面粉、大米的1倍多，胡萝卜素的含量更是面粉、大米所望尘莫及的。玉米中含有亚油酸和维生素E，能使人体内胆固醇水平降低，从而减少动脉硬化的发生；玉米中含钙质较多，而缺钙是引起高血压的重要原因；玉米中含有丰富的曲谷胱甘肽，是一种抗癌因子，它能促使人体内的致癌物质排出体外；玉米所含的丰富纤维素能促进肠蠕动，缩短食物通过消化道的时间，减少有毒物质的吸收和致癌物质对结肠的刺激，因而可减少结肠癌的发生。

小米科学分析表明，每500克小米含蛋白质9克，脂肪3.1克，粗纤维1.6克，维生素B_2 0.1毫克，维生素A 17微克。吃小米，不仅可以强身、健体，还可防病去热。据《神农本草经》记载，小米有养肾气、除胃热、治消渴（糖尿病）、利小便的疗效。夏天喝小米粥，消暑解渴的效果极佳。

高粱米自古有"五谷之精""百谷之长"的美誉。高粱米制成的各式食品，均以软滑香糯的特色而备受青睐。高粱米入药可防治多种疾病，据《本草纲目》记载，高粱米性味平微寒，具有凉血、解毒之功。以高粱米加葱、盐、羊肉汤煮粥连食，可治阳虚盗汗；常喝高粱米粥，可治积食等消化不良症；取高粱米入锅

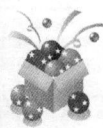

炒香，去壳磨粉，每次取适量调服，是治疗小儿消化不良的良方。

燕麦又名雀麦、野麦，它的营养价值更高。燕麦中的脂肪含量是大米的4倍，白面的5倍，人体必需的8种氨基酸、维生素E的含量也高于大米和白面。营养学者发现，燕麦面汤是产妇、婴幼儿、慢性疾病患者的食疗食养佳品。营养学者发现，燕麦还是预防动脉粥样硬化、高血压、冠心病的理想食物。它含丰富的亚油酸，可占全部不饱和酸的35%~52%，对糖尿病、脂肪肝、便秘、浮肿等有辅助疗效，对中老年人增进体力、延年益寿大有裨益。

近些年来，抗癌专家发现五谷杂粮中一般都含有抗癌物质。美国癌症研究人员在动物试验中证实，黄酮可在遏止结肠癌、肺癌、食道癌中起一定作用。味道苦涩的荞麦含维生素E，能使脑细胞免受损害，从而保护肌体的健康，延缓衰老进程。

多吃杂粮的好处

一说到进补，人们首先想到的往往是各种补药、肉类或山珍海味。其实，我们常吃的五谷杂粮也是很好的补药。中医有"药食同源"的说法，五谷杂粮也可用来防治疾病，又经济实用，且没有副作用。

大米 又名粳米，味甘性平，具有补中益气、健脾和胃、除烦渴的功效。春天气候干燥，早晚喝点大米粥，可以让您远离口干舌燥的困扰。特别需要提醒糖尿病患者的是，大米不同的烹调方法对血糖的影响不同。研究表明，等量大米煮成的干饭比稀饭对血糖的影响小。因此，糖尿病患者早餐进食干饭有利于控制血糖。

小米 熬粥时上面浮起一层细腻的黏稠物，俗称为"米油"。中医认为，米油的营养极为丰富，滋补力最强，有"米油可代参汤"的说法。小米又名粟米，性甘味平，有健脾和胃的作用，适用于脾胃虚热、反胃呕吐、腹泻及产后病后体虚者食用。

小麦 小麦味甘，性平微寒，有健脾益肾、养心安神功效。心烦失眠者可用小麦与大米、大枣一起煮粥食用。

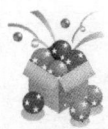

此外，麦麸含高膳食纤维，对高脂蛋白血症、**糖尿病**、动脉粥样硬化、痔疮、老年性便秘、结肠癌都有防治作用。玉米味甘性平，具有健脾利湿、开胃益智、宁心活血的作用。

玉米油中亚油酸能防止胆固醇向血管壁沉积，对预防高血压、冠心病有良好的作用。此外，它还有利尿和降血糖的功效，特别适合糖尿病患者食用。

美国科学家还发现，吃玉米能刺激脑细胞，增强人的记忆力。玉米中所含的黄体素和玉米黄质可以预防老年人眼睛黄斑性病变的发生。

苡米　又名薏米，其所含的蛋白质远比米、面高，易消化吸收，对减轻胃肠负担，增强体质有益。中医认为，苡米味甘淡、性微寒，有健脾、补肺、清热、利湿的作用。

现代研究证明，苡米有抗肿瘤、增强免疫力、降血糖等功效。将苡米与大米煮粥或加入冰糖食用，能使肿瘤患者食欲增强，减低放化疗的副作用。此外，苡米中含有的薏苡素对横纹肌有抑制作用，可减少皱纹，常食有美容效果。

高粱味甘性温，有健脾益胃的作用。

小儿消化不良，可取高粱适量入锅炒香，去壳磨粉，每次取2～3克调服。但高粱性温，含有具收敛止泻作用的鞣酸，便秘者不宜食用。

黄豆性平味甘，有健脾益气的作用，脾胃虚弱者宜常食。

用黄豆制成的各种豆制品如豆腐、豆浆等，也具有药性。豆腐可宽中益气、清热散血，尤其适宜痰热咳喘、伤风外感、咽喉肿痛者食用。大麦性味甘、咸、凉，有和胃、宽肠、利水的作用，可辅助治疗食滞泄泻、小便淋痛、水肿、烫伤。

大麦芽：性味甘温，有开胃消食、下气、回乳之功效。

大麦：性味甘、咸、凉。有和胃、宽肠、利尿的作用，可辅助治疗食滞、水肿等。大麦芽性味甘温，有开胃消食、下气等功效。大麦的蛋白质含量高，作为低脂肪加高碳水化合物，使血糖能长时间维持较稳定的水平。

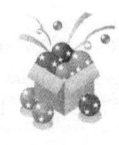

杂粮的营养做法

朝鲜冷面

【原料】东北冷面400克,香菜段10克,青瓜丝50克,朝鲜辣白菜50克,酱牛肉100克,鸡蛋1个,盐5克,味精2克,糖15克,醋10毫升,冰水250毫升。

【做法】

1. 将东北冷面泡至松软,投入开水锅中略煮一下捞出,泡入冰水中,过凉后取出沥水,装入碗中,鸡蛋煮熟去壳备用。

2. 将盐、味精、糖、醋、冰水调成冷面汤,淋入面碗中。

3. 加入香菜段、青瓜丝、朝鲜辣白菜、酱牛肉、鸡蛋拌匀即可。

卤鸭捞面

【原料】卤鸭腿1只,蛋面100克,菜心150克,蒜蓉5克,食盐3克,蚝油10克。

【做法】

1. 将卤鸭腿斩件;菜心洗净,飞水至熟;蛋面用温水略泡。

2. 起锅注入适量清水烧沸,放入蛋面煮5分钟至熟,捞起上碟,放入卤鸭件、菜心。

3. 起锅放入蚝油、食盐、蒜蓉及少许面汤烧沸,淋在蛋面上即可。

翠花清热绿豆粥

【原料】西瓜皮200克,绿豆50克,白木耳15克,冰糖20克。

【做法】

1. 西瓜皮洗净,刮除红肉,削除绿皮,切小块;绿豆洗净,泡水1小时;白木耳洗净,泡软,去除硬蒂,切小朵备用。

2. 锅中注入适量水,放入绿豆及白木耳煮开,转小火煮至软烂。

3. 加入西瓜皮及冰糖继续煮1~2分钟即可。

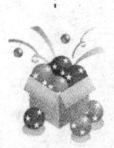

翡翠小笼包

【原料】面团 500 克,菠菜 400 克,猪肉末 40 克,味精少许,糖、老油、生油各少许,盐 10 克。

【做法】

1. 将一半菠菜打成汁,加入面团中,揉匀,搓成长条,再分成小面团;将小面团擀成中间稍厚周边薄的圆面皮。

2. 菠菜切碎与猪肉末、调味料拌匀成馅,取少量馅放在面皮上,将面皮对折起来,打褶包成生胚。

3. 将生胚放于案板上醒发 1 小时,上笼蒸熟即可。

打卤面

【原料】面条 200 克,茄子 100 克,瘦肉 20 克,葱 10 克,香菜末 5 克,盐 5 克,味精 2 克,鸡精 3 克,香油 5 毫升,油 15 毫升。

【做法】

1. 茄子洗净切丁,瘦肉切末,葱洗净切花。

2. 面条入锅中煮熟,捞出过冰水后,放入碗中。

3. 锅中油烧热,放入肉末炒香,加入茄丁炒熟,放入葱花及调味料炒匀,盛出放在面上,撒上香菜即可。

燕麦蒸面

【原料】燕麦面 500 克,香菜末 50 克,黄瓜丝、白萝卜丝各 100 克,蒜蓉 10 克,酱油、精盐、醋、麻油各适量。

【做法】

1. 将燕麦面倒入盆中,用开水烫面,用筷子向一个方向搅动,和成面团,揪成小一点的剂子,搓成细条,轻轻叠放屉中,蒸熟。

2. 把蒜蓉、酱油、精盐、醋、麻油倒入小碗中,调匀成卤汁。将面条取出,抖散,放入碗中,加黄瓜丝、香菜末、白萝卜丝,浇上卤汁,拌匀即成。

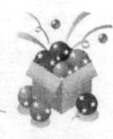

大米胡萝卜粥

【原料】胡萝卜 150 克、大米 100 克盐适量。

【做法】

1. 将胡萝卜洗净切碎。
2. 炒锅内下油烧热,放入胡萝卜、盐煸炒片刻,出锅备用。
3. 锅内放适量清水煮开,放入洗净的大米煮至将熟时,放胡萝卜同煮,至粥黏、胡萝卜烂时即可熄火。

麦片南瓜羹

【原料】燕麦片100克,南瓜200克。

【做法】先将南瓜洗净,剖开去子,切成1厘米见方的小丁块,入锅,加水煮至半熟,撒入燕麦片,搅拌均匀,以小火再煮至沸,继续煨煮10分钟即成。

麦片红枣粥

【原料】燕麦片100克,红枣50克。

【做法】将红枣去核,加水约500克煮沸,撒入燕麦片搅匀,再煮沸3~5分钟即成。

燕麦绿豆粥

【原料】燕麦片100克,绿豆50克。

【做法】将绿豆去杂洗净,放入锅中,加水适量,煮至绿豆熟而开花,下入燕麦片,搅匀即成。

燕麦牛奶粥

【原料】燕麦片150克,鲜牛奶250克,白糖适量。

【做法】锅内加适量水烧沸,倒入燕麦片、牛奶煮沸,用勺不断搅拌,加入白糖,即可出锅。

南瓜燕麦粥

【原料】燕麦片100克,南瓜200克。

【做法】将南瓜去子洗净,切成小丁,放锅内,加适量清水,用旺火煮沸后转用小火煮至半熟,再放入燕麦片煮沸3~5分钟,即可食用。

燕麦小甜饼

【原料】燕麦片60克,黄油15克,面粉6克,鸡蛋1个,杏仁6粒(去皮),麦芽糖40克,白糖40克,食碱、生姜粉、肉桂粉各适量。

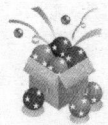

【做法】

1. 将烤箱调至110℃左右,烤盘上铺一张油纸,纸上刷一层黄油。把面粉、白糖、燕麦片、食碱、生姜粉、肉桂粉倒入一大碗内,拌匀后,再加黄油,揉成面团。

2. 麦芽糖倒入小锅,小火加热,用勺子按同一方向搅拌。稍冷后加入打散的鸡蛋,拌匀后加入面团内,用力揉匀。把和好的面团捏成直径6厘米的小面饼12只左右,每只饼上嵌入半颗杏仁。将小面饼在烤盘上排好,放入烤箱内烘烤10分钟取出,冷却后即成。

乌鱼米粥

【原料】 粳米100克,乌鱼肉150克,葱花、生姜末、蒜蓉、黄酒、精盐、味精、麻油、胡椒粉各适量。

【做法】

1. 将粳米中的杂质除净,用清水洗净,待用;将乌鱼肉用清水反复洗净,切成小丁状,待用。

2. 把煮锅刷洗净,放入粳米、乌鱼肉,加清水适量,用大火烧开,撇去浮沫,加入黄酒、葱花、生姜末、蒜蓉、精盐,煮粥,待粥快煮好时,再调入味精、麻油、胡椒粉,稍煮片刻,起锅即成。

油菜米粥

【原料】 粳米500克,油菜500克,芋艿、黄豆、白果、荸荠、蚕豆肉、栗子、精盐、熟猪油、味精、桂皮、大料各适量。

【做法】

1. 将黄豆、蚕豆洗净,放在清水中浸10小时,让其涨足;芋艿、荸荠去皮;栗子去壳和外衣,切成小方丁;白果去壳,剥去中间的心子;油菜去老叶,洗净,切成丝。

2. 粳米拣去杂质,淘洗净,倒入锅内,加黄豆、蚕豆、芋艿、荸荠、栗子、白果、熟猪油、桂皮、大料及足量清水。先用大火烧沸,再用小火焖煮1小时左右后,加油菜丝、味精,再煮至米粒全部开花、米汤稠浓后,加精盐即成。

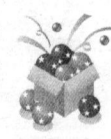

玉米肉丁

【原料】瘦肉100克,玉米粒150克,青豆50克,青瓜、胡萝卜各半根,姜片2片,蒜蓉少许,食盐10克,鲍汁、生粉各5克,上汤少许。

【做法】

1. 将瘦肉切丁,加食盐、生粉、花生油略腌,玉米粒、青豆飞水至熟;青瓜、胡萝卜切片。

2. 起锅爆香姜片、蒜蓉,放入瘦肉丁猛火快炒,再放入胡萝卜丁、玉米粒、青豆、青瓜片翻炒,注入上汤。

3. 待收汁,用生粉勾薄芡上碟。

粗粮饭

【原料】粟米150克,玉米、荞麦、高粱各100克。

【做法】将粟米、玉米、荞麦、高粱分别洗净,先将玉米煮至熟软,再加入粟米、荞麦、高粱拌匀,倒入适量清水,用旺火煮沸后,改用小火焖至香熟即成。

粟米发糕

【原料】粟米粉400克,玉米粉100克,白糖100克,发酵粉、食碱各适量。

【做法】

1. 将粟米粉、玉米粉、发酵粉放入盆内,混合均匀后,倒入适量温水,拌匀成面团,盖上毛巾让其发酵后,加入白糖及少许食碱,用力和透,制成糕状。

2. 将粟米糕放入蒸笼内,用旺火蒸熟,取出切成小块即成。

萝卜粳米粥

【原料】萝卜2500克,粳米150克,白糖少许。

【做法】

1. 萝卜煮熟,绞取汁液。

2. 用萝卜汁加入淘净的粳米和适量水同煮,食用时可加少许白糖。

【特点】鲜美适口。

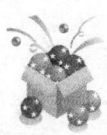

麦仁粥

【原料】麦仁 150 克，红豆 150 克，白砂糖 20 克。

【做法】

1. 麦仁、红豆洗净，泡水 30 分钟备用。

2. 锅中注水适量，放入麦仁、红豆大火煮开转用小火煮至熟烂。

3. 调入白砂糖，煮匀即可盛出。

玉米南瓜饼

【原料】玉米面 500 克，南瓜 1 000 克，精盐、葱花、植物油各适量。

【做法】

1. 将南瓜去皮、瓤，洗净，切成细丝，放入盆内，加入玉米面、葱花、精盐和适量水，拌匀成稀糊状。

2. 平锅放少许油烧热，用勺盛面粉入锅内，摊成饼形，烙至色黄，翻过来再烙，熟时出锅即可。

玉米煎饼

【原料】鲜嫩玉米粒 200 克，面粉 75 克，西芹 20 克，酸奶 75 克，植物油 50 克，黄油 50 克，胡椒粉、味精、精盐各适量。

【做法】

1. 将玉米洗净，用餐巾纸吸干水分，投入热油锅炸至金黄色，捞出沥油；西芹洗净，切成细末。

2. 将平底锅烧热后，放入黄油，待溶化后，撒上玉米粒，用小火煎至两面金黄香熟时，装盆，浇上酸奶，撒上芹菜末，趁热食用。

粳米饺

【原料】粳米 1000 克，鲜猪肉 350 克，葱花 100 克，鲜生姜末 25 克，白糖 5 克，精盐 5 克，豆瓣酱 15 克，麻油 50 克，植物油 1500 克（实耗 100 克），味精 1 克。

【做法】

1. 将鲜猪肉洗净，切碎剁成肉蓉，放入盆中，加入豆瓣酱、麻油、白糖、精盐、味精、葱花、生姜末，拌匀成馅料；粳米用清水淘洗干净,捞出沥水晾干,磨成米粉。

2. 炒锅上旺火,加清水1000克烧沸,将米粉徐徐倒入锅中,边下米粉边用筷子搅动,煮成熟芡离火,倒在案板上,用净湿布包裹着揉匀成米粉团。将原布盖在米粉团上,防止干裂。案板和手掌均抹上植物油,揪一块米团揉匀,搓成圆条,揪成剂子,每只用抹油的刀面按成圆皮,挑入馅料,对折成半圆形,捏拢,制成凸肚形米饺生坯。

3. 锅上中火,放油烧至八成热,将米饺生坯一下入油中,边炸边用锅铲翻动。待炸至米饺发出响声并呈金黄色时,出锅沥油即可。

莜麦花粉薏米饼

【原料】莜麦面250克,粗麦粉100克,天花粉10克,薏米30克,植物油、麻油、葱花、生姜末、精盐、味精各适量。

【做法】

1. 将天花粉、薏米拣杂,洗净后,晒干或烘干,共研成粗粉,与莜麦面、粗麦粉充分拌和均匀,放入盆中,加清水适量,调拌成糊状,加适量植物油、麻油、葱花、生姜末、精盐、味精等,拌和均匀。

2. 平底煎锅上中火,放油烧至六成热,用小勺将薏米糊逐个摊饼煎熟即可。

薏米山楂汤

【原料】薏米100克,山楂糕50克,冰糖150克,糖桂花、精盐各适量。

【做法】

1. 将薏米洗净;山楂糕切成小丁。

2. 将薏米放入锅内,倒入适量清水,用旺火煮沸,再改用小火将薏米煮熟,加入冰糖煮至溶化后,放入山楂糕丁、糖桂花、精盐,调好口味即可。

五谷饭

【原料】高粱米100克,糯米100克,玉米100克,赤小豆100克,黑豆100克。

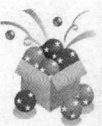

【做法】将上述五种原料分别淘洗干净,沥干水分;然后将玉米、黑豆、赤小豆放入锅内,加适量清水煮至熟软,再放入糯米、高粱米拌匀,再煮至香熟即成。

玉米豆枣粥

【原料】玉米 50 克,白扁豆 25 克,红枣 50 克。

【做法】将玉米、扁豆洗净,捣碎成粗渣,与红枣同入沙锅内,加水适量,如常法煮粥;粥黏味美,健脾利湿,消脂止泻。

小窝头

【原料】细玉米面 650 克,黄豆粉 150 克,白糖 250 克,食碱适量。

【做法】将玉米面、黄豆粉、白糖放入盆内,掺和均匀,逐次加入温水 350 克及食碱水,边加水边糅合。揉匀后,用手蘸凉水,将面团搓条,分成若干小剂,并把每个小剂捏成小窝头,使其内外光滑,似宝塔形。将做好的窝头摆在笼屉上,放进烧开的锅内,盖严锅盖,用旺火蒸 15 分钟即熟。

嫩玉米汤

【原料】青嫩玉米尖 10 个,豆苗 100 克,精盐 3 克,鲜汤 1500 克,白糖 10 克。

【做法】

1. 将青嫩玉米剥去皮,用玉米尖部最嫩部分,择去须子,用凉水洗净,切成丁放入开水锅内,煮两分钟后捞出放入盘内,加鲜汤上笼蒸 6 分钟左右,取出。

2. 豆苗用开水烫一下。鲜汤内放入精盐、白糖,盛入汤碗中,加上蒸好的嫩玉米尖丁及嫩豆苗即可。

绿豆银耳粥

【原料】绿豆 100 克,粳米 200 克,银耳 30 克,白糖、山楂糕各适量。

【做法】

1. 将绿豆用清水泡 4 小时;银耳用清水泡。

2. 在 1.5 小时后,择去硬蒂,掰成小半;山楂糕切成小丁;将粳米淘洗干净,放入锅内,加入适量清水,倒入绿豆、银耳,

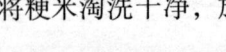

用旺火煮沸后,转小火煮至豆、米开花,汤水黏稠。食用时,将粥盛入碗内,加入白糖、山楂糕丁即成。

桂花豌豆羹

【原料】豌豆200克,白糖150克,糖桂花5克,藕粉10克。

【做法】

1. 将豌豆洗净放锅内,加水和少量的食碱,煮开,转小火煨烂,离火凉凉,过筛成豌豆泥。

2. 汤锅上火,倒入豌豆泥,放清水400克,烧开,放白糖、糖桂花,用藕粉勾芡,倒入汤碗即成。

荞麦甜烙饼

【原料】荞麦面500克,红糖150克,植物油适量。

【做法】

1. 将荞麦面、红糖混合拌匀,加入适量清水和成面团,以稍软为宜,捏成小团,压成厚约3毫米的圆饼。

2. 平底锅烧热,刷上少许植物油,放上圆饼烙至两面香熟,趁热食用。

荞麦扒糕

【原料】荞麦面1 000克,酱油100克,醋100克,蒜蓉、辣椒油各20克,芝麻酱50克。

【做法】

1. 将荞麦面倒入盆内,加水和成硬面团;再制成50克1个的面饼;芝麻酱加水调匀。

2. 蒸屉上铺好湿布,将和好的荞麦面饼均匀地码在屉内,待蒸锅水烧开后,将屉放入蒸约30分钟,取出凉凉;食用时,将扒糕切成0.3厘米厚的条,放入小碗内,加入酱油、醋、芝麻酱、蒜蓉、辣椒油即成。

山药枣豆糕

【原料】鲜扁豆50克,鲜山药200克,陈皮丝3克,红枣500克。

【做法】将山药去皮切成薄片;红枣去核,切碎;扁豆去筋,洗净,切碎,三味混合,加陈皮丝拌匀后蒸糕,当早餐食用。

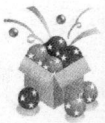

麦仁糯米粥

【原料】大麦仁270克,糯米、红糖各30克。

【做法】

1. 将大麦仁淘洗干净,用水泡两小时备用。

2. 将锅置火上,加入水,下入大麦仁,用大火熬煮;待大麦仁开花,放入糯米,锅开一会儿,转小火熬煮至米烂粥稠。分盛碗内,撒上红糖即成。

大麦牛肉粥

【原料】大麦仁150克,熟牛肉、面粉各100克,精盐、味精、醋、胡椒粉、辣椒丝、葱花、生姜丝、麻油、牛肉汤各适量。

【做法】

1. 将牛肉切小块;大麦仁去杂,洗净;面粉加冷水调成稀糊。

2. 锅内放牛肉汤和适量水,下大麦仁煮至开花,将面粉稀糊细流下锅,烧沸成麦仁面糊。另一锅内放熟牛肉、精盐、醋,盛入大麦面粉粥,放入味精、胡椒粉、辣椒丝、葱花、生姜丝、麻油,烧沸,搅匀即可。

燕麦炒面饼

【原料】燕麦粒500克,植物油、精盐、味精、五香粉各适量。

【做法】

1. 将燕麦粒放入铁锅炒至香熟,磨成细粉,放入盆内,加入精盐、味精、五香粉混合均匀,倒入沸水,和成面团,切成小块,制成圆饼,备用。

2. 将平底锅烧热后刷上一些植物油,放入燕麦圆饼,烙至两面呈金黄色即可。

燕麦玉米粥

【原料】燕麦仁100克,玉米粉150克。

【做法】将燕麦仁去杂洗净,放入锅内,加水适量,煮至熟而开花,再用冷水调成的稀玉米糊徐徐倒入锅内,用勺不停搅

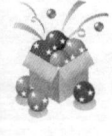

匀，烧沸后改小火稍煮，出锅即可。

粳米茯苓粥

【原料】粳米 100 克，茯苓粉 15 克，味精、精盐、胡椒粉各适量。

【做法】将粳米淘洗干净，加茯苓粉，放入锅内加水适量，置火上，先用大火烧开，再改用小火煮至米烂即可；食时放入味精、精盐、胡椒粉，拌匀即可。

粟米粥

【原料】粟米 200 克，白糖适量。

【做法】将粟米淘洗干净，放入锅内，一次加足水，用旺火烧开，转小火熬至粥黏稠，食时调入白糖即可。

粟米鸡内金粥

【原料】粟米 50 克，赤小豆 50 克，鸡内金 15 克。

【做法】将鸡内金研为细末，赤小豆、粟米洗净入锅，加水适量，如常法煮粥，粥熟时加入鸡内金末，调匀即可。

鸡蓉粟米羹

【原料】粟米 250 克，鸡脯肉 50 克，鸡蛋 1 个，葱花 10 克，淀粉 10 克，鲜汤 400 克，黄酒、精盐、胡椒粉、味精、熟油各适量。

【做法】

1. 将鸡脯肉洗净，切成细丁再剁成蓉，加入黄酒、精盐、鸡蛋、淀粉及 100 克清水，用力搅拌成糊。

2. 粟米加鲜汤 400 克，用小火熬煮，边煮边搅拌，见起小泡，调入鸡蓉糊，加入精盐、味精，煮沸后淋上熟油，撒上葱花、胡椒粉即成。

粟米蜂糕

【原料】陈粟米 250 克，黄豆粉 150 克。

【做法】

1. 将陈粟米拣杂，淘洗干净，晒干或烘干，研磨成细粉，与黄豆粉拌和均匀，用温水糅合好，并加适量碱水搓揉在粟米、黄豆粉中。

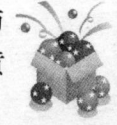

2. 将屉布铺放在长方形蒸盘内,将糅合好的粟米、黄豆粉面平铺在盘内,表面抹平,撒上适量黑芝麻,淋入麻油后,上笼用旺火蒸 30 分钟,待蜂糕熟取出,切成菱角状即可。

粟米焗鱼球

【原料】鲩鱼 1 条,粟米笋 100 克,姜片、蒜蓉各少许,食盐 10 克,生粉适量,花生油 500 克。

【做法】

1. 将鲩鱼起肉,剖成菊花状,加生粉、姜片拌匀略腌;拍上生粉待用。

2. 起油锅烧至七成热,放入鱼肉拉油至熟;将粟米笋飞水,待用。

3. 起锅爆香姜片、蒜蓉,放入粟米笋,注入上汤,加食盐调味焖至收汁;放入鱼球略焗,勾芡上碟。

粟米薏米绿豆羹

【原料】陈粟米 60 克,薏米 30 克,绿豆 30 克。

【做法】将陈粟米、薏米、绿豆分别拣杂、洗净后,一同放入沙锅,加温水浸泡,待其浸涨后,用旺火煮沸,改小火煨煮 1 小时,煮至绿豆开花,粟米、薏米酥烂成羹即可。

粟米蒸糕

【原料】粟米粉 500 克,鸡蛋 5 个,白糖 150 克,核桃仁 10 枚,红枣 15 枚,发酵粉适量。

【做法】

1. 将粟米粉、白糖、发酵粉和适量温水放入盆内,打入鸡蛋,拌匀成面团,发酵。

2. 核桃仁、红枣(去核)洗净,切成小粒;将粟米粉面团制成大块,上面撒上核桃仁、红枣,放入蒸笼,用旺火蒸至香熟,取出切成小块,装盆即可。

粟米甜椒沙律

【原料】玉米粒 200 克,粟米笋 5 个,青圆椒、红圆椒各 1 个,葱花少许,橄榄油、橄榄油各 10 克,千岛汁少许。

【做法】

1. 玉米粒放沸水煮熟，捞起滤干水分。
2. 粟笋、青圆椒、红圆椒用淡盐水洗净，去子，切细粒。
3. 将上述成品加入葱花、橄榄油、橄榄油拌匀，淋入千岛汁即可。

粟米瘦肉煲

【原料】粟米糠 150 克，瘦肉 50 克，葱花少许，沸水 130 毫升，盐 3 克。

【做法】

1. 将粟米糠洗净，放入锅中烘香；瘦肉洗净，过水，切片。
2. 粟米糠放入沸水中大火煲 20 分钟。
3. 加入瘦肉慢火煲 40 分钟，撒上葱花加调味料即可。

炸粟米锅巴

【原料】粟米 500 克，植物油 350 克，牛肉汤、精盐、味精、胡椒粉各适量。

【做法】

1. 将粟米洗净，放入锅内，倒入适量牛肉汤煮成干饭，取锅底锅巴，晾干。
2. 炒锅上火，放油烧至五成热，放入粟米锅巴炸至香脆，捞出沥油，撒上精盐、味精、胡椒粉，拌匀即可。

白果粟米粥

【原料】东北米 100 克，薏苡仁、粟米粒、白果各 50 克，葱少许，食盐 10 克。

【做法】

1. 将大米、薏苡仁洗净待用；粟米粒洗净；白果飞水，去皮。
2. 起锅注入适量清水烧开，放入东北米、薏米仁猛火煲 5 分钟；放入粟米粒、白果，改慢火煲 20 分钟至熟。
3. 用食盐调味，撒入葱花即可。

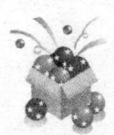

凉拌鸡蛋面

【原料】鲜蛋面 250 克,小白菜 100 克,蟹柳段 50 克,食盐 5 克,番茄汁 6 克,芝麻酱 3 克,麻油少许。

【做法】

1. 起锅注入适量清水煮沸,放入鲜蛋面汆 5 分钟至熟,捞起,过冷水;小白菜、蟹柳段过沸水至熟。

2. 把食盐、芝麻酱、番茄汁倒入料碟拌匀成料汁。

3. 将蛋面、小白菜、蟹柳段放入碗中,倒入料汁拌匀,淋入麻油即可。

萝卜辣椒炒面

【原料】小麦面条 500 克,萝卜 300 克,辣椒 10 克,植物油 50 克,酱油 15 克,葱花 20 克,生姜丝 2 克,蒜片 10 克,精盐 6 克,味精 2 克。

【做法】

1. 将面条放开水锅中煮熟,捞出,投入冷水中过凉,沥干水分,用油和精盐搅拌均匀;萝卜洗净,去皮切丝。

2. 炒锅上火,放油烧热,下入萝卜丝煸炒至八成熟,盛出。

3. 原锅留底油,下入辣椒炸出香味,放葱、生姜、蒜、精盐,倒入萝卜丝煸炒,再下入面条翻炒,加酱油,调入味精即可;营养美味,味辣爽口,清肺化痰,顺气和胃。

糯米蒸大虾

【原料】糯米 50 克,罗氏虾 200 克,盐、白糖、麻油各 3 克。

【做法】

1. 先将糯米用清水浸泡两个小时;罗氏虾去壳,去尾。

2. 加入盐、白糖、麻油拌均匀,用碗盛好。

3. 入炉蒸 20 分钟即可。

鳗鱼拉面

【原料】面 110 克,豆芽 25 克,包菜 30 克,木耳 25 克,鳗鱼 60 克,葱 2 克,白汤 360 毫升,中华调味粉 2 克,盐水 15 毫升,调味油 15 毫升。

【做法】

1. 包菜洗净，切块；木耳切丝；鳗鱼切块放入微波炉烤熟；葱切花。

2. 锅中水烧开，放入面煮熟，捞出沥干水，放入碗中，锅中加放豆芽、包菜、木耳焯熟捞出放在面上。

3. 白汤煮两分钟，再调入调味粉、盐、调匀倒入面碗中，放上鳗鱼，淋上调味油即可。

炒年糕

【原料】水磨粳米年糕4块，小菠菜300克，冬笋150克，猪瘦肉100克，猪油50克，黄酒3克，精盐3克，味精1克，精制植物油适量。

【做法】

1. 将年糕横向切成0.3厘米厚的片；菠菜洗净，切成3厘米长的段；猪肉洗净，切丝；冬笋去壳，切成3厘米长的细丝。

2. 炒锅上火，放油烧热，下肉丝煸炒，待变色时加入黄酒、精盐，炒熟盛出；炒锅上火，放油烧热，倒入笋丝煸炒几下，再加入菠菜、精盐，炒熟后出锅。

3. 炒锅上火，放油烧热，倒入年糕片翻炒，加少许水，将年糕炒软，再倒入炒好的猪肉丝、菠菜、笋丝，调入味精，炒匀后盛入盘中即可。

糯米酿莲藕

【原料】糯米100克，莲藕200克，白芝麻、核桃碎、麻油各少许，食盐5克。

【做法】

1. 将莲藕刮去外皮，洗净，切去藕节；核桃碎烘香。

2. 糯米洗净，用饭煲煮熟，待凉；和入白芝麻、核桃碎，用食盐、麻油调味拌匀成馅。

3. 将馅料酿放莲藕中，上笼猛火蒸15分钟，取出切片，摆于竹篮碟上即可。

牛肉烩面

【原料】牛肉100克，海带丝50克，豆腐皮10克，面150

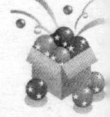

克,西红柿10克,香菇4朵,葱1根,香菜3根。

【做法】

1. 将面煮至七成熟捞出,冲凉,沥干水分;牛肉切片;豆腐皮切丝;西红柿切片;香菇洗净,备用。

2. 锅内注入牛肉汤,放入所有原料,调入盐、味精、胡椒粉、鸡精粉。

3. 将面条下入锅内,调味,放入葱、香菜即可。

牛肉煎包

【原料】鲜牛肉200克,面粉100克,白糖少许,油10毫升,发酵母10克。

【做法】

1. 面粉加少许水、糖,放发酵母,和匀后擀成面皮。

2. 鲜牛肉剁成泥状,成馅,包入面皮中,包口掐成花状,折数不少于18次。

3. 锅中放油,将包下锅煎至金黄色即可。

烤玉米糕

【原料】玉米面350克,面粉150克,白糖150克,牛奶150克,黄油100克,鸡蛋150克,香草片1片,泡打粉10克,植物油、精盐各适量。

【做法】将玉米面、面粉、黄油混合均匀,加入泡打粉、白糖、精盐拌匀,再调入牛奶、鸡蛋、香草片,一起用力搅拌成面糊;将烤盘小模子抹上植物油,倒入面糊,放进烤箱,用小火烤至香熟即可。

冬瓜玉米面粥

【原料】玉米面50克,新鲜连皮冬瓜100克。

【做法】

将新鲜连皮冬瓜洗净,切块,放入沙锅内,加入适量清水,撒入玉米面,以小火煮粥,煮至瓜烂粥熟即可。

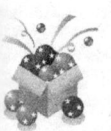

第三章 水果的营养常识

菠 萝

简介

菠萝,又叫凤梨,是热带和亚热带地区的著名水果,原产于南美洲,后从巴西传入我国,主要产于南方。菠萝外形有鱼鳞似的表皮,果肉呈淡黄色或白色,不同品种的菠萝果肉色不一,以黄色居多;菠萝果肉柔嫩、脆软、多汁,清香宜人,甜酸爽口。

菠萝果形美观,汁多味甜,有特殊香味,如果在居室内放上一个,则会清香满室;菠萝既可生食,又可做成罐头、果汁,还可以做成菜肴等。

温馨提示

1. 吃菠萝时先把菠萝去皮切成片,然后放在淡盐水里浸泡30 分钟,再用凉开水浸洗,去掉咸味再食用;发烧及患有湿疹、疥疮的人不宜多吃。

2. 家里装修后,可把菠萝放在室内吸附异味,所用的菠萝不能再食用。

3. 有的人会对菠萝过敏,食用后 15~60 分钟内会出现腹痛、呕吐、腹泻、头晕、皮肤潮红、全身发痒、四肢及口舌发麻,严重的还可能出现呼吸困难甚至休克的症状,这就是"菠萝病"。一旦出现以上症状应立即到医院治疗;食用前把菠萝泡过盐水就可避免"菠萝病"的发生。

4. 患有溃疡病、肾脏病、凝血功能障碍的人应禁食菠萝。

水果能治病

中医认为,菠萝性味甘平,具有健胃消食、补脾止泻、清胃解渴等功用;具有利尿、促进人体的新陈代谢、消除疲劳、增进食欲、促进消化、预防便秘等食疗保健作用。菠萝食疗精选几则

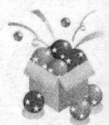

如下。

(1) 治疗支气管炎

用料：菠萝肉 120 克，蜂蜜 30 克。

用法：水煎后服用，每日 2 次。

(2) 治疗痢疾

用料：菠萝 1 个。

用法：去皮后切成小块食用，每日 3 次。

(3) 治疗消化不良

用料：菠萝 1 个，橘子 2 个。

用法：将菠萝去皮后切成小块榨取汁液，橘子去皮榨取汁液，将两种汁混匀后即可饮用。每次饮用 20 毫升，每日 2 次。

(4) 治疗肠炎腹泻

用料：菠萝叶 30 克。

用法：水煎后服用，每日 2 次。

动手做美食

美食 1：菠萝虾球

【原料】红虾仁 200 克，菠萝罐头 1 罐。

【调料】盐 1 小勺，面粉、淀粉各 2 大勺，蛋白半个，沙拉酱 3 大勺。

【做法】

(1) 菠萝罐头打开，取出菠萝片切成块；红虾仁去除肠泥、洗净，由背部剖开，放入碗中加入 1 小勺盐搓揉，捞出，洗净并沥干水分。

(2) 取一个小碗，放入红虾仁及面粉、淀粉、蛋白拌匀，挤成小球，再放入热油锅中，炸至金黄色，捞出并沥干油分。

(3) 干锅烧热，放入虾仁球、菠萝及沙拉酱拌匀即可。

美食 2：菠萝鸡丁

【原料】鸡腿肉 100 克，菠萝 300 克。

【调料】酱油、酒、湿淀粉、糖各适量，葱段、姜片少许，柿子椒 1 个。

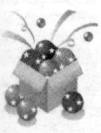

【做法】

(1) 鸡腿肉拍松,切丁后用酱油、酒、湿淀粉、糖调成的料腌制。

(2) 将腌制好的鸡丁过油捞出。

(3) 留底油,炒葱姜,放入菠萝块、青椒,将鸡丁倒入翻炒,淋上酱油、酒、湿淀粉、糖调成的料。

【说明】

此菜为广东家常菜,青黄相间,口感香滑,咸甜适中。

美食3:菠萝莴笋

【原料】 莴笋500克,菠萝(罐装)200克,白糖100克,白醋5克,精盐、味精、清水各适量。

【做法】

(1) 莴笋去皮、叶、根洗净后,切成梳子背块,用开水烫熟,控干,再放精盐稍腌片刻,入凉开水中漂洗一次,沥净水分,盛入盘内。

(2) 菠萝切成小丁盛碗内,放入糖水(白糖预先用少许凉开水化开)、白醋、味精拌匀,置冰箱内镇凉后,浇在莴笋块上即可。

【说明】 酸甜脆香,清爽可口。

香 蕉

简介

香蕉是人们喜食的水果之一,盛产于热带、亚热带地区,欧洲人因它能缓解忧郁而称它为"快乐水果",香蕉还是女孩子们钟爱的减肥佳果。香蕉又被称为"智能之果",传说佛祖释迦牟尼是因为吃了香蕉而获得智能。香蕉营养高、热量低,含有称为"智能之盐"的磷,又有丰富的蛋白质、糖、钾、维生素A和维生素C,同时纤维素也多,堪称相当好的营养食品。

温馨提示

1. 香蕉容易因碰撞、挤压、受冻而发黑,在室温下很容易滋生细菌,长时间不食最好丢弃。

2. 老人吃香蕉时不要狼吞虎咽,以免被噎。香蕉不宜在冰箱内存放,在12~13℃下即能保鲜,温度太低,反而会使它"感冒"。

3. 胃酸过多者不宜吃,胃痛、消化不良、腹泻者亦应少吃。

4. 肾炎病人不宜多食。香蕉中含有较多的钠盐,肾炎病人必须限制钠盐的摄入。如果大量进食香蕉,会使病人体内钠盐剧增,从而加重肾脏负担,使病情加重。

水果能治病

香蕉的食疗保健作用主要体现在:预防高血压、预防疲劳、防治胃溃疡、预防便秘、为人体补充热量、防治失眠等。香蕉食疗,精选几则如下。

(1) 预防高血压

用料:香蕉2根。

用法:直接食用香蕉,每次2根,每日3次,连续用2个月。

(2) 治疗胃溃疡

用料:青香蕉。

用法:将香蕉烘干,磨成粉末,每次服用6克,每日3次。

(3) 治疗皮肤瘙痒

用料:青香蕉。

用法:水煎后,外洗患处。

(4) 治疗烫伤

用料:香蕉汁。

用法:涂于患处,每日3次。

动手做美食

美食1:草莓香蕉土豆泥

【原料】香蕉、土豆、草莓,蜂蜜少许。

【做法】

(1) 香蕉去皮、用汤勺捣碎,土豆洗净,去皮,移入电饭锅中蒸至熟软,取出压成泥状,放凉备用。

(2) 将香蕉泥与土豆泥混合,摆上草莓,淋上蜂蜜即可。

【说明】香蕉及土豆富含叶酸;妇女怀孕前期多摄取含叶酸食物,对于胎儿血管神经的发育有帮助。

美食2：雪梨香蕉生菜汁

【原料】雪梨1个，香蕉1根，生菜100克，柠檬1个。

【做法】

（1）雪梨洗净去皮，切成可放入榨汁机内的块状。

（2）香蕉去皮，切成数段。

（3）生菜洗净，包裹香蕉。

（4）柠檬连皮对切为四份，去核。

（5）将所有原料按顺序放入榨汁机内压榨成汁。

【说明】

（1）此汁能改善晒伤、粗糙的皮肤。

（2）加入蜂蜜与冰块，可令果汁更冰凉清甜。

美食3：香蕉杂果汁

【原料】香蕉1根，苹果1个，橙橘1个，蜂蜜1汤勺，冰水半杯。

【做法】

（1）苹果洗净，削皮去核，切成小块，浸于盐水中。

（2）橙剥皮，去除果囊及核榨汁。

（3）香蕉剥皮，切成数段。

（4）将所有原料放入搅拌机内搅拌30~40秒。

【说明】

（1）苹果切开后，最好浸在盐水中，这样做可防止果肉变黄。

（2）香蕉要买熟透的。在制作果汁时，要在使用前才剥开，否则切开后放置太久会变色。

（3）本品具有美化肌肤功效，且对便秘者有帮助。

美食4：香蕉蜜桃鲜奶

【原料】香蕉1根，蜜桃1个，鲜奶半杯，蜂蜜1汤勺，柠檬汁适量。

【做法】

（1）香蕉去皮，切成数段。

（2）蜜桃洗净、削皮去核，切成小块。

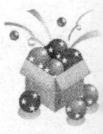

（3）将以上原料及蜂蜜放进搅拌机内搅拌约40秒。

（4）将果汁倒入杯中，加入柠檬数滴，即成美味饮品。

【说明】

（1）害怕肥胖的人士，可选择用低脂肪鲜奶。

（2）此果汁营养极高，含有丰富维生素、钙质、矿物质，对美容及健康都非常有益，有令肌肤嫩滑的功效。

美食5：牛奶香蕉糊

【原料】香蕉20克，牛奶30克，玉米面5克，白糖5克。

【做法】

（1）将香蕉去皮后，用勺子研碎。

（2）将牛奶倒入锅中，加入玉米面和白糖，边煮边搅均匀。注意一定要把牛奶、玉米面煮熟。

（3）煮好后倒入研碎的香蕉中，调匀即可食用。

【说明】此品含有丰富的蛋白质、碳水化合物、钙、钾、磷、铁、锌、维生素C等多种营养素。香蕉有"智能之果"的美称，婴儿常食此糊有益智作用，有利大脑发育和骨骼的生长。

西 瓜

简介

西瓜，又叫水瓜、寒瓜、夏瓜，堪称"瓜中之王"。因在汉代从西域引入，故称"西瓜"。西瓜味道甘甜多汁，清爽解渴，是盛夏佳果。西瓜中含有大量的水分，在急性热病发烧、口渴、汗多、烦躁时，吃上一块又甜又沙、水分十足的西瓜，症状会马上改善。

温馨提示

1. 西瓜是夏令瓜果，冬季不宜多吃，应遵循季节规律。

2. 不要吃刚从冰箱里拿出来的西瓜。

3. 西瓜含糖量高，糖尿病人要慎食。

4. 西瓜性寒凉，过分的寒凉刺激会减弱正常的胃蠕动，影响胃功能。因此，脾胃虚寒、消化不良及有胃肠道疾患的人应少吃或不吃西瓜。

5. 西瓜不宜一次吃得太多,否则会使大量水分进入胃中,冲淡胃液,造成消化不良,使胃肠道抵抗力下降。

水果能治病

西瓜的食疗保健作用主要体现在以下方面:生津止渴,促进人体的新陈代谢,降低血压,消暑解毒,化湿利尿,治疗肾炎、防治尿道炎和膀胱炎等症,解酒、消除疲劳、通便、生津润肤。西瓜食疗方精选几则如下。

(1) 治疗夏季风热感冒

用料:西瓜、西红柿。

用法:将西瓜洗净后去皮、去子,西红柿去皮、去子,然后将两者放入榨汁机中,榨取汁液后代水饮用。

(2) 治疗咽喉痛

用料:西瓜皮30克。

用法:加水500毫升煎至300毫升,每日分2次饮用。

(3) 治疗口腔炎

用料:西瓜汁。

用法:将西瓜汁含于口中,每次3分钟,每日数次。

(4) 治疗月经过多

用料:西瓜子9克。

用法:研成末后用水调服,每日2次。

(5) 治疗急性咽炎、扁桃腺炎、口舌生疮

用料:西瓜。

用法:直接食用西瓜瓤和瓜汁,会有一定的疗效。

(6) 辅助治疗慢性支气管炎

用料:西瓜1个,生姜60克。

用法:将西瓜开一口,将姜放入瓜中,隔水蒸两小时后,连汁带瓜分数次吃下。

动手做美食

美食1:西瓜汤

【原料】西瓜1个,蜂蜜100克。

【做法】将瓜皮冲洗干净,从瓜蒂处开口,瓜蒂别扔,留用

做封口盖。把瓜瓤搅拌成汁汤,加入蜂蜜,再搅拌使汁蜜均匀,盖上封口盖。将饮品置放冰箱内,3小时后即可。

【说明】本品果香浓郁,蜜香袭人,为夏令时节消暑之佳品。

美食2:西瓜水饺

【原料】西瓜皮若干,瘦肉馅适量,葱末、姜末、细盐、植物油各少许。

【做法】取西瓜皮,切成细丝,用纱布包起,挤去少许汁液。在瓜皮丝中拌入肉馅,加调料制成饺子馅。这种水饺香而不腻,营养丰富,还有消暑生津作用。

美食3:爽脆西瓜皮

【原料】西瓜皮,食盐,味精。

【做法】

(1)用小刀将西瓜皮由里往外削至无红瓤为止。外表皮如果脆嫩可以不去掉,如果表皮硬则要削去。

(2)洗净并将其切成宽4毫米、长20毫米左右的条,用少量食盐腌4~8小时即可晾晒。晴天晒1天即可,保留25%左右的水分为宜,不要晒得太干。收集后拌入味精、少许白糖、辣椒油即可装盘上桌(不吃辣味者可用五香粉代替)。其味道香、甜、脆、辣,口感较好。如装瓶放入冰箱还可以长时间保存。

美食4:西瓜酪

【原料】西瓜、糖、清水、琼脂各适量。

【做法】

(1)将无子西瓜洗净,取出瓜瓤切成小丁。

(2)将琼脂粉加水煮沸,加入白糖至溶解。

(3)加入西瓜丁搅拌均匀。

(4)冷却后放入冰箱,吃时用小刀切成块即可。

【说明】西瓜不可煮过长时间,白糖的分量视西瓜的甜度而定。

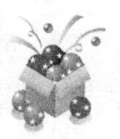

枣

简介

枣,又名红枣。自古以来就被列为"五果"(桃、李、梅、杏、枣)之一,历史悠久。大枣最突出的特点是维生素含量高。国外的一项临床研究显示:连续吃大枣的病人,健康恢复比单纯吃维生素药剂快3倍以上。因此,枣就有了"天然维生素丸"的美誉。

枣多产于我国的山东、河北、河南、山西等地。果实为红色,呈长圆形,果肉肥厚,色美味甜,可食部分占重量的90%以上。枣自古有"木本粮食"之称。人们一向把枣当做补气健身的良品。除了生食、煮熟食外,还可加工成乌枣、蜜枣、醉枣、枣酒等。在日常生活中可用枣制成传统枣卷等,此外,用枣还可以做成枣泥馅料,以及各种糕点等。民间有句俗话:"一日吃三枣,终生不显老"。老年人常吃大枣,能养颜益寿。

温馨提示

1. 枣一旦腐烂,就不能再食用了。这是因为枣变坏后,微生物繁殖,枣中的果酸酶继续分解果胶产生果腹酸和甲醇,甲醇会进而生成有毒的甲醛和甲酸,食用这种烂枣,轻则会引起头晕,重则可造成生命危险。

2. 生吃时,枣皮容易滞留在肠道中而不易排出,因此,吃枣时应吐枣皮。枣皮中含有丰富的营养成分,炖汤时应连皮一起烹调。过度食用大枣会引起胃酸过多和腹胀。

水果能治病

红枣是一种重要的滋补药品,有着明显的食疗保健作用,主要体现在:健身补气、抗癌、抗衰老,有益于高血压及心血管疾病患者,能强壮身体、镇静降压。枣食疗方精选几则如下。

(1) 补气强身

用料:枣10个,人参5克。

用法:煎汤后服用。

(2) 治疗失眠

用料:枣20个,葱白80克,水3000克。

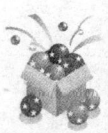

用法：水煎至1/3量为止，去渣后服用。

（3）辅助治疗贫血

用料：枣100克。

用法：水煎浓汁，食枣饮汁，每日3次。

（4）治疗过敏性紫癜

用料：枣10个。

用法：洗净后直接嚼服，每日3次。经常食用有效。

动手做美食

美食1：红枣汤

【原料】红枣500克，红糖适量，水1000克。

【做法】将红枣冲洗干净，放入锅内加水，煮到绵软的程度为宜。然后把枣汤倒入餐具内，加红糖搅拌均匀后，冷却放入冰箱即成。

【说明】本品甘甜味香，含有大量维生素C，是老幼皆宜的饮品，素有抗衰老饮品之称。

美食2：枣泥奶热饮

【原料】红枣250克，牛奶200克，糖浆120克，橘汁25克，苹果汁25克。

【做法】先将牛奶煮沸，再将红枣制成泥，把红枣泥放入牛奶中，最后加另外三味，混匀即成。

【说明】本品营养丰富，奶香浓郁，味道奇特，是上乘滋补饮品。

美食3：红枣冰棍

【原料】红枣250克，白糖700克，淀粉50克，桂花（或玫瑰花）2.5克，水3500克。

【做法】

（1）将红枣去除杂质，用水洗净，放入锅中，加水2000克煮烂。将煮好的红枣放在筛子上，除去枣核，搓成枣泥备用。

（2）将淀粉加入少许清水，调成水淀粉，取净锅，放入淀粉、白糖和1500克水，上火加热溶解，并不断地搅动，待煮沸后即离火。

(3) 将枣泥、桂花加入淀粉溶液中搅拌均匀,凉凉后注入冰棍模具内,放入冰箱冷冻室,冻结即可。

【说明】本品营养丰富,果香浓郁,是夏令时节消暑之佳品。

美食4:红枣奶冻

【原料】枣酱100克,脱脂淡奶粉15克,蛋清1个,白糖30克,开水30毫升,柠檬汁15克。

【做法】将枣酱与白糖混合均匀,上火加热,使白糖溶解,离火冷却。用开水把奶粉调和,待冷却后加入蛋清,用筷子打起泡沫,缓慢地加入枣酱和柠檬汁,搅拌均匀后,盛入容器,置冰箱内冷冻即可。

【说明】本品营养丰富,色彩艳丽,蛋白质含量较高。

柿 子

简介

柿子是人们比较喜欢食用的果品,甜腻可口,营养丰富。不少人还喜欢在冬季吃冻柿子,别有味道。柿子营养价值很高,所含维生素和糖分比一般水果高1~2倍。假如一个人一天吃一个柿子,所摄取的维生素C基本上就能满足一天需要量的一半。所以,吃些柿子对人体健康是很有益的。

温馨提示

1. 不要空腹吃柿子,柿子宜在饭后吃。

2. 不要食柿皮。

3. 柿饼表面的柿霜是柿子的精华,千万不要丢弃。

4. 空腹吃柿子易患胃柿石症。柿子含单宁,易与铁质结合,从而妨碍人体对食物中铁质的吸收,所以贫血患者应少吃为好。

5. 柿子和螃蟹同属寒性食物,因而不宜同吃。患有慢性胃炎、胃排空延缓、消化不良等胃动力功能低下者或胃大部切除术后,都不宜食柿子。

水果能治病

柿子有养肺胃、清燥火的功效。可以补虚、解酒、止咳、利肠、除热、止血,还可充饥。柿饼具有润肺、止血、和胃等功

效。柿子食疗精选几则如下。

（1）治疗恶心呕吐

用料：柿饼2个。

用法：将柿饼捣烂如泥，用开水冲服，每次9克，每日3次。

（2）治疗妊娠呕吐

用料：柿蒂30克，冰糖60克。

用法：水煎后服用。

（3）治疗肺热咳嗽

用料：柿饼15克或柿霜10克。

用法：直接嚼服或冲服。

（4）治疗咳嗽痰多

用料：柿饼，鸡血。

用法：将柿饼与鸡血同煮后食用，常食有较好的疗效。

动手做美食

美食1：柿饼饭

【原料】柿饼50克，大米250克。

【做法】

（1）柿饼用水冲洗后，切成约0.5厘米见方的颗粒；大米淘洗干净。

（2）锅置火上，饭盆内放入清水500毫升、大米、柿饼，再放入蒸笼内蒸约40分钟，取出即可。

【说明】

（1）米饭软糯，稍有甜味，小儿喜吃。

（2）此饭有健脾、益胃、降逆之功效，适用于胃气虚弱或胃虚有热之呕逆、呕吐等症，有较好疗效。小儿可1~2天吃1次，至呕吐痊愈。

美食2：柿子酥

【原料】面粉1000克，白糖400克，熟面粉200克，猪油300克，水250克，瓜条50克，青梅50克，香油100克，花生仁、青红丝适量。

【做法】

（1）将瓜条、青梅、青红丝切碎，花生仁烤熟擀碎，加入熟面粉、白糖、香油和100克水拌匀，做成馅。

（2）用250克猪油把500克面粉擦成干油酥，剩余的面粉用50克猪油、250克凉水和成面团。

（3）将干油酥包入水油面团内，按扁擀成长方形面片，卷起来揪成17克大小的面团。把面团擀成中间稍厚的圆皮，包上糖馅，捏成尖桃形。在尖桃处切丁字形刀口，呈3个三角形，再将3个三角形向外稍翻即成。

（4）把生坯摆入烤盘，进烤炉用中火烘烤，烤至酥鼓起，呈金黄色即熟。

【说明】本品松酥香甜，有浓郁的果实香味。

美食3：柿叶茶

【原料】鲜柿叶（夏季从柿树上采摘）若干，茶适量。

【做法】将柿叶冲洗干净，用热水烫柿叶，数分钟后捞出，晾干或用火烘干，与茶一起冲泡，饮用。

【说明】本品具有软化血管、防止动脉硬化、清热解毒、凉血止血功效。对高血压和高血脂患者有一定的疗效。

苹　果

简介

苹果，古称柰，又叫萍婆，酸甜可口，营养丰富，是老幼皆宜的水果之一。它的营养价值和医疗价值都很高，被称为"大夫第一药"，在西方有"每天一个苹果，胜似打针吃药"的说法。许多美国人把苹果作为瘦身必备，每周节食一天，这一天只吃苹果，号称"苹果日"。

温馨提示

1. 一忌不卫生。食用开始腐烂的苹果，以及无防尘、防蝇设备又没彻底洗净消毒的果品，容易引发痢疾、伤寒、急性胃肠炎等消化道传染病。

2. 二忌用酒精消毒。酒精虽能杀死苹果表层细菌，但会引

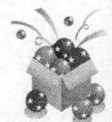

起苹果色、香、味的改变,酒精和水果中的酸作用,会降低苹果的营养价值。

3. 三忌不削皮:一些人认为,苹果皮中维生素含量比果肉高,因而食用苹果时连皮一起吃。殊不知,苹果发生病虫害时,往往用农药喷杀,农药会浸透并残留在果皮蜡质中,因而果皮中的农药残留量比果肉中的高得多。

4. 四忌用菜刀削苹果。因菜刀常接触肉、鱼、蔬菜,会把寄生虫或寄生虫卵带到水果上,使人感染寄生虫病。尤其是菜刀上的锈和苹果所含的鞣酸会起化学反应,使苹果的色、香、味变差。

5. 五忌饭后立即吃苹果。饭后立即吃苹果,不但不会助消化,反而会造成胀气和便秘。因此,吃苹果宜在饭后 2 小时或饭前 1 小时。

水果能治病

苹果甘甜鲜美,且营养丰富,具有很好的养生保健作用,尤其在防止疲劳、防治冠心病、延缓衰老、防治癌症等方面有重要的作用。

(1) 治迎风流泪

用料:苹果皮 10 克,白糖 15 克。

用法:将苹果皮加白糖入锅,再加适量水共煎煮即可;连续饮用,对迎风流泪有效。

(2) 治小儿腹泻

用料:苹果 1 个。

用法:将苹果用开水洗净,削皮,蒸熟,捣烂成泥。每日 4 次,每次约 100 克,1 岁以下婴儿每次约 50 克,日服 3~4 次。此时不食其他食物,待症状好转后可减少吃苹果泥,而适当增加奶酪。本方具有益脾健胃、厚肠止泻的功效。还适用于经常大便溏薄。

(3) 治幼儿单纯性消化不良

用料:苹果 1 个。

用法:将苹果洗净,去皮,切成薄片,蒸熟,用汤勺捣成泥

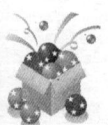

状，喂幼儿。本方具有和脾生津、涩肠止泻的功效。

（4）治大便干结

用料：苹果1~2个。

用法：将苹果1~2个洗净，即成。每日早晚空腹时吃苹果，可治大便干结。

动手做美食

美食1：酸辣苹果丝

【原料】富士苹果半个，青椒15克，甜椒15克，红辣椒少许。

【调料】白醋、白糖、盐少许。

【做法】

（1）将苹果洗净，切丝，泡在盐水中，再用冷开水冲洗，沥去水分备用。

（2）青椒、甜椒、红辣椒洗净，切丝后，和苹果丝加调味料拌匀即可。

美食2：苹果牛肉

【原料】苹果1/4个，牛肉35克，青葱段，生姜片，色拉油1茶勺。

【调料】盐、糖、香油、酱油各少许。

【做法】

（1）将苹果、牛肉切片，分别用盐腌一下。

（2）起油锅，放进葱段、姜片炒香，然后放牛肉及苹果，炒约两分钟加调味料翻炒一下，起锅时淋些香油即可。

美食3：鸡球苹果

【原料】鸡胸肉70克，苹果半个，油1茶勺。

【调料】西红柿酱1大勺，糖半茶勺，太白粉1茶勺。

【做法】

（1）苹果洗净挖成球状或切成块状，浸泡盐水后沥干备用。

（2）鸡胸肉用盐腌过后加太白粉拌匀，入水烫熟；

（3）起油锅，将所有原料倒入拌匀，加调味料即可。

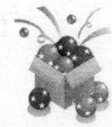

美食4：苹果寿司

【原料】白米饭3/4碗，火腿40克，小黄瓜1/4条，苹果1/3个。

【调料】寿司醋1大勺，紫菜半张。

【做法】

（1）将苹果、小黄瓜洗净，切条状，用盐浸泡一下，沥干水分，火腿也切成条状备用。

（2）白米饭拌上寿司醋，铺在紫菜上，再放上原料卷成筒状，切段即可食用。

桃

简介

桃为蔷薇科植物，以其果形美观、肉质甜美被称为"天下第一果"。在民间，人们总是把桃作为福寿祥瑞的象征，素有"寿桃"和"仙桃"的美称。

桃子的外观呈圆形，表面有茸毛，呈白、黄色并带有红色，色泽鲜艳，果味甘美，汁多，含有许多人体所必需的营养物质，还有很高的医疗保健价值，深受人们的喜爱。桃子既可鲜食，也可以制成桃脯、桃酱、罐头等食品。桃子的果肉与核仁可供药用，桃叶也可入药，药用最多的是桃仁。

温馨提示

1. 未成熟的桃子、烂的桃子不要吃；胃肠功能不良者及老人、小孩均不宜多吃；桃子含糖量高，糖尿病人应慎食。

2. 由于桃子果皮长有茸毛，因此，生吃桃子时，最好去皮食用，如果连皮食用，则必须将茸毛清洗掉。否则，会刺激食道或喉头，有可能引起咳嗽。

3. 桃虽好吃，但不可多食。李时珍曾说："生桃多食，令人膨胀及生疮疖，有损无益。"常言"桃养人"是指食桃要适度，恰到好处。

水果能治病

桃有补益气血、养阴生津的作用，可用于大病之后气血亏虚、面黄肌瘦、心悸气短者。桃的含铁量较高,是缺铁性贫血病人的理想辅助食物。桃含钾多钠少,适合水肿病人食用。桃仁有活血化淤、润肠通便作用,可用于闭经、跌打损伤等的辅助治疗。现介绍几则桃的食疗方,供选用。

(1) 改善哮喘症状

用料:桃仁、李仁、白胡椒各6克,生糯米10粒。

用法:将上述用料一同研成细末,用鸡蛋清调匀后,外敷于双脚心和双手心,每日1次。

(2) 治疗皮肤瘙痒、痔疮

用料:桃叶适量。

用法:将桃叶洗净后煎汤熏洗患处,每日1~2次。

(3) 治疗急性胃肠炎

用料:鲜桃叶30克。

用法:将鲜桃叶洗净煎汤服用。

动手做美食

美食1:桃凉饮

【原料】桃汁300克,桃2个,糖10克,穗醋栗果汁水30克,矿泉水300克。

【做法】

(1) 将桃剥皮去核,切碎,放入容器内,撒上糖。

(2) 将桃汁放入,封好口,放置两小时后,再放入果汁水、矿泉水,慢慢地搅拌即成。

【说明】本品果香浓郁,营养丰富,堪称夏季消暑之佳饮。

美食2:蜜汁肥桃

【原料】肥桃200克,蜂蜜20克,白糖20克,桂花酱20克,花生油50克。

【做法】

(1) 肥桃去皮切成滚刀块,蘸匀干面粉,放入六成热油锅中炸透,呈金黄色捞出。

(2) 炒锅加油、白糖,中火炒至呈红色时,加清水、白糖、蜂蜜微火煮两分钟,然后将桃倒入,再放入桂花酱微火煮至汁浓时盛入盘内即成。

【说明】色泽金黄油亮，甜香爽口。盛夏之季冰镇食用，沁人心脾。

美食3：水蜜桃鲜贝杏仁卷

【原料】水蜜桃2个，鲜贝6个，杏仁片100克，糯米纸6张。

【调料】沙拉酱2大勺，鸡蛋1个，太白粉半杯。

【做法】

（1）水蜜桃去皮，切成0.2厘米的厚片；鲜贝1个，分切成3片，以开水汆烫至熟后捞出泡凉。

（2）糯米纸上平放水蜜桃及鲜贝各3片，加1/2茶勺沙拉酱包成小春卷形，依序蘸裹太白粉、蛋汁、杏仁片。

（3）油锅入油4杯，以中火烧至三分热，入鲜贝卷；杏仁片呈金黄色捞出摆盘即可。

李 子

简介

李子饱满圆润，玲珑剔透，口味甘甜，是人们喜食的传统果品之一。李子为核果，球形，果皮有黄色、青绿色和紫红色；果肉以紫红色为主，也有黄色品种，果实表面光滑。

李子含有丰富的糖、维生素、果酸、氨基酸等营养成分，其丰富的营养和特有的健美功效，使其深受人们的喜爱。

温馨提示

（1）凡味甘涩或入水漂浮的李子有毒，不可食用，未熟透的李子不要吃。

（2）李子含高量的果酸，肠胃不好者最好少吃。过量食用易引起胃痛。

（3）俗话说："桃养人，杏伤人，李子树下抬死人。"多食李子会使人生痰、助湿，甚至令人发虚热、头脑发胀，故脾胃虚弱者宜少吃。

总之，李子虽好，吃的时候也要有节制。

水果能治病

医学界认为，李子具有解郁毒、活血生津、消渴引饮、祛痰利尿、润肠等作用，能治好些疾病。以下是我们精选的一些中医食疗方，不妨一试。

1. 治疗湿疹

用料：酸李子 250～500 克。

用法：将李子洗净后捣烂，加水共煎。用煎汤洗患处，每日数次。

2. 清热解暑

用料：李子汁、葡萄汁各 10 克。

用法：将上述两汁调匀后加适量的水冲饮即可。

3. 治疗皮肤水肿

用料：李树根皮 30 克，葡萄根 30 克。

用法：将上述用料水煎后服用。

动手做美食

美食 1：李子汁

【原料】李子 3 枚，蜂蜜适量，豆浆半杯，冰块数块。

【做法】

（1）去掉李子的皮及核。

（2）将蜂蜜及豆浆放入搅拌机内搅拌 15 秒。

（3）加入冰块搅拌 10 秒。

（4）最后加入李子搅拌 40 秒即成。

【说明】

（1）在果汁中加入少许柠檬汁，味道更佳。

（2）本品对粗糙及晒伤的皮肤有益处。

美食 2：李子羹

【原料】白李子 15 枚，冰糖 2 两，清水适量。

【做法】

（1）李子洗净切片去核，放入紫铜锅里（用铁锅颜色会发黑），文火煮约 15 分钟，以李子肉"外软内脆"为标准，切忌内里也煮软烂。

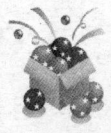

（2）放入冰糖末，融化调和，立刻离火倒入碗里。

【说明】此羹在饭后30分钟服食最佳。

美食3：李子大米粥

【原料】李子6枚，大米30克，适量清水。

【做法】将李子和白米加适量的水煲粥，一日分2次服完。

【说明】本品具有养肝泻火、破淤利水的功效，适用于肝硬化腹水。

美食4：李子酒

【原料】李子干400克，蜂蜜100毫升，白酒1800毫升。

【做法】将李子干和蜂蜜泡入酒中，浸泡2～3个月，过滤。每次服10毫升，一日2次。

【说明】可治肠燥、便秘。

梨

简介

梨，又称快果、玉乳等。我国是梨的原产地之一，梨在我国有着长达3000多年的栽培历史，其适应性很强，目前已普及到全国各地，以北方为多。梨的品种很多，其中有京白梨、大鸭梨、雪花梨、苹果梨等。它们有的汁鲜味美、皮薄肉细，有的香脆适口，各自有着独特的风味，被誉为"百果之宗"。因其鲜嫩多汁，酸甜适口，所以又有"天然矿泉水"之称。

温馨提示

1. 梨性寒凉，一次不要吃得过多。

2. 脾胃虚弱的人不宜吃生梨，可把梨切块煮水食用。

3. 食梨过多会伤脾胃、助阴湿，使胃肠功能失调，引起腹泻等病，因而胃寒、脾虚便溏者应忌食。

水果能治病

中医认为，梨味甘、微酸，性凉，归肺、胃经，有润肺消痰、清热生津之功效，适用于热咳或燥咳、热病津伤或酒后烦渴、消渴等。《本草纲目》言其"润肺凉心，消痰降火，解疮毒，酒毒"。梨具有生津、润燥、清热、止咳、化痰的作用。它还有降低血压、清热镇痛的功效。现介绍几则梨食疗方,供选用。

(1). 治疗肺热咳嗽

用料:梨1个,冰糖适量。

用法:将梨洗净后挖洞去皮、核,将冰糖打碎,放入梨中,蒸至冰糖全部溶化,即可取出食用。

(2). 治疗咳痰带血

用料:梨1500克,蜂蜜适量。

用法:将梨洗净后去皮、核,切碎后熬成膏,加入蜂蜜调匀,每次取2~3勺,用开水冲服。

(3). 辅助治疗气管炎

用料:梨2个,川贝粉10克,冰糖30克。

用法:将梨洗净后挖洞去皮和核。将川贝粉、冰糖放入梨中,蒸食之,每日早晚各1次。

动手做美食

美食1:白果牛奶菊梨汤

【原料】白果25克,白菊花3朵,雪梨3个,牛奶、蜜、糖适量。

【做法】

(1) 白果去壳,去衣;白菊花洗净,取花瓣;雪梨洗净,取肉切粒。

(2) 将白果、雪梨放入清水煲,煲至白果软熟,加入牛奶煮滚即可,待放凉后,加蜜、糖调味食用。

【说明】本汤具有一定洁面美白、洁肤除斑的功效,防止肌肤干燥、面色无华。

美食2:宝珠梨炒鸡丁

【原料】鸡肉250克,呈贡宝珠梨150克,云腿、老蛋各25克,鸡蛋1个,熟猪油1000克。

【调料】姜15克,葱25克,精盐4克,蚕豆水粉20克,鸡汤50克,味精0.5克。

【做法】

(1) 先在鸡肉膛面刻十字花刀,刀深为肉厚的2/3,然后切

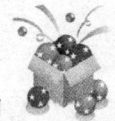

成1厘米见方的丁,云腿、老蛋、宝珠梨(去皮、核),分别切成0.8厘米见方的丁,姜切片,葱切成2厘米长的段。

(2)鸡肉丁放碗内,加精盐、鸡蛋清、蚕豆水粉,捏匀上浆。

(3)炒锅置旺火上烧热,舀入熟猪油1勺涮锅,再倒入熟猪油,烧至三成热,放入鸡肉丁、宝珠梨丁,用勺前后推动,以免粘锅,至颜色翻白起锅,倒入漏勺沥油。

(4)炒锅内留油20克,上火烧热,下姜片、葱段炝锅,放入云腿丁、老蛋丁炒熟,再放入鸡肉丁、宝珠梨丁和精盐煸炒,加鸡汤,取小碗一个盛清水少许,将蚕豆水粉调稀,徐徐下入锅中勾浓芡,放味精,颠锅,淋入熟猪油40克,翻炒几下即可。

【说明】本菜属于云南菜,洁白光亮,肉质鲜嫩,珠梨甜脆,香鲜爽口,酒饭皆宜,为筵席菜肴之一。

杏

简介

杏,又名甜梅、叭达杏,有家杏、山杏两种。杏味甘酸。杏皮多为金黄色,杏的果肉呈暗黄色,甜润而多汁,营养丰富。除含糖、蛋白质、脂肪外,还含有维生素B_{17}等成分。维生素B_{17}是极有效的抗癌物质,且对癌细胞有杀灭作用,对正常的细胞无毒性。杏既可鲜食,又可做成蜜饯。

温馨提示

杏虽好吃,但不可食之过多,因为苦杏仁甙的代谢产物会导致组织细胞窒息,严重者会抑制中枢神经,导致呼吸麻痹,甚至死亡。但是,加工成的杏脯、杏干中,有害的物质已经挥发或溶解掉,可以放心食用。同时还应该注意下述问题。

1. 苦杏仁和甜杏仁经过炮制后均可食用,但是大量服用苦杏仁易产生中毒症状,因此,不可过量食用,尤其是儿童要特别注意用量。

2. 杏性温,一次不可多食。多食易诱发腹泻、疖肿,对牙齿也不利。

水果能治病

杏具有止咳化痰、润肠通便、防癌、杀菌、生津止渴等食疗保健作用。杏食疗精选几则如下：

（1）．治疗大便干燥

用料：杏仁、桃仁、火麻仁、栝楼、当归各 15 克，蜂蜜少许。

用法：将以上用料捣研磨细后，做成蜂蜜丸食用，每日早晚各 1 次，每次 6 克。

（2）．治疗肠炎、菌痢

用料：青杏 200 克。

用法：将青杏去核，捣烂去渣取汁，用文火浓缩，或在太阳下晒至膏状装瓶备用。成人每次服 9 克，小儿酌减，每日 2 次。

（3）．皮肤保健

用料：杏仁 15 克，鸡蛋清 1 个。

用法：将杏仁捣成细末，用蛋清调匀成糊状。晚上睡前涂于面部，次日清晨用温水洗去，对于面部的黑褐斑有一定的治疗作用，可使皮肤光洁。

动手做美食

美食 1：西班牙杏汁明虾

【原料】西班牙进口杏桃罐头，黑橄榄罐头，酸豆罐头，明虾 3 只。

【做法】

（1）先将明虾从背部切开，取出黑线洗净。

（2）从杏桃罐头中取出 3 片杏桃打成果泥。

（3）在平底锅中将明虾用橄榄油略为煎过，然后加入杏桃果泥，以及半杯高汤、黑橄榄、盐、胡椒、少许白酒。

（4）煮约 3 分钟后，先将明虾取出，再将汤汁收干至浓稠状即可，将明虾装盘，并淋上酱汁，撒上酸豆食用即可。

【说明】西班牙杏汁明虾结合了产于西班牙的杏桃及海鲜两大特色，极具西班牙风情。

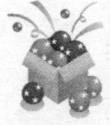

美食2：杏肉华夫饼

【原料】1罐（400克）杏肉瓣，1杯精面粉，1杯全麦面粉。

【调料】1汤勺糖，半茶勺盐，1茶勺半烘焙粉，1/4茶勺烘焙苏打，1杯半酪乳，2汤勺化开黄油，1个蛋黄，1份蛋白，1杯低脂酸奶，1/3杯糖浆。

【做法】

（1）控干杏肉上的水，在搅拌器或锅里，放3个杏瓣直到调匀，做成杏泥。

（2）细细地切匀剩下的杏瓣，做成杏块放好。

（3）拿1个中型碗，把面粉、糖、盐、烘焙粉、烘焙苏打搅匀。

（4）把酪乳、黄油、蛋黄和杏肉泥搅拌调匀，把混合物倒在面粉上并调匀。

（5）把蛋清搅开泼上（但不要太干）拌在一起，轻轻地混进切好的杏块里，然后放在锅里煎。

（6）在每个饼上舀两勺酸奶，撒一些糖浆，就可以享用了。

龙　眼

简介

龙眼，正名叫做桂圆，是我国南方比较有特色的水果之一，其果球形，壳淡黄色或褐色，果肉白色透明，汁多味甜。连壳的龙眼还可加工焙晒成龙眼干（即桂圆肉），是一种具有镇静、滋补功能的药材。卫生部将其定为既是食品又是药品的水果。

温馨提示

1. 鲜龙眼果皮新鲜、饱满，果柄鲜活不萎；肉质白润细嫩，果肉饱满、透明、多汁；用手指微按果实感觉紧硬；味道香甜可口。

2. 变质龙眼果皮为黑褐色或黑色，汁液外渗；肉质松软、甚至腐烂变质；微按果实感觉松软。味道有酒味、涩味或酸味等异味。

水果能治病

龙眼含有多种营养物质，有补血安神、健脑益智、补养心脾的功效，是健脾长智的传统食物，对失眠、心悸、神经衰弱、记忆力减退、贫血有益。龙眼食疗精选几则如下。

（1）. 治疗体虚贫血

用料：龙眼肉5个，莲子15克，糯米30克。

用法：将上述用料一同煮成粥后食用，每日2次。

（2）. 治疗气血不足

用料：龙眼肉20个，鸡蛋2个，白糖适量。

用法：炖服；早晨空腹食用。

（3）. 治疗心肾虚弱

用料：龙眼肉250克，高粱酒750克。

用法：将龙眼肉浸于酒中1个月，每晚临睡前饮1小杯。

动手做美食

美食1：东璧龙珠

【原料】东璧龙眼750克，水发香菇15克，鲜虾肉100克，饼干末100克，五花肉100克，精盐1.5克，鸡蛋黄6个，面粉100克，芥蓝叶250克，香醋10克，西红柿酱50克，白糖5克，味精1.5克，花生油750克。

【做法】

（1）将五花肉、虾肉分别剁成蓉，香菇挤干水分，切成细丁，并加上精盐1克、味精、鸡蛋黄2个搅拌成馅料，再捏成与龙眼核大小相似的馅丸，摆入盘子放蒸笼蒸熟取出。

（2）龙眼去壳，果肉逐个割一小口，剔去果核，然后把蒸熟的馅丸分别嵌入果肉中，合拢开口处，成酿馅龙眼。

（3）鸡蛋黄4个打散，芥蓝叶洗净，切段，面粉下锅用微火炒酥，将面粉盛出凉凉后，和饼干末一起拌匀。

（4）锅置旺火上，下花生油烧至七成热时，酿馅龙眼先蘸蛋黄液，再滚匀面粉、饼干末，然后下锅炸至壳酥，呈金黄色捞出，装入盘中，与此同时，炒锅置旺火上，下花生油20克烧热，放入芥蓝叶煸炒，加白糖、精盐0.5克调匀炒熟，取出配饰盘边；上菜时，西红柿酱、香醋另附小碟盛上即可。

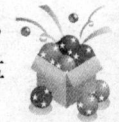

美食 2：龙眼酒

【原料】龙眼肉 250 克，白酒 1000 克。

【做法】将龙眼肉洗净，干燥，研粉，装入纱布袋内，扎紧袋口，放入酒坛内，加入白酒，密封坛口，每日振摇 1 次，7 天后改为每周 1 次，浸泡 100 天，每次喝 20 毫升，1 日 2 次。

【说明】此酒补血养心、益脾长智，治心脾不足、阳痿、心悸、夜寐不酣、健忘。

美食 3：龙眼莲子羹

【原料】龙眼肉 100 克，鲜莲子 200 克，冰糖 150 克，白糖 50 克，湿淀粉适量。

【做法】

（1）将龙眼肉放入凉水中洗净（块大的撕成两半），捞出控干水分。鲜莲子剥去绿皮、嫩皮，并去莲子心，洗净，放在开水锅中氽透，捞出倒入凉水中。

（2）在锅内放入 750 克清水，加入白糖和冰糖，烧开撇去浮沫。把龙眼肉和莲子放入锅内，用湿淀粉勾稀芡，锅开盛入大碗中即可。

【说明】本品具有健脾安神、补益气血的功效，适用于血虚心悸、健忘失眠、气血不足、脾虚泄泻、浮肿以及妇女因气血两虚引起的病症。

柑 橘

简介

柑橘为柑橘属的总称，其果实呈圆形、扁圆形、长圆形，大小因品种而不同。柑橘除鲜食外，还可做成果汁。其性味甘甜，营养丰富，全身是宝，是水果中的佼佼者。因为它甜酸适度，是男女老少喜食的果品。

温馨提示

吃橘子时要注意以下的事项。

1. 饭前或空腹时不宜食用。

2. 吃橘子前后 1 小时内不要喝牛奶，因为牛奶中的蛋白质遇

到果酸会凝固,影响消化吸收。

3. 橘子不宜多吃,吃完应及时刷牙漱口,以免对口腔牙齿有害。

水果能治病

橘子具有美容润肤、补阳益气、健胃消食、生津止渴、清热止咳等食疗保健作用。柑橘食疗精选几则如下。

(1) 治疗咳嗽痰多

用料:陈皮9克,核桃1个,生姜3片。

用法:水煎后服用。

(2) 治疗胃痛

用料:橘皮3克,生姜6克,红糖少许。

用法:水煎后加入少量的红糖服用。

(3) 治疗慢性胃炎

用料:干橘皮30克,白糖少许。

用法:将橘皮研成细末,加入白糖,空腹用温开水冲服。

动手做美食

美食1:橘汁

【原料】鲜橘子1000克(熟透的橘子)。

【做法】将橘子去皮,分瓣,再用纱布挤压,得汁即成。

【说明】橘汁中的维生素C极易损失,故不要久存,以现做现饮为好。本品含有多种维生素,其味酸甜可口,有益健康。

美食2:橘皮冰糖梨

【原料】橘皮50克,梨100克,冰糖少许。

【做法】

(1) 先将橘皮洗净,切丝;梨洗净,去核,切块,放入碗中。

(2) 加橘皮丝和冰糖,上蒸锅蒸至梨块熟软即可。

【说明】本品具有祛痰止咳、润肺之作用。适用于感冒咳嗽、咳痰以及慢性支气管炎咳嗽、咯痰等病症。秋季肺燥咳嗽者尤宜。

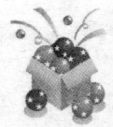

美食3：橘子山楂汁

【原料】橘子250克，山楂100克，白糖少许。

【做法】

（1）橘子去皮，放入榨汁机中榨汁。

（2）山楂洗净，去核。先将山楂入锅，加水200毫升熬烂，过滤取汁，再将橘汁兑入其中，加入白糖即成。

【说明】本品酸甜可口，老少皆宜，具有降压、降脂、扩张动脉等作用。尤其适用于老年人或高血压、高血脂及冠状动脉粥样硬化患者。

猕猴桃

简介

猕猴桃又名毛桃、藤梨。因其形、色均如桃，是猕猴喜食的一种野生水果，故名猕猴桃。因其维生素C含量在水果中名列前茅，一颗猕猴桃能提供一个人一天维生素C需求量的两倍多，故被誉为"维C之王"。猕猴桃还含有良好的可溶性膳食纤维。

温馨提示

1. 猕猴桃性寒凉，脾胃功能较弱的人食用过多会导致腹痛、腹泻，所以脾胃虚寒的人应少食。

2. 由于猕猴桃中维生素C含量颇高，易与奶制品中的蛋白质凝结成块，不但影响消化吸收，还会使人出现腹胀、腹痛、腹泻。故食用猕猴桃后一定不要马上喝牛奶或吃其他乳制品。

水果能治病

祖国医学认为，猕猴桃甘酸性寒，能够解热除烦，止渴利尿。猕猴桃具有防治黑斑的生长，防治高血脂、动脉硬化、便秘，预防感冒，消除疲劳，防癌，开胃助消化，促进食欲、利于大脑的发育等食疗保健作用。猕猴桃食疗精选几则如下。

（1）止烦渴，去热

用料：猕猴桃2个，蜂蜜20毫升。

用法：将猕猴桃削去皮切成小块，加入蜂蜜冲水饮用。

（2）治疗食欲不振、消化不良

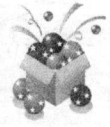

用料：猕猴桃干果 60 克。

用法：水煎后服用。

(3) 预防坏血病

用料：猕猴桃鲜果 60 克。

用法：将其洗净后捣烂，用一杯凉开水浸泡 1～2 小时后饮用。

动手做美食

美食 1：三品羹

【原料】猕猴桃 250 克，苹果 1 个，香蕉 1 个，白糖 30 克，淀粉少许。

【做法】

(1) 将猕猴桃洗净入碗内上笼蒸熟，取出凉凉后用净纱布挤出肉汁，苹果洗净去皮，切成小方丁，香蕉去皮切成小丁备用。

(2) 锅中加清水适量，放入白糖、猕猴桃汁煮沸，将香蕉丁、苹果丁倒入锅中，煮沸后，用水调淀粉勾芡即成。

美食 2：猕猴桃酸奶糊

【原料】猕猴桃 50 克，酸奶 200 毫升。

【做法】

(1) 将猕猴桃皮剥净，捣碎并过滤。

(2) 将过滤的猕猴桃和酸奶混在一起搅匀即可。

美食 3：猕猴桃肉丝

【原料】猪瘦肉 300 克，猕猴桃 100 克。

【调料】盐、料酒、白糖、胡椒粉、蛋清、淀粉、高汤、食用油各适量。

【做法】

(1) 将猪瘦肉洗净，切成丝，用盐、料酒、蛋清、淀粉上浆；猕猴桃洗净，去皮切丝。

(2) 用碗将盐、料酒、白糖、胡椒粉、高汤、水淀粉兑成芡汁。

(3) 锅内入油至五成热时，将猪肉丝炒散，下猕猴桃丝略炒匀，烹入兑好的芡汁，收汁起锅入盘即可。

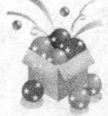

【说明】

(1) 本品色绿，质嫩爽口。

(2) 本菜应选用较硬的猕猴桃，软则易碎。

山 楂

简介

山楂，又名山里红、红果、胭脂果，有很高的营养和医疗价值。老年人常吃山楂制品能增强食欲，改善睡眠，保持骨和血中钙的恒定，预防动脉粥样硬化，使人延年益寿，故山楂被人们视为"长寿食品"。

温馨提示

1. 市场上的山楂小食品含糖很多，应少吃，尽量食用鲜果。

2. 山楂不适合孕妇吃，因为山楂会刺激子宫收缩，有可能诱发流产。

3. 山楂助消化只是促进消化液分泌，并不是通过健脾胃的功能来消化食物的，所以平素脾胃虚弱者不宜食用。

4. 儿童正处于牙齿更替时期，长时间贪食山楂或山楂片、山楂糕，对于牙齿生长不利。

5. 所有人食用山楂都不可贪多，而且食用后还要注意及时漱口，以防对牙齿有害。

6. 山楂具有降血脂的作用，血脂过低的人多食山楂会影响健康。

7. 山楂味酸，加热后会变得更酸。

水果能治病

山楂能防治心血管疾病，具有扩张血管、增加冠脉血流量、改善心脏活力、兴奋中枢神经系统、降低血压和胆固醇、软化血管及利尿和镇静等作用。总体而言，山楂具有以下的食疗保健作用：消食导滞，增进食欲；防治高血压、冠心病等；抗癌；消喘化痰；抗衰老；治疗腹泻、腹痛。山楂食疗精选几则如下。

（1）辅助治疗痢疾

用料：山楂30克，红、白蔗糖各15克，茶叶5克。

用法：将山楂煎汤，冲入糖与茶叶，加盖浸泡麝香片后饮用。

（2）治疗消化不良

用料①：山楂干品 50 克。

用法：煎汤饮用。

用料②：山楂 16 克，橘皮 9 克，生姜 3 片。

用法：水煎后分 2 次服用。

（3）辅助治疗高血压

用料：鲜山楂 10 个，冰糖适量。

用法：将鲜山楂洗净后捣碎，加冰糖、水煎服。

（4）治疗腹泻

用料：山楂，白糖。

用法：将山楂炒成焦状，研成末，加适量白糖冲水服用，每次 9 克，每日 3 次。

（5）治疗风热感冒、发热头痛

用料：山楂 10 克，银花 30 克，蜂蜜 250 克。

用法：将山楂、银花放入沙锅中，加水适量，置大火上烧开，3 分钟后将药液滗入碗中，再煎一次滗出药液，将两次药液合并后，放入蜂蜜，搅拌均匀即可（可随时饮用）。

（6）治疗咽喉炎

用料：山楂 20 克，茶叶 6 克，冰糖 30 克。

用法：水煎后饮汤，每日 2~3 次。

动手做美食

美食 1：山楂汤

【原料】山楂 500 克，白糖 100 克。

【做法】以水清洗山楂，去蒂、子用水煮，烂熟后放入白糖，饮其汤。

美食 2：山楂茶

【原料】山楂 500 克，干荷叶 200 克，薏苡仁 200 克，甘草 100 克。

【做法】将以上原料共研细末，分为 10 包，每日取一包沸水

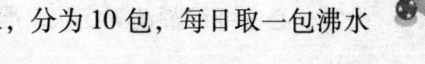

冲泡，代茶饮。

美食 3：山楂银菊饮

【原料】山楂、银花、菊花各 10 克。

【做法】将山楂拍碎，与银花、菊花共同放杯中代茶冲饮，此为 1 日量。

美食 4：山楂瓜皮饮

【原料】山楂 20 克，冬瓜皮 30 克，首乌、槐树角各 10 克。

【做法】将以上原料共同入锅中煎煮 20 分钟，滤汁饮用。

柚 子

简介

柚子，又名文旦、香抛，是产于福建、广东等南方地区的水果，又以广东沙田柚为上品。它味道酸甜，略带苦味，含有丰富的维生素 C 及大量其他营养成分，是医学界公认的最具食疗效果的水果。

我国栽培柚子树的历史是很悠久的，远在公元前的周秦时代就有种植。柚子果实大，有扁圆形、圆形、梨形等。柚子皮厚难剥，果肉颜色有白、黄、淡红色，种子多而粒大。柚子味道清香、酸甜、凉润，营养丰富，药用价值很高，是人们喜食的名贵水果之一。

温馨提示

1. 太苦的柚子不宜吃。

2. 柚子性寒，身体虚寒的人不宜多吃。柚子有滑肠的功效，所以，腹部寒冷、常患腹泻的人最好少吃柚子。

3. 服药期间不要吃柚子。柚子中含有一种不知名的活性物质，对人体肠道的一种酶有抑制作用，使药物正常代谢受到干扰，令血液浓度明显增高。

服药时吃柚子还会影响肝脏解毒，使肝功能受到损害，还可能引起其他不良反应，甚至发生中毒。

4. 服抗过敏药时吃柚子，病人轻则会出现头昏、心悸、心律失常、心室纤维颤动等症状，严重的还会导致猝死。

5. 不能与柚子汁同服的药物主要包括冠心病常用的钙离子拮抗剂、降血脂药,消化系统常用的西沙必利及含咖啡因的解热镇痛药物等。

水果能治病

柚子的食疗保健作用主要包括:开胃、顺气、消食、解酒毒;止咳化痰;消除疲劳。食柚子有益于患高血压的病人。柚子食疗,精选几则如下。

(1) 治疗老年咳嗽、气喘

用料:柚子皮。

用法:用开水泡,代茶饮用。

(2) 口渴心烦或饮酒过度

用料:柚子。

用法:洗净后直接生食即可。

(3) 治疗痰气咳嗽

用料:柚子,酒,蜂蜜。

用法:将柚子去皮除核,切成片放入酒内浸泡一夜。煮烂,拌蜂蜜,时时含咽。

(4) 治疗肺热咳嗽

用料:柚子100克,大生梨100克,蜂蜜少许。

用法:将上述材料一同洗净后煮烂,加蜂蜜或冰糖调服。

(5) 预防哮喘

用料:柚子100~200克。

用法:每日生食,连用1周。

(6) 治疗冻疮

用料:柚子皮50克。

用法:水煎后,用其浸泡冻疮部位,每日数次。

(7) 治疗关节痛

用料:柚叶、生姜、桐油各20克。

用法:一同捣烂后外敷于疼痛处。

(8) 治疗腹痛

用料:柚子1个,子鸡1只,黄酒、红糖各适量。

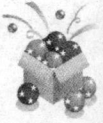

用法：将柚子切成细块，子鸡去内脏，同放锅中，加适量黄酒和红糖，蒸至熟烂。每日分3~5次吃完。

动手做美食

美食1：柚子肉炖鸡

【原料】青柚子1只，小公鸡1只。

【做法】先将鸡宰杀后按常法洗净，再将柚子去皮取肉放入鸡内，加清水适量、隔水蒸熟，饮汤吃鸡。

【说明】

（1）本品具有温中益气补肺、下气消痰止咳的功效，适用于肺虚咳嗽及发作性哮喘者。

（2）每周1次，连服3次。

美食2：柚子花菜

【原料】柚子2个，梨1个，白糖175克，清水600毫升，石榴粒8粒，松仁25克。

【做法】

（1）选择熟透且鲜美无伤痕的柚子，用刀尖削去皮后，切成四等份，去掉核，顺着纤维质方向切丝，放入糖腌渍。

（2）把梨削去皮，分两瓣，去核，切成与柚子丝同样长短大小的梨丝。

（3）把柚子丝由碗心向碗沿口即碗的半径上依次摆放成两个对顶圆心的扇状面，按同样方法把梨丝也装入该碗内，使黄白两色均称相同，形成色调对比和谐美。

（4）把石榴粒和松仁集中堆放在碗心，即柚、梨丛丝对称的位置上，在中心衬映几点红。

（5）将清水加白糖，烧开，去沫，凉凉后，倒入碗内即可。

【说明】造型美观，色泽漂亮，清凉爽口。

美食3：肉酿柚子皮

【原料】柚子皮，猪肉馅。

【调料】豆豉，白糖，盐，料酒，鸡精，蚝油，葱，姜，淀粉，高汤。

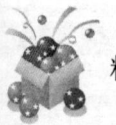

【做法】

（1）将柚子皮洗净，去掉黄皮，切成三角形，用沸水焯一下，沥干水分。

（2）猪肉馅放入盐、料酒、葱、姜末调成馅料。

（3）在柚子皮中间切一刀，将调好的馅料塞进柚子皮中。

（4）点火放油，待油热后，放入柚子，塞肉的面向下，煎至变色，加入豆豉、葱、高汤、盐、白糖、蚝油、鸡精翻炒，勾芡即可。

葡 萄

简介

葡萄原产西亚，据说是汉朝张骞出使西域时由中亚经丝绸之路带回我国的，至今已有 2000 年之久。葡萄的含糖量达 8%~10%。此外它还含有多种无机盐、维生素及多种具有生理功能的物质。葡萄含钾量也相当丰富。

温馨提示

1. 吃葡萄后不能立刻喝水，否则很容易发生腹泻。

2. 吃葡萄应尽量连皮一起吃，因为葡萄的很多营养成分都存在于皮中。因此，"吃葡萄不吐葡萄皮"是有一定道理的。

水果能治病

中医认为葡萄性平味甘，能滋肝肾、生津液、强筋骨，有补益气血、通利小便的作用，可用于脾虚气弱、气短乏力、水肿、小便不利等病症的辅助治疗。葡萄食疗有缓解疲劳、增强体力、养血等功效。葡萄食疗，精选几则如下。

（1）治疗头晕、心悸

用料：葡萄酒。

用法：每天适量饮用一些葡萄酒，每日 2~3 次。

（2）治疗食欲不振

用料：葡萄干 9 克。

用法：每次饭前嚼食，每日 3 次。

（3）治疗慢性胃炎

用料：红葡萄酒。

用法：平时饮用，每日2次，每次15毫升。

动手做美食

美食1：冰酒葡萄汁

【原料】葡萄100克，白葡萄酒5克，鲜奶50克，水100克，蜂蜜20克，冰块2克。

【做法】

将葡萄洗净去皮榨汁，再将汁液与白葡萄酒和蜂蜜混合，倒入鲜奶搅匀，加冰块即可饮用。

【说明】

本品含有多种氨基酸及维生素，对于病后体弱患者及老年人，常服有康复身体之功效。其味甘甜，营养丰富。

美食2：酒酿葡萄羹

【原料】葡萄、江米酒、白糖各500克，樱桃、桂花、芝麻各少许，湿淀粉、元宵适量，水100毫升。

【做法】

（1）将葡萄洗净，剔子去皮，与白糖、桂花、芝麻一起放入碗中，加少许清水，搓匀，拍实，切成小方丁风干。

（2）锅放火上加清水煮沸，加入白糖，用勺搅匀，待烧开后撇去浮沫，投入葡萄，用湿淀粉勾成流芡，再加入江米酒稍煮。

（3）取锅放火上，放清水煮沸，下元宵煮熟，然后捞出元宵，放入盛有流芡的锅内，撒上樱桃，待元宵、葡萄、樱桃均浮在面上时，出锅装入汤碗即成。

【说明】

本品具有补益肺脾、养血安胎的功效，适用于脾虚久泻、饮食减少、脾虚自汗、妊娠胎动不安等症。无病者食之能强身健体。

草 莓

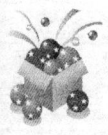

简介

草莓又叫红莓、地莓等，台湾等地区称其为士多啤梨。它的外观呈心形,鲜美红嫩,果肉多汁,酸甜可口,香味浓郁,有一般水果所没有的宜人的芳香,是水果中难得的色、香、味俱佳者,因此,被人们誉为"果中皇后"。

温馨提示

1. 草莓表面粗糙,不易洗净。用淡盐水或高锰酸钾水浸泡10分钟既可以杀菌又易洗净。

2. 草莓中含草酸钙较多,对于由草酸钙引起尿路结石的病人来说应少吃草莓。

水果能治病

祖国医学认为,草莓性凉味酸,具有润肺生津、清热凉血、健脾解酒等功效。草莓具有以下食疗保健作用:排除体内有害物质、美容、增强机体的抗病能力、防止牙龈出血、防治便秘、防癌、促进食欲等。草莓食疗,精选几则如下。

(1) 治疗风热咳嗽之一

用料:草莓50克。

用法:洗净后直接生食。

(2) 治疗风热咳嗽之二

用料:草莓30克,雪梨1个。

用法:将草莓和雪梨洗净后榨汁饮用,每日2~3次。

(3) 治疗便秘

用料:草莓50克。

用法:洗净后直接生食,每日2~3次。

动手做美食

美食1:清凉草莓汁

【原料】鲜草莓、白糖、醪糟、酸奶、蜂蜜适量,橙子、猕猴桃各1个,柠檬2个。

【做法】

(1) 将草莓洗净去蒂,沥干水分,橙子、猕猴桃、柠檬洗净去皮切成块。

(2) 将橙子、猕猴桃、柠檬块和草莓放进搅拌机里,加入醪糟和蜂蜜,打成浆,倒进碗里。

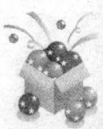

（3）将打好的水果浆放进微波炉容器中加热 3~5 分钟，取出凉凉后放到冰箱里，喝时用凉开水或矿泉水冲服饮用。

美食 2：草莓绿豆粥

【原料】糯米 250 克，绿豆 100 克，草莓 250 克，白糖适量。

【做法】

（1）绿豆挑去杂质，淘洗干净，用清水浸泡 4 小时；草莓择洗干净。

（2）糯米淘洗干净，与泡好的绿豆一并放入锅内，加入适量清水，用旺火烧沸后，转微火煮至米粒开花、绿豆酥烂，加入草莓、白糖搅匀，稍煮一会儿即成。

【说明】

（1）本品色泽鲜艳，香甜可口。

（2）此粥含有丰富的蛋白质、碳水化合物、钙、磷、铁、锌、维生素 C 和维生素 E 等多种营养素。

水果小知识

如何辨别激素草莓

中间有空心，形状不规则又硕大的草莓，一般是激素催熟所致。草莓添加激素能促使草莓迅速长大，但儿童吃了含激素的草莓就会对身体产生影响。

如何辨别激素催熟的草莓呢？

尽量少买反季节草莓，因为草莓真正成熟上市的季节在五六月份，其他时间吃到的草莓多是在大棚中反季节栽培出来的，使用激素的可能性很大。

芒 果

简介

芒果又名"望果"，取意"希望之果"。果实椭圆滑润，果皮呈柠檬黄色，味道甘醇，形色美艳。

芒果可制糖水罐头、蜜饯、果酒、果干、果酱、果冻等。蜜饯中的话梅果、蜜果和甘草芒果，都脍炙人口。

温馨提示

随着饮食形式的多样化,芒果越来越多地被酿成果汁直接饮用,但在生产中有的果汁含大量的添加剂,对健康有一定影响。长期饮用含添加剂的果汁,对人体健康是极为不利的,因此,在选择果汁时要特别注意。

水果能治病

中医认为,芒果味甘酸、性凉无毒,具有清热生津、解渴利尿、益胃止呕等功能。芒果特别适合胃阴不足、口渴咽干、胃气虚弱、呕吐晕船等症患者食用。芒果甘酸益胃,故古时漂洋过海者多购买以备旅途急用,食之晕船恶心可缓解,堪称果中神品。芒果具有以下食疗功效。

(1)治疗慢性咽喉炎、音哑

用料:芒果1个。

用法:用芒果煎水,代茶饮用,可去炎消哑,使嗓音甜润。

(2)治疗多发性疣

用料:芒果1~2个。

用法:分早晚两次服用,可治愈多发性疣。若取果皮涂擦患处,效果更佳。

动手做美食

美食1:芒果饮品

【原料】芒果50克,冰糖20克。

【做法】取鲜芒果削去果蒂,连皮切片,加冰糖,以水煎煮20分钟,滤汁代茶饮。

美食2:芒果汁

【原料】芒果500克,蜂蜜或白糖适量。

【做法】芒果洗净取肉,入榨汁机内榨汁,盛入瓶内,加蜂蜜或白糖,开水冲饮。

美食3:芒果饼

【原料】300克面团,2000克芒果(不要过熟),100克粉状的糖,60克切成小块的成黄油。

用具:直径为22厘米的模子。

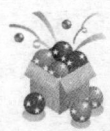

【做法】

（1）将烤炉预先加热到240℃。

（2）将芒果去皮去核，切成块状。

（3）在一个小锅里放上50克糖和3勺热水，液体成黄色后加上2~3滴醋和40克黄油。

（4）进行充分搅拌将混合物倒入模子里。

（5）将芒果块放在混合物上，将剩下的糖和黄油撒在上面。

（6）将面团擀成薄饼平摊在模子上，再放上芒果，烤大约25分钟。

水果小知识

如何挑选芒果

挑选芒果，首先要观察果实外形和色泽。若已达到该品种应有的大小，两肩浑圆，色泽由浓变淡，说明果实已基本成熟。

其次，将果实放入水中，下沉或半下沉，亦为基本成熟。

最后，近蒂头处感觉硬实、富有弹性者为佳；过硬或过软者都不应选择。一般而言，于树上自然成熟再采摘的芒果品质最佳。

椰 子

简介

椰子生长在我国南方，果木高大。椰子的果实大如西瓜，成熟时呈褐色，外果皮较薄，中果皮为厚纤维层，皮质坚硬。果内部充满了椰汁，捧起来摇动时，汁水撞击果皮的声音清晰可闻，戳穿椰壳上端的芽眼薄层，就可以饮用。

温馨提示

体内热盛的人不宜常吃椰子。长期眨眼不止、爱吃煎炸食物、容易发脾气或口干舌燥的人，就要切记勿多吃椰子。

水果能治病

祖国医学认为，椰肉具有补益脾胃、杀虫消疳之功效；椰汁有生津、利水等功效。椰肉所含的脂肪和蛋白质之丰富，是其他果品所不可比拟的。其食疗保健作用有：美容、驱虫回虫、防治皮肤病、生津止渴。椰子食疗，精选几则如下。

(1) 治疗呕吐

用料：椰子汁2小杯，葡萄酒1小杯，姜汁少许。

用法：将三者调匀后服用。

(2) 驱蛔虫

用料：椰子汁、椰肉各50克，乌梅15克，石榴皮10克。

用法：水煎服。

(3) 治疗体癣、足癣

用料：鲜桃叶，椰子油。

用法：将桃叶捣烂后取汁，用适量的椰子油调匀后涂于患处。

动手做美食

美食1：椰子炖鸡

【原料】椰子半个，淮山药3钱，枸杞3钱，生姜2片，红枣2枚，鸡1只。

【做法】

(1) 先将嫩鸡剖洗干净，去毛、去内脏、去皮。

(2) 椰子去壳取肉，保留椰子浆；淮山药、杞子洗净；红枣去核；生姜刮去姜皮，切2片。

(3) 将以上原料连同椰子浆放入炖盅内，加入适量凉开水，盖上盖，放入锅内，隔水蒸4小时左右，以少许盐调味，即可食用。

美食2：椰子扣肉

【原料】猪腿肉1000克（连皮），鸡蛋6个，椰子水5杯，焦糖汁2大勺，糖1大勺，鱼露4大勺，红葱头100克（切碎），大辣椒3个。

【做法】

(1) 猪腿肉切成六等份，鸡蛋煮熟去壳，加入焦糖汁、红葱头略为腌泡。

(2) 椰子水加糖、鱼露、辣椒煮开，再放入腌泡过的猪腿肉、鸡蛋，以小火熬煮1小时即可。

【说明】本品为越南菜。

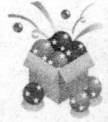

美食3：椰子糯米蒸鸡饭

【原料】椰子肉、糯米、鸡肉各适量。

【做法】将椰子肉切块，加糯米、鸡肉适量，置有盖的瓦盅内，隔水蒸至熟。

【说明】本品当饭吃，每日1次，主治健忘。

木 瓜

简介

作为水果食用的木瓜实际是番木瓜，又名乳瓜、番瓜、文冠果，果皮光滑美观，果肉厚实细致，香气浓郁，汁水丰多，甜美可口，营养丰富，有"百益之果""水果之皇""万寿瓜"的雅称，是岭南四大名果之一。

温馨提示

1. 治病多采用宣木瓜，也就是北方木瓜，它和作为水果的木瓜是两种不同类别的植物的果实，不宜鲜食，小心中毒。

2. 食用木瓜多是产于南方的番木瓜，可以生吃，也可作为蔬菜和肉类一起炖煮。

水果能治病

木瓜（如无特别说明，本处的木瓜均是指番木瓜）具有以下食疗保健作用：抗癌、杀菌、促进消化、清热润肺、益于脾胃、催奶。在食疗时，或用木瓜做果汁时，注意所选的木瓜应不宜过分成熟，以表皮还有绿色为佳。在木瓜汁中加入适量的柠檬汁或其他果汁，会使木瓜原有的香味变淡，使风味更好。木瓜食疗，精选几则如下。

（1）治疗脾胃虚弱

用料：木瓜30克，淮山药15克，山楂6克，糯米100克。

用法：将上述用料一同加入适量的水后煮成粥，早晚各食用1次。

（2）治疗肺虚咳嗽

用料：木瓜100克，冰糖20~30克。

用法：将两者一起炖服。

(3) 治疗脚膝疼痛

用料：木瓜 250 克，白酒适量。

用法：将木瓜洗净，切块，加水和白酒各半，煮烂后研成糊状，敷于疼痛处即可。

动手做美食

美食1：木瓜牛奶

【原料】木瓜 150 克，牛奶 200 毫升（约 1 大杯），香草冰淇淋（1 小盒），糖 1 小勺（可加可不加）。

【做法】

(1) 木瓜去皮、切块。

(2) 放入果汁机中加入 200 毫升鲜奶，糖、冰淇淋适量，用中速搅拌几分钟即可。

【说明】

(1) 由新鲜木瓜、鲜奶制成，绝对新鲜香浓，当场饮用最佳；若需外带，放置不超过 30 分钟（冬天）和 20 分钟（夏天）为宜，以保最佳风味。

(2) 鲜奶中的钙质，木瓜中的维生素 C，都是人体中所需的营养成分，适合天天饮用。新鲜木瓜冬天时会略带苦味，是正常现象，请放心食用。

美食2：蜜蛋木瓜奶

【原料】木瓜半个，熟蛋黄 1 个，蜂蜜 1 大勺，牛奶 200 毫升，柠檬半个。

【做法】木瓜切成块，连同牛奶、蛋黄一起打成汁，再加入柠檬汁及蜂蜜，本品若加上一点威士忌酒，味道更好；可作为正餐饮用。

美食3：冰镇木瓜奶

【原料】木瓜 360 克，鲜牛奶 2 杯，白砂糖适量，碎冰块适量。

【做法】

(1) 选取新鲜熟透木瓜，去皮、去瓤，切成大块状，备用。

(2) 将木瓜块、鲜牛奶、白砂糖及适量碎冰一齐放入果汁机

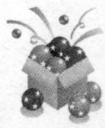

中,打碎成浓汁,即可饮用。

美食4:木瓜牛奶椰子汁

【原料】木瓜半个,鲜奶250毫升,蜂蜜1大勺,椰子汁50毫升,碎冰块半杯。

【做法】木瓜去皮对剖,去瓤、切块,将所有原料放入果汁机搅拌约30秒,即可倒出饮用。

【说明】含有丰富的维生素C和胡萝卜素,能有效消除疲劳,对消化不良者也颇有益处。

水果小知识

木瓜帮助消化

木瓜不仅有着让人垂涎欲滴的果肉,还有丰富的营养价值。此外,对于胃肠道功能不良的人来说,木瓜还有帮助消化的作用。我们吃下去的肉类中的蛋白质要分解成氨基酸才能被人体吸收,人体分解蛋白质主要是靠胃分泌的胃蛋白酶和胰腺分泌的胰蛋白酶,如果人分泌这些酶的量减少或分泌出现了异常,吃下去的肉类蛋白消化和吸收就有问题,会导致消化不良。

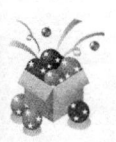

第四章 日常饮食宜忌

高温作业者不宜吃西瓜

西瓜一直被人们视为清凉、消暑、解渴的上乘之品。可是,西瓜却并不能为高温环境下从事冶炼、铸造的工人有效地清除"暑气"。

因为,西瓜除含水之多为别的瓜类望尘莫及之外,其含糖量之丰富也为瓜类之冠。而糖类非但无益于维持人体的渗透压,反而因其具有利尿作用,促进了体内水分的排泄。中暑的发生既与机体受高温作用产热与散热失去平衡有关,也与大量出汗,水分及盐分丧失过多有关。维持人体渗透压,保持水分潴留体内举足轻重的是盐,机体缺盐(钠和氯离子)不仅会加重失水,而且还会使体内酸碱不平衡,对神经、肌肉造成危害,甚至引起痉挛、抽搐。我们知道,出汗过多,水和盐都会大量丧失,而盐与水丢失又互为因果,失水越多,机体缺盐越甚,水分丢失就越严重。吃大量的西瓜,同时,在高温下大量出汗,因为补充的是大量的水和糖,这样使人在大量出汗之后所丢失的盐分得不到补充,而无法让水分保留在体内,自然就有可能中暑。当然,这并不否定西瓜在其他情况下的清凉、解渴和消暑作用。可见,高温作业者要补充水分、防止中暑,还是以饮用加盐的清凉饮料为好。

食葱蒜的宜忌

葱和蒜,是人们日常生活中不可缺少的香辛调味原料,尤其是山东人食葱蒜之嗜好甚之,许多山东菜肴都与这两种原料有关,如:"葱烧海参""葱爆肉""大葱蘸酱""蒜茸炒时蔬""蒜爆羊肉""蒜泥菠菜"……殊不知,葱蒜也有宜忌。

葱,有大葱、小葱、青葱、四季葱之分,性温、味辛,具有

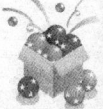

散寒、健胃、发汗、去痰、杀菌之功效。含有丰富的蛋白质、脂肪、糖类、维生素 A、B_1、B_2、C、矿物质、钙、磷、铁、镁及食物纤维。适宜伤风感冒，发热无汗，头痛鼻塞，咳嗽痰多之人食用；适宜腹部受寒引起的腹痛、腹泻者食用；适宜胃寒、食欲不振、胃口不开者食用。

蒜，有独头蒜、胡蒜、紫皮蒜之分，性温、味辛，健胃、杀菌、散寒。适宜肺结核病人和癌症患者食用；适宜胃酸减少和胃酸缺乏的人食用；适宜高血压和动脉硬化者食用；适宜职业病中的铅中毒者食用。大蒜防病治病，宜生用，不宜熟用，因大蒜素是一种挥发性油类，加热可被破坏。大蒜属一种日常的菜类和调料，由于它具有显著的广谱抗菌作用，所以对一些感染性疾病，如春季的呼吸道传染病、夏秋季肠道传染病，有预防作用。凡阴虚火旺之人，如经常出现面红，午后低热，口干便秘，烦热等忌食大蒜；有胃溃疡及十二指肠溃疡或慢性胃炎的人忌食；大蒜忌与蜂蜜同食。

晚饭切忌吃得过饱

民间有句俗话：晚饭少一口，能活九十九。这是告诫人们，晚餐不宜多，以免影响健康和长寿。

晚饭吃得太油腻，血脂骤然升高，睡觉以后血液的流速缓慢，血脂容易沉积在血管壁上，长期如此，会造成动脉粥样硬化，引起冠状动脉硬化心脏病（冠心病）、高血压等。

晚饭酒足饭饱，血糖和血中氨基酸、脂肪酸浓度增高，晚上活动少，热量消耗低，多余的能量在胰岛素的作用下合成大量脂肪，逐渐使人发胖，从而加重心脏负担，促使衰老加快。

此外，晚上酒足饭饱很容易诱发急性坏死性胰腺炎而猝死。中老年人尤忌晚饭吃得过多，即使夜间加班，也不能吃得太多、太油腻，以免导致疾病，影响睡眠，产生噩梦，危害健康。

粗细搭配最合理

目前，联合国粮农组织已经颁布了纤维食品指导大纲，给出了健康人常规饮食中每天应该含有 30～50 克纤维的建议标准。研究发现,饮食中以 6 分粗粮、4 分细粮最为适宜。所以,粗细粮搭配吃最合理。

吃粗粮也应讲究方法。从营养学上来讲,玉米、小米、大豆单独食用不如将它们按 1:1:2 的比例混合食用营养价值更高,因为这可以使蛋白质起到互补作用。我们在日常生活中常吃的腊八粥、八宝粥、素什锦等,都是很好的粗粮混吃食物。

切忌吃过烫的食物

不少人喜欢吃很烫的食物,不管是滚烫的米粥,还是刚出锅的油条,他们都能咀嚼自如,毫无惧色。其实这种吃烫食的习惯很不好。烫食能使口腔黏膜充血,损伤黏膜造成溃疡,从而破坏了黏膜保护口腔的功能。高温烫食对牙龈和牙齿亦有害处。它能造成牙龈溃烂和过敏性牙病。太烫的食物还能损伤食道黏膜,刺激黏膜增生,留下的瘢痕和炎症,长久下去还可能引起恶性病变。据一些专家分析,食道癌的发生可能也与烫食有关。长时期食用烫食还能破坏舌面的味觉,影响味觉神经,使人食欲减退。

主食切忌太单调

随着生活条件的逐步改善,人们在膳食方面也日趋讲究起来。有的人吃的是精白面、上等米,喝的是牛奶、咖啡,不少人挑食、偏食,不愿吃玉米、甘薯,还有的人不喜欢吃青菜。伙食不错,然而总是四肢无力,面色苍白,营养不良。这就是因为主食太单调,膳食调配不合理的缘故。

人们的主食——大米和面粉,虽然能为身体提供主要的营养和热能,但是比较单调,人的生命活动中还需要蛋白质、脂肪、维生素和多种微量元素等。精米白面中的大部分维生素、无机盐与微量元素等均已大量损失,长期以此为主食,不愿吃其他食物,很容易导致营养不良,甚至患因维生素 B_1 缺乏引起的脚气病、多发性神经炎、全身浮肿等。因此,不论大人或小孩,都必须吃些蔬菜、水果、肉、蛋以及粗粮、杂粮等。

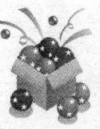

花生炖吃最相宜

花生营养丰富，含有多种维生素、卵磷脂、蛋白质氨基酸、胆碱及油酸、硬脂酸、棕榈酸等。产热量也大大高于肉类，比牛奶高1倍，比鸡蛋高4倍，故普遍受到人们的欢迎。

花生还是一味很好的中药。花生性味甘平，有扶正补虚、悦脾和胃、润肺化痰、调气养血、利水消肿、止血生乳的作用。对营养不良、贫血萎黄、脾胃失调、咳嗽痰喘、肠燥便秘、乳汁缺乏、出血等症均有较好的食疗作用。

花生的吃法很多。可生食，也可油炸，可炒，可煮，从佐餐的佳肴到下酒的小菜，小小花生无处不在，在花生的诸多吃法中，以炖吃为最佳。油煎、炸或用火直接爆炒，对花生中富含的维生素E及其他营养成分破坏很大。另外，花生本身含有大量植物油，遇高热煎制，会使花生甘平之性变为燥热之性，多食、久食或体虚火旺者食之，极易生热上火。因此，从养生保健及口味上综合评价，还是用水炖花生为最好，它具有不温不火、口感潮润、入口即烂、易于消化的特点，老少皆宜，倘若再适当加些中药一并煮食，食药并进，相得益彰。

发面时忌用面肥

大多数北方人都喜欢吃蒸制的面食品，如馒头、花卷、豆包等。这些面食品需要事先发面，许多家庭习惯用老面（即面肥）作为引子，这有3个缺点：一是发酵时间长，特别是天气冷时要花上一两天的时间还不一定能发好；二是这种面肥因为长时间放置，里边带有许多不利于人体健康的杂菌；三是为了中和酸需要加碱，这又破坏了面粉中的某些营养，对肠胃也不好。使用鲜酵母或干酵母发面，不仅松软可口，而且酵母本身含有的多种营养成分，又可使馒头的营养价值锦上添花。用酵母粉发面简便易行，揉好后，搁置几小时就可蒸制出美味的馒头了。

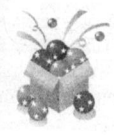

不宜常吃水煮鱼

随着天气渐冷,水煮鱼又火了。这道本是来自重庆的特色菜,因其特有的超麻辣口感、浓重的颜色和油汪汪的鱼片,大大刺激了人们的食欲,成了大江南北人们普遍爱吃的一道菜。但食用水煮鱼究竟对人的健康有哪些影响却少有人关心。曾有媒体报道:有人因猛吃水煮鱼而造成"软组织脓肿"。虽然最后医生说这只是极个别现象,但吃水煮鱼后会有脸上长痘、上火、胃部不适的反应,却是许多人常碰到的事。下面就从食品营养的角度来分析水煮鱼是否影响健康,也许能让大家吃起来心中有数。

成分一:盐

正常人体每天对盐的摄取量应为3~5克,但水煮鱼中盐的用量远远超出正常标准。这导致的隐患是:

1. 过量食入盐易造成身体水分增加。过多的水分如不能及时排出体外,会导致手脚发胀,体重增加。女性在经期食用水煮鱼会加重水肿的情况,容易产生疲倦感。

2. 过量食入盐容易让人产生紧张情绪、血压升高,还能影响血管的弹性。

成分二:油

油中含有大量的热量和脂肪,食用过量,人体的脂肪含量也会随之增加。每人每天摄入30~50克食用油脂(包括食物中的油脂含量)即可满足肌体的需求,不宜摄入过多。烹制水煮鱼所用的油不仅用量多,而且反复加热。这导致的隐患是:

1. 过多摄入油,导致人体脂肪摄入过量。

2. 油反复加热,会生成对人体有害的致癌物质。

3. 破坏了鱼体内的营养成分,人食用后无法正常吸收所需的营养物质。

成分三:辣椒

一般人都知道多吃辣椒会使人燥热、上火。而水煮鱼中放入超量辣椒,这导致的隐患是:

1. 对消化道有强烈刺激,严重的会使消化道出血,或者诱发

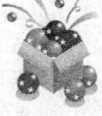

溃疡；还会造成大便干燥。

2. 导致皮肤生成深部脓疮，影响面部容貌。

成分四：浓重的味道

水煮鱼浓重的麻辣口味，大大刺激了人的味觉神经、唾液、胃液分泌增多，胃肠蠕动加速，使人兴奋。导致的隐患是：

使人的味觉疲劳，使人产生依赖感，越吃越上瘾。这就是为什么有些人会隔三差五吃一顿水煮鱼的缘故。

成分五：配食

水煮鱼特有的口感，容易使人们在食用的同时，忽略了对其他食品的摄入。

1. 水煮鱼中的配菜单一，除了鱼肉，蔬菜常只有豆芽一种。长期食用，导致膳食营养不均衡。

2. 配合麻辣的鱼肉，大多数人会过量饮用可乐、啤酒，一方面觉得过瘾，一方面也可以减轻麻辣感。但这些饮料，都是人体不宜过多饮用的；可乐中的糖分含量非常高，还有咖啡因等刺激性成分；啤酒饮用过量，内含的酒精使人的肝脏负担加重，造成脂肪堆积，严重的还会得脂肪肝。

提示：

通过以上分析，我们在爱上水煮鱼的美味时，要注意以下几点：

1. 别过量食用水煮鱼，特别是那种隔三差五便要来一盆的"上瘾"者更要注意适可而止。

2. 水煮鱼是高蛋白、高热量的食物，虽然天气渐冷的季节吃一些高能量的食物有好处，但要注意搭配蔬菜、水果，免得造成维生素缺乏。

3. 吃水煮鱼造成第二天排便不畅，那是因为太辣的缘故，这时最好多喝茶，如果有萝卜可以吃一些来通气。

4. 吃完水煮鱼后的直接后果就是嗓子疼、上火，因为这些食物主湿，易生痰、生热。应该配合菊花茶化解一下，同时在冬季如果常吃水煮鱼，每天至少喝1000毫升的水来缓解一下火气。

晚餐不宜太油腻

不少人由于工作原因,习惯于早、中餐简单就食,到晚饭时,家人团聚,鱼、肉、蛋、蔬菜十分丰富。其实这种安排并不合理。生理学家研究证明,早餐应摄入高热能,晚餐则宜少食而清淡。人体内的各种生物功能,代谢变化,都有内在的生理节奏。一到傍晚,血液中胰岛素的含量就上升到高峰,而胰岛素可使血脂转化成脂肪贮存在腹壁之下,使人日益肥胖而大腹便便。晚餐太油腻,会造成血脂量猛然升高,加上睡眠时,人的血流速度明显减慢,大量血脂便易沉积在血管壁上,造成动脉粥样硬化,引起高血压、冠心病。我国古代《东谷赘言·饮食篇》中指出:"晚餐多食者五患:一患消化不良,二患扰睡眠,三患身重不堪修业,四患大便数,五患小便数。"因此,早餐应该丰盛些,最好摄入全天所需热量的30%左右;晚餐应少食,清淡,摄入热量不超过全天的30%。

鳝鱼宜与藕合吃

鳝鱼身上有一种黏液,这种黏液是由黏蛋白和多糖类结合而成的。它不但能促进蛋白质的吸收和合成,还含有大量人体所需的氨基酸、维生素 A_1、B_1、B_2 和钙等。吃鳝鱼的时候,最好能同食些藕。因为藕的黏液也是由蛋白质组成的并含有维生素 B_1、维生素 C、酪氨酸等优质氨基酸,还含有大量食物纤维,是碱性食品,而鳝鱼则属酸性食品,两者合吃,保持酸碱平衡,对滋养身体有较高的功效。

不宜吃粽子的人群

心血管病患者:粽子的品种繁多,其中肉粽子和猪油豆沙粽子所含脂肪较多,属油腻食品。患有高血压、高血脂、冠心病者若进食过多,可增加血液黏稠度,加重心脏负担和缺血程度,诱发心绞痛和心肌梗死。

老人和儿童:粽子多用糯米制成,黏性大,老人和儿童如过

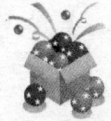

量进食,极易造成消化不良,并由此产生胃酸过多、腹胀、腹痛、腹泻等症状。

胃肠道病患者:粽子蒸熟后会释放出一种胶性物质,吃后会增加消化酶的负荷。粽子中的糯米性温滞气,含植物纤维多且长,吃多了会加重胃肠的负担。患十二指肠溃疡的病人若贪吃粽子,很有可能造成溃疡穿孔、出血。

糖尿病患者:粽子中常有含糖量很高的红枣、豆沙等,吃时通常还要加糖,如果不加节制,会损害胰岛功能,引起患者血糖和尿糖迅速上升,加重病情,抢救不及时有生命危险。

总之,吃粽子应有所节制,除以上四种人不可多食外,其他人若食后感到胃部不适,也应立即停止食用,以防危害身体健康。

胡萝卜和白萝卜不宜同吃

许多人喜欢把胡萝卜和白萝卜切成块或丝做成红白相间的小菜,其实,这种吃法不科学。因为白萝卜的维生素 C 含量极高,对人体健康非常有益,但是和胡萝卜混合就会使维生素 C 丧失殆尽。其原因是胡萝卜中含有一种叫抗坏血酸的解酵素,会破坏白萝卜中的维生素 C。

另外,胡萝卜被称为"维生素 A 的宝库",但维生素 A 是脂溶性物质,只有和食用油或肉类一起烹调,才能使维生素 A 充分为人体吸收。所以,胡萝卜不适合生吃。

早晨不宜只吃干食

清晨,人的胃肠功能尚未由夜间的抑制状态恢复到兴奋状态,消化功能弱,此时只吃干食不易消化。同时,人通过一夜睡眠,消耗不少水分,应及时补充。因此,早餐宜干、稀食搭配或只进稀食。感冒患者更应如此。

不宜空腹吃柿子

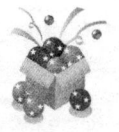

柿子中含有大量的柿胶酚和一种叫红鞣质的可溶性收敛剂。

未成熟的柿子以及成熟柿子的果皮中这两种成分含量最高。

柿胶酚和红鞣质遇酸就会凝结成块。如果空腹吃进大量柿子或与酸性食物同吃,柿胶酚与红鞣质便与胃酸或酸性食物凝结成硬块,形成"柿石"。胃里若有"柿石",就会引起胃痛、恶心、呕吐。如果仍不注意,继续空腹吃柿子,硬块就会越结越大,胃内压力升高,引起胃扩张,造成疾患。因此,柿子宜在饭后吃。由于胃酸已与食物结合,就不容易出现"柿石"。

不宜用胡萝卜下酒

胡萝卜中含有丰富的胡萝卜素,在肠道中经酶的作用后可变成人体所需的维生素 A,人体缺乏维生素 A,易患干眼病、夜盲症,易引起皮肤干燥,以及眼部、呼吸道、泌尿道、肠道黏膜的抗感染能力降低。儿童缺乏维生素 A,牙齿和骨骼发育还会受到影响。现代药理研究证明,胡萝卜中含有一种能够降低血糖的成分。即将胡萝卜经石油醚提取后可得到一种不定型的黄色物质,对动物和人都有明显的降低血糖作用。此外,人若每天服 3 次胡萝卜汁,可降低血压,并有抗肺癌作用。英国癌症研究会主席理多尔认为,吸烟者常吃些胡萝卜,癌症发病率比不吃胡萝卜者会明显下降。

虽然胡萝卜具有很高的保健作用和医疗价值,但专家却告诫人们:"胡萝卜下酒"的吃法是不利健康的。因为胡萝卜中丰富的胡萝卜素和酒精一同进入人体,就会在肝脏中产生毒素,引起肝病。所以,人们要改变"胡萝卜下酒"的传统吃法,胡萝卜不宜做下酒菜,饮酒时也不要服用胡萝卜素营养剂,特别是在饮用胡萝卜汁后不要马上饮酒,以免危害健康。

不宜与牛奶同吃的食物

果子露、橘子汁、酸梅汤等酸性饮料。有些人喝牛奶后,很快又会喝橘子汁等饮料,以为这样可得到较全面的营养成分,实际这种做法是错误的,因为这些酸性饮料在胃中与牛奶中的蛋白质结合会凝结成较大较硬而且消化吸收比较困难的凝块,所以不

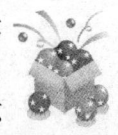

能同吃，应在喝牛奶一小时以后再吃。

巧克力。牛奶中含有丰富的蛋白质和钙，巧克力中则含有充足的热能和草酸，若两者同时食用，牛奶中的钙和巧克力中的草酸结合而生成草酸钙，草酸钙在人体内不但不能被消化吸收，反而会引起儿童生长缓慢、腹泻等不良症状，甚至使头发干燥、无光泽，出现尿结石等症状。

橘子、杏、酸石榴等含酸较多的水果。这些水果中都含有丰富的果酸，与牛奶同吃后，牛奶中的蛋白质会与果酸很快结合形成较硬的凝块，消化吸收比较困难，所以应在喝牛奶一小时以后再吃。

麦乳精。因麦乳精含有较多的脂肪和糖，这会引起儿童胃口不良，也影响牛奶的消化。

成年人喝牛奶最好不要加糖，这是因为糖在人体内会分解形成酸，而酸容易与牛奶中的钙质中和，影响钙的吸收，所以最好不要加糖。

有些人习惯把牛奶与鸡蛋，或把牛奶与豆浆同煮后食用，这种方法是不科学的。因为牛奶不能长时间煮沸，牛奶加热到63摄氏度时乳清蛋白就开始凝固，若加热到80摄氏度，牛奶中的蛋白质就会全部凝固，营养成分受到损失，煮沸的话，不但维生素 B_1、B_2、维生素 C 会受到破坏，而且蛋白质凝固变性，矿物质中的钙磷也会受到一定程度的破坏。

豆浆食用时要煮沸，并要煮沸后再煮几分钟，这是因为豆浆中含有一种对人体有害的皂毒素，这种毒素只有加热到 90 摄氏度以上才能被破坏，当豆浆加热到 80 摄氏度左右时皂毒素受热膨胀，会形成假沸产生泡沫上浮，如果喝这种半生不熟的豆浆，就会发生恶心、呕吐等中毒症状。

鸡蛋和牛奶不易同煮，这是因为鸡蛋在形成过程中，细菌可以从母鸡的输卵管、卵巢中直接进入鸡蛋内，有的放的时间较长的鸡蛋，细菌也可以从鸡蛋壳的气孔进入鸡蛋内，另外鸡蛋中的卵白素，能使食物中的维生素 B 失去作用，并能使人体内的酶受到一定程度的破坏，而且鸡蛋清中的抗生物素蛋白和抗胰蛋白

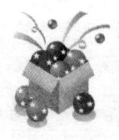

酶，能直接影响人体对蛋白质的吸收利用，只有把鸡蛋煮沸 7 分钟以上才能消灭鸡蛋中的细菌，并破坏卵蛋白素、抗生物素蛋白和抗胰蛋白酶，以利于人体的消化吸收，同时蛋白蛋黄才能很好地凝固，也就是煮熟，这样才便于食用，消化吸收率也高。

忌用饮料取代开水

国外一些营养学家经过研究后指出，补充液体最好的物质是白开水。

各种果汁、汽水或其他冲制饮料都含有较多的糖或糖精以及大量的电解质。这些物质不能像白开水那样很快离开胃，长期作用会对胃产生不良刺激，影响消化和食欲。同时还会增加肾脏过滤的负担，影响肾功能。过多的糖分摄入还会增加人体的热量，引起肥胖。在通常情况下，甚至包括剧烈运动后，人体也不缺乏钠和钾离子，因此，需要补充的是水分。

生泉水不宜饮用

泉水，有"仙水"之美称，清澈洁净，旅游者常乐于品尝，甚至痛饮，实际上喝生泉水是有害的。因为生泉水貌似清洁，实则污染严重。据卫生部门对庐山、杭州的泉水进行检验，发现泉水中的细菌总数及大肠杆菌都不同程度地超过了生活用水水质标准，污染相当严重。饮用生泉水，将引起急性胃肠炎。生泉水污染来自于各个方面，如周围居民的粪尿、鸟兽排泄物、生活废水、雨水冲刷、土壤尘埃等。因此，生泉水不宜饮用。旅游者应自备茶水和饮料为宜。

烧肉忌过早放盐

盐主要成分是氯化钠，氯化钠易使蛋白质发生凝固。烹调时，若过早地把盐放入鲜肉或鱼里，其丰富的蛋白质便会随之凝固。使肉块缩小，肉质变硬，不易烧酥，吃起来味道也差。

烤羊肉串不宜常吃

在目前已知的致癌物质中，有一种较强的致癌物质3,4-苯并芘，它广泛存在于烤羊肉串这一类熏烤食物中，经常吃这一类烟熏火烤食物，3,4-苯并芘就容易在人体内积蓄。在露天街头吃烤羊肉串，还有欠卫生的一面，羊肉串在各种灰尘中暴露，必然会污染上较多的微小脏物，吃进人体也会诱发肠胃消化系统等疾病。

鸡蛋不宜多吃

鸡蛋一向被人们视为易消化且富含营养的食品，但不宜吃得太多。鸡蛋含有碳、氮、氢多种化学元素和丰富的蛋白质，但当氮及蛋白质过多时，肾脏就无法完全把它们排泄掉，长期淀积于肾脏，日久血管循环就受影响，不但影响肾脏功能，还会造成心脏病等疾病。健康的人每天所需的蛋白质，为一天吃1~2个鸡蛋而已。

鸡蛋切忌生吃

鸡蛋经煮熟或炒熟后吃，对人体确实很有补益作用。但是，若生吃鸡蛋，不仅营养成分难以吸收，而且还会使人体受到损害。

（1）生鸡蛋的蛋清部分含有一种对人体有害的碱性蛋白质——抗生物素蛋白。这种抗生物素蛋白阻碍人体对生物素的吸收，人体便可能患生物素缺乏症。如果鸡蛋经加热处理后，这种抗生物素蛋白即被破坏，不再具有妨碍生物素吸收的作用。

（2）生鸡蛋的蛋白质不易消化吸收，绝大部分只在消化道通过一下，便排出体外。

（3）食用生鸡蛋容易得胃肠炎。这是由于鸡蛋生下后，难免有一些病原体（如沙门氏菌）侵入的缘故。

（4）食用生鸡蛋可增加肝脏负担。大量未经消化的蛋白质进入消化道，在大肠下部受到细菌所含的酸的催化，会发生腐败，产生较多的有毒物质,这些有毒物质有相当部分被肠道吸收,经门静脉进入肝脏,由肝脏进行解毒处理。而鸡蛋煮熟后,有毒物质大大减少,这样肝脏的负担也就相对减轻了。

蜂蜜不宜用开水冲饮

蜂蜜中除含有65%~80%的葡萄糖和果糖外,还含有丰富的酶、维生素和矿物质,是一种营养丰富的甜味食品。食用蜂蜜时,最好用温开水冲饮,水温一般不要超过60℃。如果用沸开水冲蜂蜜,不仅不能保持其天然的色、香、味,而且还会不同程度地破坏它的营养成分,其中可使维生素C损失1/5~1/2。试验证明,当把蜂蜜加热到76℃时,时间稍长,就会使蜂蜜中的淀粉酶产生分解,一些营养成分发生变化,色泽也会变深变暗。

饮茶忌过量

茶叶中含微量元素氟,比其他食品高出十至数百倍,摄氟量过多会引起蓄积中毒。出现牙齿变色(黄、褐或黑色)、氟骨症(四肢和脊柱疼痛、关节变形、瘫痪)。所以每人每天饮茶不宜超过5克。

头遍茶不宜饮

喝头遍茶对身体不利,因为头遍茶中含有霉菌。茶叶在生产、包装、运输、存放过程中,大多会遭到霉菌的污染。尤其是在不提倡用滚开水泡茶,以求尽可能多地保存维生素C和其他营养成分的今天,霉菌更不易被杀死。因此,头遍茶不宜饮。

蔬菜不宜用热水烫

蔬菜在烹制前,用热水浸烫虽然便于烹制,但会破坏青菜中的营养素,降低营养价值。因为蔬菜中所含的维生素极易溶于水,若用开水浸烫,或挤去汁液,或在冷水中长时间浸泡,维生素的丧失可达90%以上,因此,蔬菜一般不宜用热水烫或冷水浸泡。

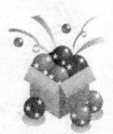

烹调青菜不宜加醋

烹调青菜时，如果加入酸性佐料，可使其营养价值大减。因为青菜中的叶绿素在酸性条件下加热极不稳定，其分子中的镁离子可被酸中氧离子取代而生成一种暗淡无光的橄榄脱镁叶绿素，营养价值大大降低。因此，烹调绿色蔬菜时宜在中性条件下大火快炒，这样既可保持蔬菜的亮绿色，又能减少营养成分的损失。

贮藏青菜忌用水洗

青菜吸收水分靠根部而不在叶茎，青菜水洗之后茎叶细胞外的渗透压和细胞呼吸均发生改变，会造成茎叶细胞很快死亡溃烂，缩短了保存时间。若水不清洁，又增加了青菜的污染机会。

土豆不宜带皮食用

土豆是日常生活中常用的菜类和食品。有些人为了省事和方便，不削皮而烹调食用。食用带皮的土豆是有损于人体健康的。因为土豆里含有有毒的配糖生物碱。这种配糖生物碱几乎全部集中在土豆皮里，食用大量的配糖生物碱可以引起中毒。即使带皮的土豆煮熟后将皮剥去，也会有部分的配糖生物碱渗入土豆内部，也同样会引起中毒。

绿豆芽不宜生得太长

绿豆芽生得太长，则营养成分下降。因为绿豆芽不仅保持了绿豆原有的营养成分，而且兼有甘平无毒和解酒毒、热毒的功效。在萌芽过程中，绿豆中的蛋白质会转化成天门冬素、维生素C等成分。据化验，每100克绿豆芽中维生素C可达30毫克，但绿豆芽不宜发得太长。否则，绿豆中所含的蛋白质、淀粉及脂类物质就会消耗得太多。据试验，当豆芽超过10～15厘米时，绿豆中的营养物质将损失20%。因此，豆芽不宜发得过长，一般不要超过6厘米，且以粗壮为宜。

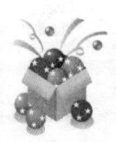

菠菜忌食用过多

菠菜含有草酸，食物中的锌、钙与草酸结合而排出体外引起体内缺锌、缺钙。缺锌会出现食欲不振、味觉下降、儿童发育不良。缺钙会出现骨骼和牙齿发育不良，甚至出现手足抽搐和软骨症。因此，过多食用菠菜会引起其他营养物质吸收障碍。

大葱冬贮忌搬动

"大葱不怕冻，就怕动。"大葱冰冻只是细胞间的水分结冰，而细胞壁并无任何损伤，只要不搬动它，气温上升后大葱仍能复苏。如果搬动，因受外力挤压细胞间的硬冰会把细胞壁挤坏。气温升高时，细胞液溢出，大葱就会变得黏糊腐烂了。

青色番茄不宜吃

番茄果肉细嫩、酸甜适口、可果可蔬，但青色未熟番茄不宜食。据紫外分光测定，未熟番茄和马铃薯芽眼或黑绿皮表皮的毒性相同，均含有生物碱（龙葵碱）。番茄碱是针状结晶体，对碱比较稳定，但能被酸水解，生成番茄次碱和糖。所以未熟青色番茄食后常会感到不适，特别是口腔会感到苦涩，严重的还会出现中毒现象。

胡萝卜忌与白萝卜合煮

胡萝卜含有一种抗坏血酸物质，会破坏白萝卜中的维生素 C，胡、白萝卜合煮便降低了营养价值。因此，胡萝卜与白萝卜最好不要合煮。

炒韭菜隔夜不宜食

韭菜是我国人民喜食的一种柔软香辛型蔬菜。有人认为韭菜没什么营养，其实这种看法是很片面的。据专家们测定，韭菜含有挥发性精油和硫化物、蛋白质、脂肪、糖类、胡萝卜素以及维生素 B、维生素 C 等多种营养成分，不但对人体健康十分有益，

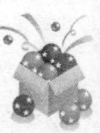

而且人食后有增进食欲和促进新陈代谢的功效。但韭菜又含有大量硝酸盐，炒熟后存放时间过久，硝酸盐则可转化为亚硝酸盐（即工业用盐），人吃了就会中毒，出现头晕、恶心、呕吐、腹胀、腹痛和腹泻等症状，个别人可能还有出汗和全身不适的情况。因此，炒熟的韭菜切莫过夜食用。同样，生韭菜存放时间也不宜过长。

辣椒忌过多食用

大量食用辣椒会使消化液分泌过多，引起胃肠黏膜充血、水肿、胃肠蠕动剧增；心跳加快，循环血量剧增；患有热性病、溃疡病、胃肠炎、痔疮以及高血压病者会导致病情加重。

苦瓜不宜食用过多

苦瓜清凉爽口，含有丰富的胡萝卜素和维生素 C，此外尚有少量的维生素 B_1、维生素 B_2 及果胶等。但若食用过多，会妨碍钙的吸收。

因为苦瓜含有较多的草酸，草酸与食物中的钙结合，影响钙质的吸收。若长期大量食用苦瓜，会引起钙质缺乏症。因此，苦瓜不宜食用过多。最好在烹调前，将苦瓜在沸水中浸泡一下，除去部分草酸，副作用就会减少了。

柿子不宜空腹吃

柿子营养丰富，甜美可口，还可润肺、清肠、止咳，但是柿子中含有较多的柿胶酚、单宁和胶质，这些物质遇到较多的胃酸会形成不溶性沉淀。若沉淀颗粒小，可随粪便排出体外；若沉淀多，结成大块，不易排出，就会在胃里形成结石。当然，这不是说吃柿子一定会形成胃结石，只是说最好不要空腹吃，因为空腹时大量吃柿子，此时胃酸浓度相对较高，有形成胃结石的危险。若饭后食用，由于食物的存在使胃酸和柿胶酚、单宁等的浓度相对降低，这就不会形成结石了。

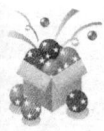

含鞣酸的水果不宜与海味同食

含鞣酸的水果,如柿子、葡萄、石榴、山楂、青果等不宜与鱼、虾、藻类等含有丰富蛋白质和钙质的海味食品同食。

因为含鞣酸的水果与海味同服不但会降低蛋白质的营养价值,而且钙质与鞣酸结合还会形成一种不易消化的物质,刺激胃肠而引起不适,如腹痛、恶心、呕吐等症。因此,含鞣酸的水果不宜与海味同食。

水果罐头忌启封存放

水果罐头中的水果含糖、含酸较多,启封后易被空气中的乳酸菌、酵酶菌污染。这类微生物繁殖很快,并能迅速把糖和有机酸分解为乳酸、醋酸、乙醇和其他物质,人若食用变质的水果罐头,就会导致肠胃炎。

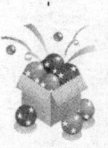

第五章 食物相克常识

茶与药

茶叶中的鞣酸可与某些药物（如硫酸亚铁片、枸橼酸铁铵、小檗碱等）起化学反应而产生沉淀，影响药物吸收。

如果用茶水服用镇静药（如苯巴比妥、安定等），则茶叶中的咖啡因和茶碱等兴奋剂就会使药物的镇静作用抵消或减弱。

因为药物种类很多，不容易掌握。所以一律用温水送服，有益无害。

茶与鸡蛋

有人爱吃茶叶蛋，其实这是不科学的。因为茶水煮鸡蛋，茶的浓度很高，浓茶中含有较多的单宁酸，单宁酸能使食物中的蛋白质变成不易消化的凝固物质，影响人体对蛋白质的吸收和利用。鸡蛋为高蛋白食物，所以不宜用茶水煮鸡蛋食用。

茶与酒

日常生活中不少人酒后都爱饮茶，想达到润燥解酒、消积化食、通调水道的功效，但这对肾脏是不利的。因为酒后饮茶，茶碱产生利尿作用，这时酒精转化的乙醛尚未完全分解，即因茶碱的利尿作用而进入肾脏，乙醛对肾脏有较大的刺激性，从而易对肾脏功能造成损害。于是肾寒、阳痿、小便频浊、睾丸坠痛等症状接踵而至。李时珍在《本草纲目》中曾说："酒性纯阳，具味辛甘，升阳发散，其气燥热，盛湿祛寒。酒后饮茶伤肾脏，腰脚坠重，膀胱冷痛，兼患痰饮水肿、消渴挛痛之疾。"

另外，酒精对心血管的刺激性很大，而浓茶同样具有兴奋心脏的作用，酒后饮茶，使心脏受到双重刺激，兴奋性增强，更加重心脏负担，这对于心脏功能不佳的人更是不相宜的。

咖啡与香烟

据《中国医药报》报道："美国科学家通过调查发现，吸烟者若每日饮3杯或更多的咖啡，能使他们患胰腺癌的可能性增加4倍。"

美国学者经过流行病学调查和研究，确认咖啡是一种有潜在危险的饮料，认为咖啡因对胰腺癌的形成有不可忽视的影响，常饮咖啡的人比不饮咖啡的人患胰腺癌的可能性大2~3倍。

目前，美国每年大约有2万人死于胰腺癌，其中至少有半数以上是由于饮用咖啡而引起的。

咖啡与酒

酒精能毒害人体的细胞。饮酒过量，可发生酒精中毒，甚至可导致死亡。咖啡中的咖啡因具有兴奋、提神和健胃的作用，饮用过量，同样可引起中毒。

如果二者同饮，会加重对大脑的伤害，并能刺激血管扩张，加快血液循环，增加心血管负担，甚至会危及生命。

开水与补品

有些人习惯用开水冲调饮用的营养品（如麦乳精、多维葡萄糖等），这是很不适宜的。因为滋补品中所含的淀粉酶和不少营养素很容易在高温作用下发生分解、变质而遭到破坏。这样人就很难从中获得较为全面的营养了。实验证明，当这些营养滋补品加热到60~80℃时，其中某些营养成分便会发生变质。为了保存更多的有效营养成分，一般用温热的开水调匀就可以饮用了。

牛奶与药物

有的人在服药时，不用开水送服，而用牛奶送服，这是不对的。因为牛奶中含有钙、铁，而钙、铁能与某些药物如四环素、红霉素类等生成稳定的络合物或难溶性的盐类，使药物难以被胃

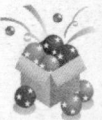

肠吸收，有些药物甚至会被这些离子破坏，这样就降低了药物在血液中的浓度，影响疗效。所以服药不宜用牛奶送服，而且在服药一个半小时后再饮用牛奶为好。

酒与辛辣食物

《本草纲目》记载："酒后食芥及辣物。缓人筋骨。"酒性本为大辛大热，芥及辣物，又皆属热性，刺激性较强，二者同食，不亚于火上加油。生火动血，贻害无穷，平素体征阳盛阴虚的人更不宜同食。另外，凡是辛辣动火之物，都会刺激神经，扩张血管，更助长酒精麻醉作用，使人疲怠痿软。所以二者不可同食。

白酒与啤酒

啤酒中含有人体需要的17种氨基酸和10种维生素，尤其是B族维生素含量较多，并含有较多的矿物质。所以，常饮啤酒会有健胃、消食、清热、利尿、强心、镇静的功效，因此，啤酒很受人们的青睐。

但有些人认为啤酒酒精含量低，喝起来不过瘾，所以就在啤酒中对上白酒喝，这样对人体是有害的。

啤酒是低酒精饮料，但是含有二氧化碳和大量水分，如果与白酒混饮，可加重酒精在全身的渗透。这样，对肝、肾、肠和胃等内脏器官产生强烈的刺激和危害，并影响消化酶的产生，使胃酸分泌少，导致胃痉挛、急性胃肠炎、十二指肠炎等症，同时对心血管的危害也相当严重。

冷饮与热茶

一冷一热，不仅牙齿受到刺激，易得牙病，对胃肠也有害。冷饮和热茶至少应间隔30分钟饮用。

酒与糖类

糖类味皆甘，甘生酸，酸生火。饴糖、红糖尤甚。酒类甘辛大热，故酒与糖不宜相配，久则生热动火，有损身体。现代营养学认为，乙醇能影响糖的代谢，这是由于乙醇氧化形成过剩的还原辅酶Ⅰ，从而使三羧酸循环受到抑制，导致血糖上升。吃糖时饮酒，影响糖的吸收，另外容易产生糖尿。

白酒与胡萝卜

同食易使肝脏中毒。

白酒与核桃

核桃含有丰富的蛋白质、脂肪和矿物质，但核桃性热，多食燥火，白酒甘辛火热。两者同食易致血热，轻者燥咳，严重时会出鼻血。

啤酒与腌熏食物

腌熏食物中多含有机氨，有的在加工或烹调过程中产生了多环芳烃类，如苯并芘、氨甲基衍生物等，常饮啤酒的人，血铅含量往往增高。铅与上述物质结合，有致癌或诱发消化道疾病的可能。所以《中国食品报》告诫人们："饮啤酒不宜同时吃腌熏食品。"

柿子与红薯

柿子味甘性寒，能清热生津、润肺，内含蛋白质、糖类、脂肪、果胶、鞣酸、维生素及无机盐等营养物质。红薯味甘性平，补虚气，益气力，强肾阴，内含大量糖类等营养物质。这两种食物分别食用对身体有益无害，若同时吃，却对身体不利。因为吃了红薯，人的胃里会产生大量盐酸，而柿子在胃酸的作用下产生沉淀。沉淀物积结在一起，会形成不溶于水的结块，既难于消化，又不易排出，容易得胃石症。所以红薯与柿子不宜同时食用。

柿子与章鱼

章鱼气味甘，咸寒，无毒，其药性冷而不进，可养血益气。

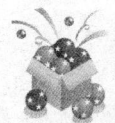

柿子甘涩性寒，因都属寒冷药性，所以二物不宜同食，否则有损肠胃，致腹泻。同时，章鱼亦为高蛋白食物，蛋白质与柿中鞣酸相遇，易凝结成鞣酸蛋白，聚于肠胃中，可引起呕吐、腹痛、腹泻等。由此可见，凡是进食丰富蛋白食物后，都不宜马上吃柿子。

梨与开水

梨性甘寒冷利，吃梨喝开水，必致腹泻，这是因为一冷一热刺激肠道的缘故。《本草纲目》中记载："梨甘寒，多食成冷痢。"又"多食令人寒中萎困。"所以一忌多食，二忌与油腻之物同食，三忌冷热杂进。

苹果与萝卜

苹果含有丰富的植物色素，若与萝卜一起食用，经胃、肠道的分解，可产生抑制甲状腺功能的物质，诱发甲状腺肿。

西瓜与油果子

这两种食物如果同食，容易发生呕吐。

杨梅与萝卜

杨梅含有丰富的植物色素，若将其与萝卜一起食用，经胃肠道的消化分解，可产生抑制甲状腺功能的物质，诱发甲状腺肿。

杨梅与牛奶

杨梅含有丰富的果酸，牛奶中含有大量的蛋白质。若二者同时食用，杨梅中的果酸会使牛奶中的蛋白质凝固，影响蛋白质消化吸收。

荔枝与黄瓜

荔枝含有丰富的维生素 C，黄瓜中含有维生素 C 分解酶。若二者同时食用，荔枝中的维生素 C 会遭到破坏，失去原有的营养价值。

菠萝与鸡蛋

鸡蛋中含有大量的蛋白质；菠萝中含有丰富的果酸。若二者同时食用，果酸可使蛋白质凝固，影响蛋白质的消化吸收，不利于健康。

葡萄与海味

海味食物如鱼、虾、蟹、海参、海蜇、海藻等，均含有丰富的蛋白质和钙等营养物质，若与含果酸较多的葡萄同时食用，不仅会降低蛋白质的营养价值，且容易使海味中的钙质和果酸结合成新的不易消化的物质，刺激胃肠道，出现腹痛、恶心、呕吐等症状。

猕猴桃与黄瓜

黄瓜中含有维生素 C 分解酶，这种酶可以破坏食物中的维生素 C。为避免猕猴桃中的维生素 C 遭到破坏，尽量不要同时食用这两种食物。

樱桃与黄瓜

黄瓜中含有维生素 C 分解酶，可以破坏食物中的维生素 C，而樱桃内富含维生素 C。若将二者同时食用，则樱桃中的维生素 C 会遭到破坏，失去应有的营养价值。

樱桃与胡萝卜

樱桃含有丰富的维生素 C，胡萝卜含有维生素 C 酵酶，这种酶可以破坏维生素 C。若将两者同时食用，会降低各自原有的营养价值。

猪肉与鲫鱼

《饮膳正要》记载："鲫鱼不可与猪肉同食。"

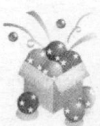

鲫鱼性味甘温，猪肉性味酸冷，微寒，二者性味功效略有不同；若二者一起烹调或配炒，则不太合适。

猪肉与香菜

《饮膳正要》记载："猪肉不可与芫荽同食，烂人肠。"韩矜曰："凡肉有补，唯猪肉无补。"

香菜又名芫荽，可去腥膻气味，其性辛温发散，耗气伤神；猪肉滋腻，助湿热而生痰，一耗气，一无补，所以二者配食，对身体有损无益。

猪肝与菜花

炒猪肝不宜配菜花。菜花中含有大量纤维素，纤维素中的醛糖酸残基可与猪肝中的铁、铜、锌等微量元素形成螯合物，而降低人体对这些元素的吸收。

牛肉与红糖

同食会引起腹胀。

牛肉与白酒

牛肉性温，味甘，补气助火；白酒属大温之品。如将二者相配食用，极易上火，甚至可引发口腔炎症、肿痛。

羊肉与乳酪

乳酪是用原料乳经乳酸发酵或加酶，使它凝固并除去乳清制成的食品。其营养价值高，且易消化；乳酪种类很多，其成分因种类不同而异。一般来说，其主要成分是蛋白质、脂肪、乳糖、丰富的维生素和少量的无机盐。乳酪味甘酸性寒，羊肉大热，而且乳酪中含酶，遇到羊肉可能会产生不良反应，所以不宜同食。

牛肉与韭菜、薤、生姜

《本草纲目》记载："牛肉合猪肉及黍米酒食，并生寸白虫；

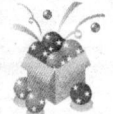

合韭薤食,令人热病,合生姜食损齿。"

因牛肉甘温,补气助火;韭菜、薤、生姜等食物皆大辛大温之品。如将牛肉配以韭菜、薤、生姜等大辛大温的食物烹调食用,容易助热生火,以致引发口腔炎症、肿痛、口疮等。

羊肉与荞麦面

据《本草纲目》记载,荞麦气味甘平,性寒,能降压止血,清热敛汗,而羊肉大热,功能与此相反,故不宜同食。

羊肉与醋

醋中含蛋白质、糖类、维生素、醋酸及多种有机酸(如乳酸、琥珀酸、枸橼酸、葡萄酸、苹果酸等)。醋中的曲霉分泌蛋白酶,将原料中的蛋白质分解为各种氨基酸。其性酸温,可消肿活血,杀菌解毒;食物药性又与酒相近。所以醋可去鱼腥,宜与寒性食物如蟹等配合,而羊肉大热,所以不宜配醋。

羊肉与茶

羊肉性温,助元阳,补精血,疗肺虚,益劳损,是一种很好的滋补强壮食品。羊肉所含钙质、铁质高于猪肉、牛肉,吃羊肉对肺病,如肺结核、气管炎、哮喘和贫血等皆有益。

羊肉中含有丰富的蛋白质,可与茶叶中的鞣酸发生化学反应,生成鞣酸蛋白质。这种物质对肠道有一定的收敛作用,可使大肠的蠕动减弱,大便里的水分减少,形成便秘。

羊肉与鱼脍

《饮膳正要》记载:"羊肉不可与鱼脍、酪同食。"

鱼脍是生鱼剖切而成。羊肉与生鱼脍不宜同食,主要有几个方面的原因:

第一,羊肉本身为大热之品,而姜、蒜、醋等都是辛热之品,二者相配,易助热生火。

第二,羊肉含有丰富的蛋白质、脂肪、多种维生素及微量元

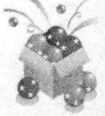

素，而鱼烩系生鱼剑切割而成，其酶未失活性，二者同食会产生复杂的变化，容易产生不良反应，不利于健康。

第三，羊肉有较浓的膻味，鱼烩带有浓厚的腥味，二味混合产生一种令人厌恶的怪味。

第四，吃生鱼肉，人体容易感染寄生虫，影响身体健康。

羊肝与含维生素C的食物

羊肝中含钙、铁、磷等元素丰富，这些元素能使维生素C氧化为脱氢维生素C，从而失去了维生素C原有的功能。

羊肚与小豆

小豆一般指赤小豆，含有丰富的蛋白质、碳水化合物、维生素B_1、维生素B_2、维生素P、钙、铁、磷等营养成分。另外，还含有皂素，这种物质对消化道黏膜有刺激作用，能引起局部充血。

赤豆性味甘、咸而冷，能利水消肿，利小便，解热毒，通乳汁；羊肚性温，味甘，具有健脾益胃、补虚祛损、涩汗止尿、促进食欲之功效。二者的性味与功效皆有所背，所以不宜同食。

羊肚与梅子

《饮膳正要》中记载："羊肚不可与小豆、梅子同食，伤人。"梅子味酸性平，《大明本草》记载："多食损齿伤筋，蚀脾胃，令人发膈上痰热。"羊肚性味甘温，如配以香料调味如葱、辣椒、茴香之类则属热性。如混杂食用，可助热生火，对健康不利。

羊肉与竹笋

同食会引起中毒，可以用地浆水治疗。

羊肝与红豆

同食会引起中毒，可以用鸡屎白解毒。

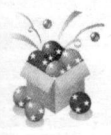

羊肝与辣椒

《金匮要略》中记载:"羊肝共生椒食之,破人五脏。"孙思邈曰:"羊肝合生椒食,伤人五脏。最损小儿,合苦笋食,病青盲,妊妇食之,令子多厄。"

辣椒中富含维生素 C(每 100 克含维生素 C 达 198 毫克),而羊肝内含的金属离子,可将其中的维生素 C 破坏殆尽,削弱了其应有的营养价值。

马肉与仓米

唐朝孟诜的《食疗本草》中记载:"马肉不可与仓米同食,必卒得恶疾,十有九死。"《饮膳正要》中也记载:"马肉不可与仓米同食。"

仓米指仓库久储的大米,中药学谓之"陈仓米",尤指久储之粳米,一般已被黄曲霉菌污染,产生黄曲霉素毒素,毒性较强,可引起急慢性中毒,损害肝脏,并可致癌。

陈粳米性凉,马肉性冷。故二者不可同食,"久食必致恶疾"。

马肉与苍耳

苍耳又名卷耳,《本草纲目》谓其茎叶气味苦辛微寒,有小毒,忌猪肉、马肉、米泔。故二者不宜同食。另外,苍耳含有鼠李糖苷,这种成分具有毒性作用,其茎叶均含有对神经肌肉有毒的物质,中毒者会出现全身乏力、头晕、呕吐、恶心、腹痛、呼吸困难、烦躁、脉缓等症状,严重者出现黄疸、昏迷或广泛性出血,甚至危及生命。

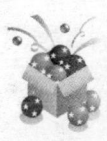

第六章 饮水与健康

水是生命之源

水在人体组织成分中含量最多,占人体体重的60%～70%,儿童约80%。对人体有非常重要的作用,是维持人体正常生理活动的重要物质。

水在人体中布很广,肌肉重量的65%～75%是水,脂肪重量的25%是水。水主要储存在细胞内液(其中62%左右是水)和细胞外液(如血液中90%以上是水,还有淋巴、唾液、皮肤和肾脏分泌的体液等)。

水参与物质代谢过程,有助于物质的消化、吸收、生物氧化及排泄。调节体温,保持人体的正常温度。是器官、关节及肌肉的润滑剂。保持腺体分泌,充实体液。

水的需求量、来源:人对水的需要量与人的体重、热能消耗成正比,消耗每卡热能需要1毫升的水分,每千克体重需要30～40毫升的水分,如70千克的人需要2100～2800毫升水。正常情况下,人体内水分的出入量是平衡的。

一个健康的成年人每天需2000～2700毫升水(包括饮水、食物中的水,代谢中产生的水)。若饮水过少,会使血液浓缩,黏稠度增高,不利于血液循环及营养的吸收。人体若丧失20%的水分就会有生命危险。

在炎热、高温、发烧和体力劳动量大的情况下,饮水量应相应增加。喝水是人体所需水分的直接来源,如喝白开水或茶水。但人体内氧化时也能产生水,而且人体需要的水还可从饮食中取得,如大米含水15%、肉类含水50%等。

水在人体中的作用

（1）水参与人体内新陈代谢的全过程，水的溶解力甚强，并有较大的电离能力，可使人体内的水溶物质的溶解状态和电解质离子状态存在；又由于水具有较大的流动性能，在人体消化、吸收、循环、排泄过程中可加速协助营养物质的运送，和废物的排泄，使人体内新陈代谢和生理化学反应得以顺利进行。

（2）水是细胞和体液的重要组成部分之一，人体的每个细胞及其基本单元均含有水分，人体的各种腺体分泌物均为液体。如果缺水，则消化液分泌减少，食物消化受影响，食欲下降，血流减缓。体内废物积累，代谢活动降低，导致体内衰竭致病，并加重病情。

（3）水保持着人体一定的血容量——人体的血液含水量约占80%，如果大量失水，则使血溶量减少而产生低血压，从而影响着人体的各种器官，特别是心、脑、肾的机能活动，故血溶量与水的含量有着密切的关系。

（4）水对调节人体体温起着重要作用——水的比热数值高，每克水升高或降低10℃，就需要1000卡热值。由于人体含有大量的水，代谢过程中所产生的热能为水所吸收，使体温不至于显著升高；其实是水的蒸发数值大，每毫升水的蒸发热约为579.5千卡，故人体只要蒸发少量的水即可散发大量的热，以维持人体一定的体温，如外界环境温度高，体热可随水分经皮肤蒸发散热，以维持人体体温的恒定。

怎么健康饮水

如果你现在呆的地方，水房里的水已经看到有明显的悬浮物，而且长时间静置后，还不会沉底的话，建议你还是选择喝纯净水、矿泉水吧。

喝这样的水有以下危害：水污染通常可分为三大类，即生物性、物理性和化学性污染物。生物性污染物包括细菌、病毒和寄生虫。物理性污染物包括悬浮物、热污染和放射性污染。化学性

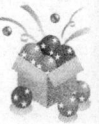

污染物包括有机和无机化合物。

污染的水环境危害人类健康,应引起高度关注。

生物性污染主要会导致一些传染病,饮用不洁水可引起伤寒、霍乱、细菌性痢疾、甲型肝炎等传染性疾病。

此外,人们在不洁水中活动,水中病原体亦可经皮肤、黏膜侵入机体,如血吸虫病、钩端螺旋体病等。

物理性和化学性污染会致人体遗传物质突变,诱发肿瘤和造成胎儿畸形。

被污染的水中如含有丙烯腈会致人体遗传物质突变;水中如含有砷、镍、铬等无机物和亚硝胺等有机污染物,可诱发肿瘤的形成;甲基汞等污染物可通过母体干扰正常胚胎发育过程,使胚胎发育异常而出现先天性畸形。

选择喝什么样的水

(1)来源方便:水分是维持机体正常生理活动的必需物质,人不可一日缺水。因此,来源方便是我们选择的首要条件。从我国目前的国情来看,自来水是城乡来源最方便的水源之一。

(2)价格便宜:虽然市场上销售的水品种五花八门,如矿泉水、纯净水、太空水、蒸馏水等让人目不暇接。但所以这么说,所有这些"特殊的水品种"都是从普通自来水演变而来的。不谈其他的,光是从价格方面来看,这些"特殊水品种"的价格就明显高于自来水。

(3)清洁卫生:总体上看,无论是自来水,还是市场上销售的各种水,只要严格按照国家规定的有关标准进行生产,水的清洁卫生都没有什么问题。要注意的是:高层建筑物使用的自备水箱以及市场销售水在生产过程中的污染问题。

综上所述,从经济实惠方面来看,自来水应该是人们饮水的主要来源。在遭遇特殊、突发状况的情况下(如自来水水源遭到污染),可以选择各种经过加工处理过的瓶装水饮用。

现在市场上的水大部分都是纯净水和矿物质水,纯净水在净化和过滤的过程中,不但去除了水中的杂质,也把水中的微量元素和矿物质一起去除了。大家都知道，微量元素和矿物质是我们人体不可缺少的营养元素，经常喝纯净水的话，不但不会补充人体所需要的营养，并且会起到相反的作用，纯净水会加速人体营养物质的流失。

矿物质水实际上就是人工合成的，通过人工在水中加入各种矿物质，这种水的水源，是采自地下水或者自来水，其实说了这么多，还没有告诉大家喝什么水最健康，健康水就是水中含有人身体组织所需要的各种微量元素以及矿物质，并且无毒无害无污染，是天然的弱碱性水，这种水才是健康的水，才是人体所需要的。

什么时间喝水是最健康的

怎样饮水才算科学、健康？每天8杯水，每次200～250毫升，而且应大口大口地一次喝完，而不是只喝几小口解渴而已。等到渴了才喝水也是不健康的。

专家推荐的"喝水行程表"，提供给您以做参考。

6：30 经过一整夜的睡眠，身体开始缺水，起床之际先喝250CC的水，可帮助肾脏及肝脏解毒。

8：30 清晨从起床到办公室的过程，时间总是特别紧凑，情绪也较紧张，身体无形中会出现脱水现象，所以到了办公室后，先别急着泡咖啡，给自己一杯至少250CC的水！

11：00 在冷气房里工作一段时间后，一定得趁起身动动的时候，再给自己一天里的第三杯水，补充流失的水分，有助于放松紧张的工作情绪！

12：50 用完午餐30分钟后，喝一些水，可以加强身体的消化功能。

15：00 以一杯健康矿泉水代替午茶与咖啡等提神饮料吧；能够提神醒脑。

17：30 下班离开办公室前，再喝一杯水，增加饱足感，待会吃晚餐时，自然不会暴饮暴食。

22：00 睡前1至30分钟再喝上一杯水！今天已摄取

2000CC水量了。不过别一口气喝太多，以免晚上上洗手间影响睡眠质量。

当然，时间的选择也是因人而异的，只要掌握及时补充水分的大原则，不要让身体缺水即可。

饮用水对身体的危害

一是由于生活饮用水系统发生化学的或生物性的污染，对人体造成损害，这属于急性危害。

另一方面，饮用水还有可能对身体造成慢性的危害。比如有人认为，饮水的硬度越高，饮用者患心脑血管病的可能性越低。即饮水中的钙、镁含量越高，患心血管疾病的可能性越低。还有人认为，饮水中的钾、钠元素过高，会提高心血管系统疾病发病的危险度。

由此可见，饮用水对人体的益处或害处的大小，还是取决于水中溶解物质的浓度和种类。

水里的"杀机"　经过煮沸的自来水可能含有具有致癌性的高氯化合物，如经较长时间放置（隔夜）水质会发生老化。

现在各种家用水处理机也纷纷登场，类似曾风靡一时的矿泉壶，这样的设备存在后续维护的问题，就如同饮水机，可能成为饮用水二次污染的源头。

关于喝水的注意事项

如今，重视喝水的人，越来越多了；但真正会喝的人，却为数不多。不挑时间地喝、不计较内容地喝、不动脑筋地喝……都只能证明你只是喝水，却不一定是喝对了水。在这个爱惜身体成为一种流行的年代，曾经被认为最简单的喝水，也不得不成了一门高深的学问。

1. 清晨慎补水

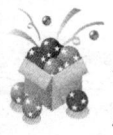

许多女人把起床后饮水视为每日的功课，图它润肠通便，降低血黏度，让整个人看上去水灵灵的。可是早晨怎样补水才更健康呢？其实，没有一定之规，早餐补水也要因人而异。

消瘦，肤白，体质寒凉的人，早晨不适合饮用低于体温的牛奶、果汁或冷水，可以换作温热的汤、粥。

鲜榨果汁不适合早晨空空的肠胃，即使是在夏季也要配合早餐一起饮用。

早晨补水忌盐，煲的浓浓的肉汤、咸咸的馄饨汤都不适合早晨，这只会加重早晨身体的饥渴。

2. 餐前补水最养胃

吃饭前还要补水吗？那不是会冲淡胃液影响消化吗？西餐有餐前开胃的步骤，其道理在于利用汤菜来调动食欲，润滑食道，为进餐做好准备。

那么，饭前补水也就有着同样的意义，进固体食物前，先小饮半杯（约100毫升），可以是室温的果汁、酸奶，也可以是温热的冰糖菊花水或淡淡的茶水，或者是一小碗浓浓的开胃汤，都是很好的养胃之法。

3. 多喝看不见的水

有的人看上去一天到晚都不喝水，那是因为由食物中摄取的水分已经足够应付所需。食物也含水，比如米饭，其中含水量达到60%，而粥呢，就更是含水丰富了。

翻开食物成分表不难看出，蔬菜水果的含水量一般超过70%，即便一天只吃500克果蔬，也能获得300～400毫升水分（有两杯呦）。加之日常饮食讲究的就是干稀搭配，所以从三餐食物中获得1500～2000毫升的水分并不困难。

不如充分利用三餐进食的机会来补水吧，多选果蔬和不咸的汤粥，补水效果都不错。

4. 记住利水食物

所谓利水食物是指能增加身体水分排泄的食物，如西瓜、咖啡、茶等含有利尿成分，能促进肾脏尿液的形成；还有粗粮、蔬菜水果等含有膳食纤维，能在肠道结合大量水分，增加粪便的重量；辛辣刺激的成分能促进体表毛细血管的舒张，让人大汗淋漓、体表水分流失。补也好、利也好，都是达到身体水分平衡的手段。

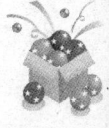

5. 畅饮与美容无关

身体缺少水分，皮肤看上去会干燥没有光泽；饮水过少还容易发生便干，甚至便秘，皮肤很容易生小痘痘。

虽说如此，单单靠补充水分对肤质和肤色的影响毕竟有限，不过现在很多添加维生素的饮料打出了美容牌，比如一种含乳饮料里面含有维生素 B_6，其产品声称"能令皮肤润滑细嫩"，而现在含有这种"美容维生素"的饮料还真不少。

正统的营养学专著中并没有提到它的美容作用，好在摄入多些一没有危险，二还可以预防冠心病的发生，也算有益无害吧。

6. 水里的"杀机"

经过煮沸的自来水可能含有具有致癌性的高氯化合物，如经较长时间放置（隔夜）水质会发生老化。

现在各种家用水处理机也纷纷登场，类似曾风靡一时的矿泉壶，这样的设备存在后续维护的问题，就如同饮水机，可能成为饮用水二次污染的源头。

7. 喝运动饮料的学问

剧烈运动前后不能补白水，也不能补高浓度的果汁，而应补运动饮料。运动饮料中应该含有少量糖分、钠盐、钾、镁、钙和多种水溶性维生素，以补充运动中身体所失及所需。

饮白水会造成血液稀释，排汗量剧增，进一步加重脱水。果汁中过高的糖浓度使果汁由胃排空的时间延长，造成运动中胃部不适。

运动饮料中特殊设计的无机盐和糖的浓度会避免这些不良反应。运动饮料的温度也讲究，过高不利于降低体温散热，过凉会造成胃肠道痉挛，一般应口感清凉，温度在10℃左右。

8. 警惕酸味饮料

各种果汁饮料多采用柠檬酸作味剂，柠檬酸食用过多，大量的有机酸骤然进入人体，当摄入量超过机体对酸的处理能力时，就会使体内的 pH 值不平衡，导致酸血症的产生，使人疲乏、困倦。

特别是在盛夏，由于天气炎热，出汗较多，人体会损失大量的电解质,如钾、钠、氯等碱性成分,大量的酸味饮料更容易令体液呈酸性。因此,在夏季不宜过多饮用添加有机酸的酸味饮料。

9. 甜饮料的陷阱

如果口渴的时候首先想到的是饮料,可是相当危险的。

可乐、雪碧、芬达的含糖量是11%,超过了西瓜、苹果、柑橘等很多种水果,一听350毫升的可乐所含的能量等同于一片面包、一个玉米或250克水果。各种果汁的含糖量与此相当,甚至还要更高于它。脉动、她/他、激活等看上去像水的维生素饮料也含有3%的糖分,如果喝上一大瓶(按600毫升),对体重的影响相当可观。也的确听说过有人因为暴饮甜饮料而罹患糖尿病的不幸遭遇呢。

10. 淡盐水的坏处

淡盐水是指相当于生理浓度的盐水,每百毫升中含1克左右的盐分,它在日常生活中有几种用途:

(1)大汗之后补充身体丢失的水分和钠;

(2)腹泻之后补充由肠道丢失的水分和盐,维持电解质的平衡;

(3)淡盐水漱口能清除口腔内的细菌,减轻口咽部炎症造成的红肿。

但是,淡盐水不适合心脏功能不好,有高血压的人饮用,特别是在早晨,当血液黏稠度最高时,饮用淡盐水会加重口干,促进血压升高。

11. 识破"花样"水

纯净水,经多重过滤去除了各种微生物、杂质和有益的矿物质,突出的是饮用的安全性,它是一种软水,许多人认为它不够营养,长期饮用不利健康,可是这种观点未被证实。

矿泉水,是种自然资源,由地层深处开采出来,含有丰富的稀有矿物质,略呈碱性,应该更有利于健康,但是不排除有机物污染的可能。

矿物质水,在纯净水中按照人体浓度比例添加矿物质浓缩液

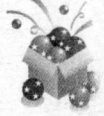

配制而成的人工矿泉水，标志着饮用水科技的新高度。

12. 爱运动更要会补水

运动补水要掌握以下原则：

（1）不能渴时才补。因为感到口渴时，丢失的水分已达体重的2%。

（2）运动前、中、后都要补水。运动前2小时补250~500毫升；运动前即刻补150~250毫升；运动中每15~20分钟补120~240毫升；运动后按运动中体重的丢失量，体重每下降1千克需补1升。

13. 勤补水不明智

身体处于稳定状态的时候，每天正常补水1000~2000毫升，让小便保持清亮充沛就可以了。但是如果自觉或不自觉地大量饮水，这其中就有问题了。

首先，说明你的身体可能处于脱水状态，身处高温环境，大量排汗或大量进食盐分都可能出现这种情况，那么补水是必要的。

其次，如果存在高血糖、垂体或肾脏功能异常的情况；或者处于感冒、发烧等感染性疾病中；又或者有泌尿系统炎症，甚至是一名高尿酸血症患者，那也可以主动大量饮水。

而一个健康人在不感觉口渴的情况下饮水超过2000毫升/天就实在没有必要了，那只不过是一再考验自身的肾脏功能罢了。

14. 维生素C饮料多喝无益

新上市的饮料中很多都含有维生素C，维生素C的益处自不必说，为了预防缺乏，每天人体需要补充60~100毫克。"酷儿"的维生素C含量为3~30毫克/100毫升，"脉动"为25~50毫克/100毫升，"她"是15毫克/100毫升，也就是说，饮用此类饮料一瓶获得的维生素C就能满足每天的需要量。

那么，如果你饮用2瓶、3瓶，甚至更多呢？会不会发生维生素C中毒的情况呢？好在维生素C的安全范围广，但是千万不要以为它是多多益善的，过量摄入能引起泌尿系统结石，渗透性腹泻以及大剂量维生素C依赖症。

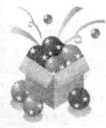

科学健康饮水

科学健康饮水的要点：
1. 饮用白开水或绿茶水，拒绝含糖饮料。
2. 主动喝水，在还没有感觉渴了之前饮水。
3. 少量多次饮水，不要暴饮，以每次200毫升左右为宜。
4. 合理分配饮水，上午2杯，下午3杯，晚上1杯。
5. 根据职业体能消耗和气候条件变化，每天的饮水量既不少于1200毫升（6茶杯），又不多于2000毫升（10茶杯）。

饮水常识：
1. 健康成人每天需要2500毫升左右的水

（1）人体内水的三个来源：饮水占50%，食物含水为40%，还有体内代谢产生水10%。

（2）人体排水的四个渠道：尿液占60%，肺呼出15%，皮肤蒸发和排汗20%，粪便含水5%。

（3）喝进去的水和排出来的水基本相等，处于一种动态平衡。

（4）水的摄取和排出量每日维持在2500毫升左右，体力活动增加和环境温度变化，会改变水的排出量和排出途径，比如冬季尿多汗少，夏季则反之。

2. 体内水的作用

成年人的体内水占体重的百分比（均值）：男性59%，女性50%。

水不仅构成身体成分，还具有重要的生理功能：

（1）水在细胞内构成介质，人体内所有的生化反应，都依赖于水的存在。

（2）人体依靠水来输送营养成分，转移代谢产物，并将代谢废物通过尿液排出体外。

（3）水是体温调节系统的主要组成成分，体能代谢产生的热，通过体液传到皮肤，再经蒸发或出汗来调节体温，保持体温的恒定。

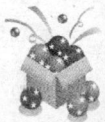

(4) 润滑组织和关节。

3. 饮水的种类

饮水最好选择白开水。

在环境污染和常年使用电脑、手机的情况下，喝绿茶水可以抗癌，防辐射。

部分人群尤其是青少年，每天喝大量含糖的饮料代替喝水，是一种不健康的习惯，应当改正。

4. 饮水不足的危害

饮水不足的失水，或病理性的失水（比如拉肚子），如果达到体重的2%，会感到口渴、尿少；失水达到体重的10%，会出现烦躁，全身无力，体温升高，血压下降，皮肤失去弹性；失水超过体重的20%，会引起死亡。

5. 饮水过多的危害

过量饮水会导致人体盐分过度流失，部分水分被吸收到组织细胞内，致使细胞水肿，出现头昏眼花、虚弱无力、心跳加快等症状，严重时甚至会出现痉挛、意识障碍和昏迷，即水中毒。当然，这种情况多见于病人（肾脏病、肝病、充血性心力衰竭的患者），正常人极少见水中毒。

饮水健康要诀

据科学家研究，最健康的饮水法是3∶3∶3健康饮水法，即：

（1）一天3杯水，以500~700毫升为适量。

（2）一天以喝3次为宜。早晨起来空腹时来1杯，下午3点钟吃点心时喝1杯，晚上睡前30~60分钟时喝1杯。

（3）饮水时间每次约3分钟最好。可以一边品尝着水的味道，一边沉住气花上3分钟来喝。事实证明，这种3∶3∶3健康饮水法不仅可以预防肥胖，还能收到戒烟的效果。

此外，自来水厂进行水处理时，都有加氯消毒的程序。虽然水中余氯都需经过检测，但专家建议，家庭在饮用自来水时，需煮沸后，再打开壶盖子、关小火继续烧3~5分钟，这样可促使"余氯"及一些有害的物质蒸发掉。

饮水健康有标准

世界卫生组织认为，符合以下标准的水对人体健康最有利：不含有害菌、藻类和重金属等有害物质，硬度适中，含有适量矿物质，活化富氧，含有碳酸根离子，偏弱碱性。人们称这种水为健康饮用水。

在我国，相关机构面对各种包装的水饮料的问世，也专门制定了一系列规定条文，并于1998年分别发布了GB17323-1998《瓶装饮用纯净水》标准和GB17324-1998《瓶装饮用纯净水卫生标准》。

新近，由清华大学环境科学工程系水质学与工程研究所的李福志、张晓健、王占生进行的一项题为"饮水水质科学研究的方向"的研究，深入分析了我国目前饮水健康方面存在的问题，并提出了目前得到各方公认，也是较为具体的生活饮用水的健康标准，即：

1. 不含有害物质；

2. 硬度适中（大部分人认为硬度应高于$50mgCaCO_3/L$而低于$150mgCaCO_3/L$，美国著名的马丁·福克思博士则认为硬度的理想指标是$170mg/L$左右）；

3. 含有适量的矿物质。马丁·福克思认为理想的指标是$300mg/L$左右；

4. pH值偏弱碱性；

5. 含有碳酸离子（或说含有二氧化碳）。

早上起床饮水的好处

人喝水的主要功用，在于冲洗肠内的绒毛，人体之中有八公尺的大肠，负责吸收营养高的功能。

肠内被冲洗干净，一日三餐的营养可以完全吸收，能活泼绒毛的机能，制造新的血液。如果能坚定信念，实践不倦，不半途而废，自会百病消除，延年益寿，饮水的方法要注意以下各点：

1. 喝水时要站着喝，不要坐着，要细细的，慢慢地喝，绝不可粗心大意,不要一口气急急地喝完。

2. 每日早晨起床后,即喝下 500CC 的清水(过滤后清洁的水),喝完后缓步百步,或做简单的运动,不可静坐。

3. 凡年龄在 80 岁以下,10 岁以上都可实行。

4. 杯子最好是用木器或瓷器,以不用金属品为佳。

5. 凡饮水后勿马上吃陈腐东西,像臭豆腐之类,勿吃用油过量的食物,刺激品如辣椒、姜之类也不宜。

起床后喝水的功效能治疗百病,又是健脑和美容的方法。凡患高血压、胃下垂、便秘、便血者都可生效。

皮肤病、结核病、胃溃疡、痔漏、消化不良、贫血、胃酸过多及神经衰弱等,可一个月内奏效。此法也能令人眼有神光,心思清明,容光焕发,青春永驻。

饮水健康小常识

水是万物之源,生命之本。

饮水质量的好坏直接关系着人体健康。随着我国经济的高速发展,人们生活水平的不断提高,"饮水与健康"已成为人们广泛关注的话题。

中国环境科学研究院的专家指出:"我国经济繁荣的背后,实际上隐藏着不可忽略的重大环境污染问题。"尤其是水环境污染问题。2002 年联合国在南非召开的可持续发展的世界首脑会议上,首次将水环境危机列为未来 10 年人类面临的最重要的挑战之一(五大专题之首)。最近几年各大报刊、电视、广播对水环境污染的不断报道,使人们逐渐认识到"水环境污染"直接威胁到饮用水的安全,也直接威胁到人们的身体健康。因此,对饮用水的要求也越来越高,对"饮水与健康"的知识与信息的需求也越来越迫切。为此我们以有限的知识及有限的篇幅,对大家比较关注的问题作一个连载介绍。

1. 人类生产、生活产生的污染进入水体后的潜在致癌物

人类生产、生活过程中产生大量的有机物,通过各种方式直接或间接地进入饮用水中。例如堆于河流或湖岸的化学品垃圾就是明

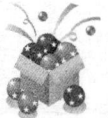

显的例子，还有杀虫剂、杀菌剂的使用也是明显的例证。那些不直接排入水体的化学物质通过蒸发或沉降作用最后进入水源中，大多数有机物在水体中能长期稳定存在而不分解，最后逐渐积累成较高浓度。这部分主要介绍两类水体中存在的、由人为活动产生的污染物：硝酸盐和有机化合物。

（1）硝酸盐由农业生产产生的面源污染中含有氮含量高的杀虫剂、杀草剂、杀鼠剂、化学肥料和粪肥等，最终导致地下水中硝酸盐含量高。美国粪肥年施用量相当于1000万吨氮。一些研究表明农业地区的地下水中硝酸盐含量是非农业区地下水中氮含量的3～60倍。

对饮用水中硝酸盐的潜在致癌作用的担心是因为有研究表明饮用水中的硝酸盐进入人体后能与胃黏膜作用生成亚硝胺，而亚硝胺是强致癌剂。研究也证实硝酸盐摄入量与亚硝胺产生量有关。尽管有这方面的担忧，目前饮用水中硝酸盐引起癌症增加的证据还很少，这种推测是否正确也未有定论。另外长期定量测定饮用者的硝酸盐摄入量也很困难，而且癌症的发展有一段时间比较长的潜伏期。

法国未发现饮用水中硝酸盐含量与癌症发病率有关系，但西班牙却发现饮用水中硝酸盐含量高的地区的居民胃癌发病率也高。英国也有相似的研究结果，但同时英国又有两项研究表明饮用水中硝酸盐含量与癌症发病率没有关系。美国伊利诺伊的几项研究发现癌症跟硝酸盐无关，但内布拉斯加的研究却发现硝酸盐引起淋巴癌增加。硝酸盐与胃癌关系的研究也有相似的互相矛盾的结果。

美国规定饮用水中硝酸盐的最高浓度为10mg/L，几乎所有大型的公共自来水都能达到这一标准，但私人的水井常有较高的硝酸盐浓度，特别在农业地区。一项名为美国地理调查的研究表明，随机取样发现有10%的水井硝酸盐超过水质标准的规定。

尽管硝酸盐是否与癌症发病率有关系还没有定论，以私人水井或小型供水企业的自来水为饮用水的居民还是应该有所防范，定时检测饮用水中硝酸盐的含量。

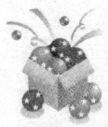

(2)有机化合物二战后美国和世界其他国家的工业化进程，导致大量新合成的有机物在工业、农业、商业和人们的生活中使用。尽管这些化学品的使用使我们的生活更方便、更高效、更舒适，但他们也产生了环境污染的问题。

2. 水是最好的药

F. 巴特曼，美国医学博士，国际知名研究员，毕业于伦敦大学圣·玛丽医学院，他是亚力山大·佛莱明的学生。

他毕业后致力于研究水的治疗作用。他根据自己多年的临床经验，发现了一个震惊世界医学界的秘密……许多慢性疾病的病因仅仅是身体缺水。他不用药，只用水，就治愈了 3000 多名患者。

如果有人告诉你，喝水不足会导致肥胖，你一定会说："不可能"。然而《水是最好的药III》将会颠覆这种对水不屑一顾的看法，原因很简单，身体搜集并储存脂肪是脱水的一个重要特征，它是由于渴感和饥饿感混淆引起的。脱水不仅会导致肥胖症。还会引起其他一些更加严重的病症，例如抑郁症与肥胖症紧密相关，而癌症在很大程度上又是抑郁症的结果。

3. 脱水是如何造成肥胖的

大脑需要能量供应时，就会自动产生神经信号，这就是干渴和饥饿的感觉。我们经常会混淆这两种感觉，把干渴错当成饥饿，在身体需要补充水分时却去吃东西。

大脑的一部分能量供应来自葡萄糖，在缺乏水分、无法得到充足的水电势能供应时尤为如此。大脑需要不断从血糖中吸收糖分，才能随时保证 ATP 和 GTP 的充足供应。

为了确保大脑的糖分供应不致中断，人体有一套非常精密的平衡机制，能够让血糖浓度总是维持在一定范围之内。血糖浓度有所下降时，这套机制就会从两个方面发挥作用：第一，通过神经信号，刺激我们进食淀粉和蛋白质等容易转化成葡萄糖的营养物质；第二，将体内储存的糖原和部分蛋白质转化成血糖。第二种机制又被称为葡萄糖生成机制，即将其他营养物质转化为葡萄糖的过程，这一过程是在肝脏中进行的。只有当葡萄糖生成机制

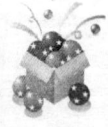

已经不能满足人体的糖分需求时，人体才会开始分解储存的脂肪。

在当今社会，我们已经习惯了通过直接摄入糖分来快速满足大脑的能量需求。在中国传统文化中，这种不健康的饮食方式都被人们敬而远之；然而，在当代西方文化的影响下，我们每天都会从食物中摄入大量的糖分。当人体摄入的糖分超过新陈代谢的能量需要时，多余的糖分就会被肝脏储存起来，首先以糖原的形式，最终则会转化成脂肪。糖原是众多葡萄糖分子彼此连接形成的长链状结构，在肝脏和肌肉组织中储存。糖原可以较为快速地通过水解转化成葡萄糖，进而为细胞代谢提供必要的 ATP 供应。

仅有20%的血液循环会经过大脑，因此，在人体的全部血液中，仅有这20%的血液所含的血糖会被完全消耗掉，剩余的血糖则会以脂肪形式储存在肝脏和脂肪细胞中。肝脏能够把多余的血糖转化成脂肪，并通过血液循环将脂肪输送到脂肪组织贮存；脂肪细胞也能够独立从血液中吸收糖分，并转化成脂肪。正是因此，才把食物称为"肮脏"的能源—食物本来只应作为人体新陈代谢物质消耗的补充，不应成为大脑的主要能量来源。水电势能才是脑细胞最好的能量供应方式。

血糖的消耗达到一定程度时，肝脏就会开始维持血糖浓度。首先，肝脏会分解糖原，接着是蛋白质和少量脂肪。其中，脂肪的分解是最为漫长的过程。

只有当人体在很长一段时间内无法摄入足够的糖分时，才会建立起大量分解脂肪的代谢机制。通常情况下，由于食物中淀粉和糖类的摄入一般很充足，脂肪的分解机制总是受到抑制。

与脂肪相比，蛋白质的水解过程要快得多。血液中能够作为能量物质被水解的蛋白质主要包括白蛋白、球蛋白、纤维蛋白原等。这些蛋白质的合成和分解也是在肝脏中进行的，肝脏会根据人体的能量需求程度来平衡蛋白质合成和分解的过程。

除此之外，肝细胞和体细胞中的其他蛋白成分也能为人体提供能量来源。只有当这些蛋白储备全部耗竭时，肌纤维中的蛋白质才会开始分解。

只有到了人体需要靠分解肌纤维蛋白来维持能量供应时，脂肪分解机制才会全面启动。这就是严重脱水或不当减肥会造成肌肉组织萎缩的原因。

脂肪的分子结构主体是若干个脂肪酸分子，这些脂肪酸分子的水解是脂肪提供能量的主要方式。1克脂肪能够提供约9卡的能量，而1克蛋白质或葡萄糖则只能提供约4卡的能量。所以，含脂肪较高的食物更容易让你吃饱。

饥饿减肥法的最大问题就是肌纤维蛋白总要。不断地分解和再次合成。每次肌纤维蛋白分解时，都会造成肌肉组织的大量矿物质流失。其中，维生素B_6和锌元素的流失最容易造成严重的后果。

维生素B_6和锌元素一旦流失，就需要漫长的过程才能补充。当你为减少了1千克体重（其中可能有0.5千克是肌肉组织）而欢欣雀跃时，殊不知，你体内的矿物质储备刚刚经历了一场浩劫。饥饿减肥法就是不断重复这样的过程，这对人体会造成极大的损害。

锌在人体的细胞分裂过程中起到不可替代的作用。缺锌会导致细胞代谢减缓，也就是早衰。维生素B_6则是大脑正常工作的必需物质之一，对氨基酸转化成神经递质的过程十分关键。维生素B_6和锌的缺乏会造成一系列健康问题，包括抑郁症（以及多种其他心理疾病）、各种慢性疼痛、糖尿病、高血压、内分泌失调等。

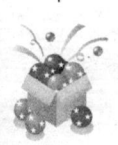

第七章 饮食的文化

八大菜系

中国的饮食文化源远流长,一个菜系的形成和它的悠久历史与独到的烹饪特色是分不开的。同时也受到这个地区的自然地理、气候条件、资源特产、饮食习惯等影响。

有人把"八大菜系"用拟人化的手法描绘为:苏、浙菜好比清秀素丽的江南美女,鲁、皖菜犹如古拙朴实的北方健汉,粤、闽菜宛如风流典雅的公子,川、湘菜就像内涵丰富充实、才艺满身的名士。

中国"八大菜系"的烹调技艺各具风韵,其菜肴之特色也各有千秋。

鲁菜为八大菜系之首,历史悠久,"食不厌精,脍不厌细",文化底蕴浓厚;川菜采巴蜀丰富的物产,烹巴蜀之美味,"七滋八味"尽在其中;苏菜"金齑玉脍",技法精妙,玲珑剔透;湘菜香甜酸辣,诸味俱全,风味浓郁;徽菜古色古香,河鲜家禽,尽入其味;浙菜南料北烹,味贯南北,清鲜爽脆;闽菜清鲜和醇,色香味形,无一不备;粤菜清淡鲜活,博采众家,影响深远。

粤菜系

粤菜即广东菜,由广州、潮州、东江三地特色菜点发展而成,是起步较晚的菜系,但它影响深远,港、澳以及世界各国的中菜馆,多数是以粤菜为主。粤菜注意吸取各菜系之长,形成多种烹饪形式,是具有自己独特风味的菜系。

广州菜清而不淡,鲜而不俗,选料精当,品种多样,还兼容了许多西菜做法,讲究菜的气势、档次。

潮州古属闽地,故潮州菜汇闽粤风味,以烹制海洋菜和甜食

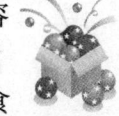

见长,口味清醇,其中汤菜最具特色。

东江菜又称客家菜,客家为南徙的中原汉人,聚居于东江山区,其菜乡土气息浓郁,以炒、炸、焗见长。

粤菜特点是选料广泛、新奇且尚新鲜,菜肴口味尚清淡,味别丰富,讲究嫩而不生,油而不腻,有"五滋"(香、松、软、肥、浓)、"六味"(酸、甜、苦、辣、咸、鲜)之别,时令性强,夏秋讲清淡,冬春讲浓郁,有不少菜点具有独特风味。

粤菜著名的菜点有鸡烩蛇、龙虎斗、烤乳猪、东江盐焗鸡、白灼基围虾、烧鹅、蛇油牛肉、广式月饼、沙河粉等。

鲁菜系

鲁菜即山东风味菜,由济南、胶东、孔府菜点三部分组成。

济南菜尤重制汤,清汤、奶汤的使用及熬制都有严格规定,菜品以清鲜脆嫩著称。

胶东菜起源于福山、烟台、青岛,以烹饪海鲜见长,口味以鲜嫩为主,偏重清淡,讲究花色。

孔府菜是"食不厌精,脍不厌细"的具体体现,其用料之精广、筵席之丰盛堪与过去皇朝宫廷御膳相比。

山东菜调味极重、纯正醇浓,少有复杂的合成滋味,一菜一味,竭力体现原料的本味;另一特征是面食品种极多,小麦、玉米、甘薯、黄豆、高粱、小米均可制成风味各异的面食,成为宴席名点。

山东著名风味菜点有炸山蝎、德州脱骨扒鸡、原壳扒鲍鱼、九转大肠、糖醋黄河鲤鱼等。

徽菜系

徽菜风味包括皖南、沿江、沿淮之地的菜点特色。

皖南菜包括黄山、歌县(古徽州)、屯溪等地菜式,讲究火功,善烹野味,量大油重,朴素实惠,保持原汁原味,不少菜肴都是取用木炭小火炖、烧、蒸而成,汤清味醇,原锅上席,香气四溢。皖南虽水产不多,但烹制经腌制的"臭鳜鱼"知名度很高。

沿江菜以芜湖、安庆地区菜式为代表,以后也传到合肥地区，它以烹制河鲜、家畜见长，讲究刀工，注意色、形，善用糖调味，尤以烟熏菜肴别具一格。

沿淮菜以蚌埠、宿县、阜阳等地菜式为代表，菜肴讲究咸中带辣，汤汁色浓口重，亦惯用香菜配色和调味。

徽菜的著名风味菜有无为熏鸭、毛峰熏细鱼、符离集烧鸡、方腊鱼、石耳炳鸡、云雾肉、绿豆煎饼、蝴蝶面等。

川菜系

川菜是一个历史悠久的菜系。它的发源地是古代的巴国和蜀国。历代典籍和各个朝代的文人骚客的诗词文章里有不少对于川菜的记载。

川菜风味包括成都、重庆和乐山、自贡等地方菜的特色，主要特点在于味型多样。辣椒、胡椒、花椒、豆瓣酱等是主要调味品，不同的配比化出了麻辣、酸辣、椒麻、麻酱、蒜泥、芥末、红油、糖醋、鱼香、怪味等各种味型，无不厚实醇浓，具有"一菜一格""百菜百味"的特殊风味，各式菜点无不脍炙人口。

在烹调方法上，川菜有炒、煎、炸、爆、烤、烩、蒸、拌、焖、贴、干烧、炸熏、泡、炖等38种之多，变化精妙。川菜系因具有取材广泛、调味多样、菜式适应性强三个特征，由筵席菜、大众便餐菜、家常菜、三蒸九扣菜、风味小吃五个大类组成一个完整的风味体系，在国际上享有"食在中国，味在四川"的美誉。

其中最负盛名的菜肴有干烧岩鲤、干烧鳜鱼、鱼香肉丝、怪味鸡、宫保鸡丁、粉蒸牛肉、麻婆豆腐、毛肚火锅、干煸牛肉丝、夫妻肺片、赖汤圆、龙抄手等。

闽菜系

闽菜是以福州、闽南、闽西三地区地方风味菜为主形成的菜系。

福州菜清鲜、爽淡，偏于甜酸，尤其讲究调汤；另一特色是善于用红糖做配料，具有防变质、去腥、增香、生味、调色作用。

闽南菜以厦门为代表，同样具有清鲜爽淡的特色，讲究佐料，长于使用辣椒酱、沙茶酱、芥末酱等调料。

闽西位于粤、闽、赣三省交界处，以客家菜为主体，多以山区特有的奇味异品做原料，有浓厚山乡色彩。

闽菜以炸、熘、焖、炒、蒸为特色，尤以烹制海鲜见长，刀工精妙，入趣于味，汤菜居多，具有鲜、香、烂、淡并稍带甜酸辣的独特风味。福建小吃点心另有一功，它取材于沿海浅滩的各式海产品，配以特色调味而成，堪称美味。

闽菜著名的风味菜点有佛跳墙、鸡汤余海蚌、淡糟香螺片、沙奈焖鸭块、七星鱼丸、糟醉鸡、煎糟鲤鱼、半月沉江、燕皮混沌、福州线面、蛇仔煎等。

苏菜系

苏菜是中国长江中下游地区的著名菜系，覆盖地域包括现今江苏、浙江、安徽、上海以及江西、河南部分地区，由于后来浙菜、徽菜以其鲜明特色各为八大菜系之一，淮扬菜汇于江苏，同时烹饪界习惯将淮扬菜系所属的江苏地区菜肴称为苏菜。苏菜除淮扬菜外还包括南京菜、苏锡菜和徐州菜等地方菜系。

淮扬菜选料严谨，讲究鲜活，主料突出，刀工精细，擅长炖、焖、烧、烤，重视调汤，讲究原汁原味，并精于造型，瓜果雕刻栩栩如生，口味咸淡适中，南北皆宜，并可烹制"全膳席"。淮扬细点，造型美观，口味繁多，制作精巧，清新味美，四季有别。

南京菜烹调擅长炖、焖、叉、烤，特别讲究七滋七味，并以善制鸭馔而出名，素有"金陵鸭馔甲天下"的美誉。

苏锡菜擅长炖、焖、煨、焙，注重保持原汁原味，花色精细，时令时鲜，甜咸适中，酥烂可口。近年来又烹制"无锡乾隆江南宴""无锡西施宴""苏州菜肴宴"和太湖船菜。

徐州菜风味在历史上属鲁菜系，随时代变迁，其菜已介乎苏、鲁两大菜系之间，口味鲜咸适度，习尚五辛、五味兼崇，清而不淡，浓而不浊。其菜无论取料于何物，均注意"食疗、食补"作用。另外，徐州菜多用大蟹和狗肉，尤其是全狗席甚为著名。

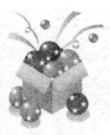

江苏名菜有松鼠鲫鱼、霸王别姬、天目湖砂锅鱼头、淮安软兜、金蹬仙裙等。江苏点心富有特色，如秦淮小吃、苏州糕团、汤包，都很有名。

湘菜系

湘菜包括湘江流域、洞庭湖区和湘西山区三个地区的菜点特色。

湘江流域以长沙、衡阳、湘潭为中心，是湘菜的主要代表地区。其特色是油重色浓，讲求实惠，注重鲜香、酸辣、软嫩，尤以辣味菜和腊菜著称。

洞庭湖区的菜以烹制河鲜和家禽家畜见长，特点是量大油厚，咸辣香软，以炖菜、烧菜出名。

湘西菜擅长制作山珍野味、烟熏腊肉和各种腌肉、风鸡，口味侧重于咸香酸辣，有浓厚的山乡风味。

湘菜著名菜点有东安子鸡、腊味合蒸、冰糖湘莲、红椒腊牛肉、发丝牛百叶、吉首酸肉、换心蛋等。

浙菜系

浙菜历史悠久，它的风味包括杭州、宁波和绍兴三个地方的菜点特色。

杭州菜重视原料的鲜、活、嫩，以鱼、虾、时令蔬菜为主，讲究刀工，口味清鲜，突出本味。

宁波菜咸鲜合一，以烹制海鲜见长，讲究鲜嫩软滑，重原味，强调入味。

绍兴菜擅长烹制河鲜家禽，菜品强调入口香绵酥糯，汤浓味重，富有乡村风味。

浙菜具有色彩鲜明，味美滑嫩，脆软清爽，菜式小巧玲珑、清俊秀丽的特点。它以炖、炸、焖、蒸见长，重原汁原味。浙江点心中的团子、糕、羹、面点品种多，口味佳。

浙菜的名菜名点有龙井虾仁、西湖莼菜汤、虾爆鳝背、西湖醋鱼、炸响铃、炝蟹、新风蟹誊、咸菜大汤黄鱼、冰糖甲鱼、牡蛎跑蛋、蜜汁灌藕、嘉兴粽子、宁波汤团等。

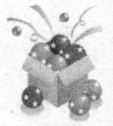

饮食常识

饮食的概念

本义：喝。甲骨文字形。右边是人形，左上边是人伸着舌头，左下边是酒坛（酉）。像人伸舌头向酒坛饮酒。小篆演变为"饮"，隶书作"饮"。最初的饮食只是为了"果腹"，俗话说就是填饱肚子，只解决人的最基本的生理需要。

食物的烹调方法有几种

食疗食品的烹调方法是由其本身的特点所决定的，与食疗食品的治疗需要、适应对象等均有密切的关系。但概括起来，常用的烹调方法主要有炖、焖、煨、蒸、煮、熬、炒、卤、炸、烧10种类型。

1. 炒

（1）炒是最常用的一种烹调方法，它又可分为生炒、熟炒、滑炒、干炒等，家常多用生炒法。

（2）根据菜的不同种类，可采用旺火热油或热锅凉油，伴以快速翻拌，当菜炒至半成熟时，加入调料，断生即可出锅。

（3）荤素菜合炒，应先将荤菜原料炒到五六成熟时，再下素菜，一起炒熟。

（4）炒新鲜蔬菜不能加锅盖，否则会破坏其营养成分。

2. 炸

（1）油用旺火烧滚后，投入原料，然后控制好火力，并时时翻动。火力不宜过猛，否则会造成外煳里生。

（2）做油炸食品时，油温不宜太高。高油温不能连续用的时间过长，一般不超过3小时。若必须长时间连续油炸，则每隔1小时应添一次新油。

（3）油炸的食物不能在油烟下停留太久。炸生食物的油切勿反复使用。

3. 爆

（1）根据爆菜的不同烹调方法，有油爆、盐爆、酱爆、汤爆、水爆、葱爆。

（2）爆制菜肴是由于食品外面裹了淀粉或蛋清，有利于减少食品营养素的损失。

（3）爆菜的特点是脆嫩鲜香。操作时一定要用热油旺火，动作要迅速。原料入锅后只需颠上几颠即可。

（4）爆与炸不完全相同，它不仅要求像炸的食品干脆，而且还要求嫩。爆用小油锅，而炸用大油锅。

4. 煎

煎，也称干煎，这种烹调方法对维生素的损失不太多，操作时，用油少，油要温，火要文，食品的两面均要受热。当食品呈金黄时，放入调料，再反复翻煎几下，汁烧干后出锅即可。

5. 蒸

（1）把食物盛于器皿中，放入少量汤汁及作料后上笼将锅盖盖严，这样靠热蒸汽就能把食物烹熟。

（2）所需火力视情况而定。凡只要求蒸熟而不需蒸酥的，就要用旺火沸火快蒸法；如既求蒸熟又要蒸酥的，则用旺火沸水慢蒸法；而鸡蛋羹之类的菜肴则用小火沸水慢蒸法。

6. 烧

烧的烹制方法是将食品切成形，经腌制过后用油炸或要沸水汆烫后，等原料断了生，要添汤、调味品。用温火烧至入味后，改用旺火，使汤变浓，最后淋上明油。

7. 炖

（1）一种做法是将原料放开水锅内烫去掉腥膻味，再放入陶制器皿中，加入所需调料和适量的水，将盖盖好直接放在火上炖。先旺火，煮沸后用文火直至煮烂。

（2）隔水炖。按以上方法操作后，不直接放在火上炖，而是连容器一起放入锅内炖，要始终都用旺火，3小时后即炖烂了。

8. 焖

是指食品经过煎、炒、炸、蒸、煮后，加入少量汤汁和调味品，将锅盖盖严，置于小火上慢焖，使汤汁变得浓稠的烹调方法；焖菜的特点是滋味醇厚、酥烂浓香。

9. 溜

是指食品经过炸、蒸、煮后,用姜、葱炝锅,然后放入锅内进行翻炒,最后淋入调味品,淀粉和水芡粉,将食品包住的烹调方法。溜制的菜具有焦脆、鲜嫩的特点,操作时要用旺火。

10. 卤

(1) 先配制卤汁。把香料装进布口袋,放入水锅中,再放入料,酒、酱油、盐、糖等作料,用温火煮,透出香味后即可。

(2) 然后将原料放进卤汁中,用微火煨至酥烂。食品卤时一般用整煮,卤好后再根据需要切成不同形状。

11. 酱

酱与卤相似,但又有区别:酱制菜肴时食品先经盐腌,再用豆瓣、酱油腌,最后放入卤汁中煮。当煨至酥烂时,卤汁也干了。若有多余卤汁,应单行熬煮,再涂到酱品表面上。

12. 拔丝

拔丝是一种烹制甜菜的特殊方法。一般以鲜水果或水果罐水、干果、根茎类蔬菜为主,所选用的调料有:白糖、水糖、蜂蜜等。其特点是:口味甜香、外脆里嫩。

13. 炖

炖法是将食物及其他原料同时下锅,注入清水,放入调料,置于武火上烧开,撇去浮沫,再置文火上炖至熟烂的烹制方法。炖的具体操作方法:先将食物在沸水锅内焯去血污和腥味,然后放入炖锅内,另将所用药物用纱布包好,用清水浸漂几分钟后放入锅内,再加入生姜、葱、胡椒及清水适量,先用武火煮沸,撇去浮沫,再改用文火炖至熟烂。一般时间掌握在 2～3 小时,本法所制食品的特点是质地软烂,原汁原味。如牛肚补胃汤、太子参炖鸡等的制作方法。

14. 焖

焖法是先将食物和药物用油炝加工后,改用文火添汁焖至酥烂的烹制方法。焖得具体操作方法:先将原料冲洗干净,切成小块,热锅中倒入油烧至油温适度,下入食物油炝之后,再加入药物、调料、汤汁;盖紧锅盖,用文火焖熟。其法所制食品的特点

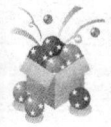

是酥烂、汁浓、味厚。如砂仁焖猪肚、参芪鸭条等的制作方法。

15. 煨

煨法是指用文火或余热对药物和食物进行较长时间的烹制方法。具体的操作方法有两种：一种是将食物和药物经炮制后，置于容器中，加入调料和一定数量的水慢慢地将其煨至软烂，制作的食品特点是汤汁浓稠，口味肥厚。另一种煨法是将所要烹制的药物和食物预先经过一定的方法处理，再用阔菜叶或湿草纸包裹好，埋入刚烧的草木灰中，利用余热将其煨熟，这种方法时间较长，中途要添几次热灰，保持一定的温度。如附姜煨狗肉、东坡羊肉汤等的制作方法。

16. 蒸

蒸法是利用水蒸气加热的烹制方法，其特点是温度高，可以超过100℃，加热及时，利于保持形状的完整。具体操作方法：将药物和食物经炮制加工后置于容器内，加好调味品、汤汁或清水，待水沸后上笼蒸熟，火候视原料的性质而定。一般蒸熟不烂的食品可用武火，具有一定形状要求的则可用中火徐徐蒸制，这样才能保持形状和色泽美观。常用的蒸法有粉蒸、包蒸、封蒸、扣蒸、清蒸及汽锅蒸六种。

饮食小史

"水煮鱼"的由来

"水煮鱼"起源于重庆渝北地区，距今也只不过20几年的历史。发明这道菜的师傅年纪很轻，是川菜世家出身。1983年重庆地区举办的一次厨艺大赛，这位师傅以一种类似于现在水煮鱼做法的烹制方法制作了与当时传统做法截然不同的"水煮肉片"。全新做法的"水煮肉片"以其色泽、品相、口味等诸多方面的特点获得了评委的一致认可，他也因此而获得了大奖。

自从获奖后，亲朋挚友纷纷前来祝贺，一日，有一位从小生活在嘉陵江边一起长大的朋友前来探望，带了几条刚刚打上来的嘉陵江草鱼，眼看时近中午，师傅反而为午饭发了愁，因为这位好友从小忌吃大肉，偏偏家中又没有准备其他的肉，而师傅又想

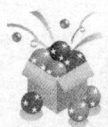

让朋友分享一下大赛获奖的菜品，正在发愁之际，木盆里跳蹦的鱼提醒了师傅，何不水煮"鱼肉"，就这样，第一盆水煮鱼就诞生了，更没想到的是，鱼肉的鲜美、麻辣的厚重，使得朋友赞不绝口，师傅本人也为之一惊。

很快水煮鱼引领了当地的餐饮市场，并不断地逐步完善，至今风靡全国。

鱼香肉丝为什么叫"鱼香"

鱼香肉丝来源于川菜。

相传很久以前在四川有一做生意人家，他们家里的人很喜欢吃鱼，对调味也很讲究，所以他们在烧鱼的时候都要放一些葱、姜、蒜、酒、醋、酱油等去腥增味的调料。

有一天晚上，这个家中的女主人在炒另一盘菜的时候，为了不使配料浪费，她把上次烧鱼时用剩的配料都放在这款菜中炒，男主人问"这么好吃是用什么做的？"女主人一五一十地给他讲了一遍，而这款菜因为是用烧鱼的配料做成，其味无穷，所以取名为鱼香炒。

这款菜经过了四川人若干年的改进，现已列入菜谱。

为什么厨师要戴上一顶高大的帽子

200多年以前，法国有位名厨叫安托万·克莱姆。他是18世纪巴黎一家著名餐馆的高级主厨。安托万·克莱姆性格开朗风趣且很幽默，又爱出风头。

一天晚上，他看到有位顾客戴了顶白色高帽，觉得很别致，于是仿制了一顶，并且比那位顾客的更高。他戴着这顶白色的高帽子进进出出，引人注目，引人发笑，顿时顾客纷至沓来，这家菜馆的生意也就格外兴隆。

后来，厨师们纷纷效仿戴起高顶白帽来，久而久之，戴白色高帽就成了厨师的标志。人们一看厨师的帽子，就知道这位厨师的烹饪水平，帽子越高，手艺也就越高超。最高的帽子竟达35厘米。

国际厨师帽会成立于1949年，总部就设在厨师高帽子的起源地——法国巴黎。参加帽会组织，必须具有一定高度帽子的厨师才有资格。

"面包+火腿"为什么被叫做"热狗"

"热狗"这个名称十分古怪,它是由英语 hot dog 直译而来。然而非常滑稽的是 hot dog 词却来源于一张漫画上的讹写。

1906年时,细长流线型的香肠,在美国仍是一种新奇的食物,有各种各样的叫法。如"法兰克福香肠""法兰克香肠""维也纳香肠""小红肠",还有叫"德希臣狗香肠"的。德希臣狗是指长体短腿棕毛狗,由于香肠的形状颇似这个品种的狗而得名,在这期间,获得点心注册经营权的哈里·史蒂文斯,把他制作的德希臣狗香肠面包推销到纽约的棒球赛场中,成了风行一时的食品。

在纽约巨人队的基地"波洛"运动场内,史蒂文斯雇用的小贩们在看台上叫卖:"快来买热的德希臣狗香肠!"这年夏天,《赫斯特报》的漫画家塔德·多尔根在看台上,见那狗型的香肠,听到小贩们犬吠般的叫卖声,灵感顿生,即兴画了一幅漫画:一个小圆面包里夹一节"德希臣狗"香肠,上边抹了一些芥末。多尔根回到办公室,把漫画润饰了一下,但写说明时不知为何突然想不起来如何拼写 dachshund(德希臣),只好写个狗字,结果漫画中小贩的喊声就被写成了"快来买热狗",有趣的是,这一讹写居然深受欢迎,立刻传开了。

端午节为什么要吃粽子

端午节,本名端五节,又叫端阳节、重五节、重午节、天中节、天长节。端是"开端""初"的意思。初五可以称为端午,农历以地支纪月,正月建寅,二月为卯,顺次至五月为午,因此,称五月为午月,五月初五就叫做端午。从史籍上看,"端午"二字最早见于晋人周处《风土记》"仲夏端午,烹鹜角黍。"到了唐代,因唐玄宗八月五日生,宋景为了讨好皇帝,避"五"字的讳,将"端五"正式改为"端午"。

关于端午的起源,就史籍来看,共有五种说法:一说是纪念屈原;一说是纪念介之推,流行于山西一带;一说是纪念伍子胥,吴楚两地习俗一说是纪念曹娥,浙江会稽一带习俗;一说是

祭"地腊",道教弟子的风俗。另有学者认为端午节是古代的儿童节,因为这个节日围绕儿童的活动较多,比如给儿童挂香包、吃喜蛋、点雄黄等。

现在多数地方把端午节和屈原联系得最紧密。屈原的故事是这样的:公元前340年,爱国诗人、楚国大夫屈原,面临亡国之痛,于五月五日,悲愤地怀抱大石投汨罗江,为了不使鱼虾损伤他的躯体,人们纷纷来到江上奋力打捞,并纷纷拿来了粽子、鸡蛋投入江中,有些郎中还把雄黄酒倒入江中,以便药昏蛟龙水兽,使屈原大夫免遭伤害。

从此,每年农历五月初五——屈原投江殉难日,楚地人民都到江上划龙舟,投粽子,以此来纪念伟大的爱国诗人,此后,这种风俗渐渐扩展。

中秋节为什么吃月饼

中秋节吃月饼最早可以上溯到周代,源自我们民族拜月的仪式。

我国最早出现月饼的文字记载,是出于苏东坡的诗句:"小饼如嚼月,中有酥和饴。"也就是说从宋代时起,月饼才渐渐大行其市,并且多了团圆的含义,万里此情同皎洁,一年今日最分明。

到了清代,有竹枝词写道:"红白翻毛制造精,中秋送礼遍都城。"到了民国,有北平俗曲唱道:"荷花未全谢,又到中秋节,家家户户把月饼切,香蜡纸马兔儿爷,猜拳行令同赏月。"在岁月的更迭变迁中,月饼深入人心。

要重视吃早餐

早餐的营养质量对健康非常重要,因为大脑能够利用地唯一能源是血糖,所以,不吃早餐或早餐吃得不好,会使人的血糖水平降低,某些营养素的供应也会不足,从而导致大脑的兴奋度降低,不能及时为神经系统正常工作提供充足的物质能量。

另外,早餐损失的营养不能从午餐或晚餐中得到补充。因为早餐提供全天营养摄入量的1/3,如果早餐营养不足,长期下去,会出现营养缺乏症、缺铁性贫血,影响儿童及青少年的生长

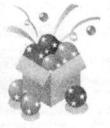

发育。

晚餐早吃少患结石

晚餐早吃是医学专家向人们推荐的保健良策。有关研究表明，晚餐早吃可大大降低尿路结石病的发病率。

人的排钙高峰期常在进餐后 4~5 小时，若晚餐过晚，当排钙高峰期到来时人已上床入睡，尿液便潴留在输尿管、膀胱、尿道等尿路中，不能及时排出体外，致使尿中钙不断增加，容易沉积下来形成小晶体，久而久之，逐渐扩大形成结石，所以，傍晚 6 点左右进餐较合适。

多吃粗粮保健康

精细主食大多是含糖类、脂肪、蛋白质较高的食品，而这些精细食品中却较少含有维生素、无机盐、纤维素等人体必需的物质，如果长期食用高脂肪、高蛋白质、高糖类的精细食品，不吃粗粮，就会导致维生素、无机盐缺乏症，影响身体健康。

玉米、高粱、小米、红豆等一些粗杂粮中，含有较多的维生素、无机盐、纤维素等物质，经常适当地吃一些粗粮，是预防肥胖、冠心病、糖尿病、结肠癌等疾病的有效措施之一。

用餐次数与健康有关

每天用餐次数与健康有关，每天餐数越少，越容易患某些疾病。用餐次数少的皮下脂肪要厚得多，特别是腹部的皮下脂肪，女子间的差别更为明显，显然，空腹的时间越长，造成脂肪积蓄的可能性就越大，另外，许多肥胖患者的共同特点是摄入热量过多，并且大部分是集中在夜间摄取的。所以，集中在夜间进食丰盛的饭菜是不可取的。

健康吃火锅六个常识

1. 多放些蔬菜。火锅作料不仅有肉、鱼及动物内脏等食物，还必须放入较多的蔬菜，蔬菜含大量维生素及叶绿素，其性多偏寒凉，不仅能消除油腻，补充人体维生素的不足，还有清凉、解毒、去火的作用，但放入的蔬菜不要久煮，才有消火作用。

2. 适量放些豆腐。豆腐是含有石膏的一种豆制品，在火锅内适当放入豆腐，不仅能补充多种微量元素的摄入，而且还可发挥

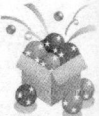

石膏的清热泻火、除烦、止渴的作用。

3. 加些白莲。白莲不仅富含多种营养素,也是人体调补的良药,火锅内适当加入白莲,这种荤素结合有助于均衡营养,有益健康,加入的白莲最好不要抽弃莲子心,因为莲子心有清心泻火的作用。

4. 可以放点生姜。生姜能调味、抗寒,火锅内可放点不去皮的生姜,因姜皮辛凉,有散火除热的作用。

5. 调味料要清淡。调味料如沙茶酱、辣椒酱,对于肠胃刺激大,使用酱油、麻油等较清淡的作料,可避免对肠胃的刺激,减小"热气"。

6. 餐后多吃些水果。一般来说,吃火锅三四十分钟后可吃些水果。水果性凉,有良好的消火作用,餐后只要吃上一两个水果可防止上火。

晚餐素吃可防癌

晚餐时吃大量的肉、蛋、奶等高蛋白质食品,会使尿中的钙量增加,一方面降低了体内的钙贮存,诱发儿童佝偻病、青少年近视和中老年骨质疏松症,另一方面,尿中钙浓度高,患尿路结石病的可能性就会大大提高,另外,摄入蛋白质过多,人体吸收不了,就会滞留于肠道中,会变质,产生氨、吲哚、硫化氨等有毒物质,刺激肠壁诱发癌症。

若脂肪吃得太多,可使血脂升高。研究资料表明,晚餐经常吃荤食的人,比吃素者的血脂要高 2~3 倍。另外,碳水化合物在人体内生成更多的血清素,发挥镇静安神作用。对失眠者尤为有益。吃饭快的人容易吃下过量的食物,但如果饭前喝一碗汤,则可减少饭量,从而防止发胖。

此外,吃饭前先喝几口汤,等于给消化道加点"润滑剂",使食物能顺利下咽,防止干硬食物刺激消化道黏膜,从而有益于胃肠对食物的消化和吸收。

忌喝剩菜汤

随着人们生活水平的不断提高,不少家庭在讲究菜肴丰富多彩的同时,也讲究起烹制菜汤的质量来了,因而,一般的白菜汤、鸡蛋汤已经在家庭的餐桌上不多见了，鸡丝菠菜汤、海米紫菜汤等一些高质量的"汤"也常常出现在家庭餐桌上。值得注意的是，汤的质量提高了，一顿饭吃喝不完的剩汤的处理问题也出来了，不少家庭的做法是：剩汤弃之可惜，留待下餐或次日热热再喝。岂不知，这种做法是得不偿失的。

这是因为：许多青菜里都含有较多的硝酸盐类，煮熟后放的时间越久，在细菌的分解作用下，硝酸盐还原成为亚硝酸盐就越多。而人若把剩汤喝下去后，汤里的亚硝酸盐经由胃、肠就会进入血液中，使正常的血红蛋白氧化成高铁血红蛋白，从而使血红蛋白失去携带氧气的能力，严重者会使人产生缺氧症状。

无疑，这就影响了人体的健康。因此，家庭就餐做汤时，应注意不要做的过多，一餐要能把它喝完；若实在一餐不能喝完时，最好把它倒掉，忌把它留到下一餐或者次日再喝。不然，为了一点剩汤而损害身体健康，实在有些不值得。

切忌吃饭时训孩子

首先，孩子边哭边吃，饭粒、碎屑和汤水很容易在抽泣时跑到气管里，给孩子造成不应有的痛苦。其次，在孩子受到训斥前，本来有着旺盛的食欲，但突然受到大人的责备，由于强烈的外界刺激，使食欲可能消失，唾液分泌骤减，甚至停止。

这时孩子吃的饭不能与唾液充分混合，食物不润滑，尤其是吃坚硬粗糙的食物时，很容易划破食管，破坏胃肠壁黏膜层，引起严重炎症。此外，如果孩子受到大人的训斥、打骂，则吃进胃里的食物也不会充分消化，这不仅降低其吸收率，而且未被消化的食物，还会增加肠道食物的腐败，产生毒性物质，轻则引起食欲不振，重则可导致疾病。

忌饭盒里放羹匙

不少上班带饭盒的人，习惯将羹匙或筷子与饭菜一起放在饭盒内，这是极不卫生的。因为羹匙把儿或筷子手握的部位带着大量的细菌，不经过高温消毒，餐具上的细菌量不会完全消除或杀灭的。如果将匙、筷放在饭盒里，直接与饭菜接触，上面的细菌就必然污染饭菜，食用时进入人体，造成危害。

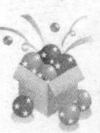

因此，饭盒里忌放入羹匙或筷子，而应将它们另用干净的纸包起来，使用时再清洗干净，以防病从口入。

忌进食偏嚼

人们若长期使用一侧牙齿咀嚼食物，医学上叫做"偏嚼"。偏嚼现象多见于儿童，主要原因是，有的儿童的一侧乳磨牙过早脱落，成人因一侧龋齿或磨牙脱落，或其他原因使一侧牙齿不便咀嚼，也会养成偏嚼的习惯。长期偏嚼是有害的，因为长期一侧偏嚼，会使该侧牙列、颌骨和面部咀嚼肌发育丰满，而另一侧则发育较差，甚至消瘦塌陷，使面部一侧大一侧小，从而形成"歪脸"。此外，还会因下颌牙列向咀嚼方向移位，引起牙齿错位。偏脸和牙齿错位，会改变面容和影响牙齿功能，因此，具有进食偏嚼习惯的人，要尽快将此习惯改掉。

忌直接吃从冰箱内拿出的饭菜

不少家庭有这样的习惯：吃剩的饭菜就放进冰箱里，等下顿饭时从冰箱内取出来又直接食用，特别在夏季，这种做法更是较为普遍，这样做，是不当的。

这是因为：

1. 吃剩的饭菜或暴露在空气中的饭菜，往往会受到细菌的污染，因此，当把它放进冰箱内时，它是带菌的。

2. 冰箱冷藏室的温度虽然比较低，但仅能在一定程度上抑制细菌的生长繁殖，并不能杀灭细菌。放入冰箱内的饭菜取出后不经加热灭菌就吃，很容易使人感染肠道疾病，出现腹痛、呕吐、腹泻等症状，因此，从冰箱中取出的食品一定要经加热消毒后再食用。

吃糖过多会比吸烟的危害还大吗

甜食的存在对于我们始终是一种诱惑。世界卫生组织（WHO）曾调查了23个国家人口的死亡原因，得出结论：嗜糖之害，甚于吸烟，长期食用含糖量高的食物会使人的寿命明显缩短，并提出了"戒糖"的口号。但是近年来，中国人对糖的消耗量居高不下，吃糖的危害还没有被更多的人认识到。

营养学家们推荐的每日摄入白糖总量为30～40克，即不要超过每日摄入总碳水化合物的10%。

吃甜食多了，人就会因摄入能量太多而产生饱腹感，影响对其他富含蛋白质、维生素、矿物质和膳食纤维食品的摄入。

长此以往，会导致营养缺乏、发育障碍、肥胖等疾病。

乘飞机前饮食四忌

1. 忌吃得过饱：高空飞行吃得过饱，一方面会加重心脏负担，另一方面容易引起恶心、呕吐、晕机等"飞行病"，因此，上飞机前进食应贯彻"宁少勿多"的原则。

2. 忌食多纤维和容易产生气体的食物：人体在5000米高空时，气体的体积会比在地面时增加1~2倍。如果食用易产生气体的食物和含粗纤维较多的食物，飞行时就会产生胸闷、腹胀的感觉。

3. 忌进食过分油腻和含大量动物蛋白质的食物：这些食物在胃内很难排空，飞到空中后，会使胃肠膨胀，加之到高空后，人的消化液分泌减少，胃肠蠕动减弱，高脂肪、高蛋白的食物更加难以消化，会在飞行中及下机后产生腹胀、腹痛等反应。

4. 忌进食过晚：在上飞机前1小时内最好不要再进食，吃完饭就上飞机，食物在胃内还没有来得及消化，就要经受飞机起飞时的颠簸、爬高时的气压变化等，会带来胃肠的不适，易造成呕吐，因此，上飞机前若进餐，应在飞机起飞前1.5小时。

饮食与肥胖的关系

在我国一些经济文化尚不发达的农村地区，还有一些人，尤其是文化素质较低的人，总认为儿童以胖为美，在他们眼里，胖是健康的标志。

从古至今，每逢春节张贴年画多为胖娃娃或胖小子；夫妻生个胖小了已成为优生的代名词。"你看人家孩子长得多胖，多富态。"

我们的孩子，瘦瘦的像个猴儿。于是，为了使"瘦猴"变成"胖墩"，使"豆芽菜"变成"胖娃娃"，人们追求肥胖，唯恐孩子得了佝偻病和营养不良。

于是，除了一日三餐提供高脂肪、高蛋白，高糖饮食外，多

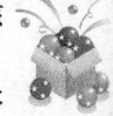

品种的甜食、零食一起上，再加上名目繁多的滋补品，使孩子越长越胖。

此外，能量消耗大大降低，能量摄入却大大增加，一些家长由于爱孩子爱得过分，什么活也不让孩子干。

在让孩子吃饱喝足后，他们又让孩子必须要做好的一件事，就是让孩子趴在桌子上拼命学习。

体力消耗降低到最低限度，营养过剩转化为脂肪堆积日益增多，这样的后果是肥胖儿一天比一天多。

不难看出，由于以胖为美，不少家长让孩子吃得多，而消耗少，从而导致了肥胖儿童的大量增加，殊不知这是非常有害的。

因为营养过剩必然引起体内糖、蛋白质、脂肪代谢紊乱，血脂升高，从而导致动脉粥样硬化、高血压、冠心病、糖尿病、肝胆疾病发病率的增高，使人的体力、耐力、抗病能力降低，这不仅在中老年人中比较突出，而且许多中老年的这些疾病，是从儿童、青少年时期开始形成的。

太平洋上的岛国汤加，居民以饮食为消遣，以肥胖为美，人人大腹便便，肥肉横生，结果汤加人平均寿命只有50岁，比陷于贫困和饥饿的国家人民的平均寿命还低。

由此可见，家长们一定要改"以胖为美"为"以壮为美"，改"胖娃娃"为"壮娃娃"。只有这样，才是真正的爱孩子、疼孩子。

肥胖的概念

肥胖有单纯性肥胖和继发性肥胖两种。单纯性肥胖的主要表现是脂肪堆积过多，不伴有显著的神经系统和内分泌系统及功能上的变化，但伴有代谢调节过程的障碍。

继发性肥胖，是病理性的，常继发于其他疾病，如间脑性肥胖（各种脑部疾患引起下丘脑损害则发生肥胖）、肾上腺功能亢进性肥胖，性腺不足性肥胖，甲状腺功能过低性肥胖，胰岛性肥胖等。这类肥胖症除表现为肥胖外，还有相应的继发疾病的临床表现。

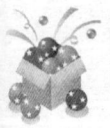

肥胖的危害

和营养不良一样,肥胖会严重危害儿童健康。肥胖患儿体型欠佳,行动笨拙,活动能力差,不少肥胖儿童脸上长有化脓性粉刺,有毛囊炎,皮肤呈大理石状,并带有青紫色。

肥胖儿童大多不喜欢运动,缺乏体育锻炼,由于胆固醇和脂肪酸含量过高,免疫系统受到抑制,血浆免疫球蛋白、补体 C_3 和 C_2、淋巴细胞 T 和 B 的数目均低于非肥胖儿童,血浆铜、锌水平处于亚临床缺乏状态,因此抗病能力较差,身体素质一般不及同龄儿童。

肥胖儿童常有支撑运动器官的功能性障碍,包括平足、膝内翻、下肢弯曲、脊椎和椎间软骨损害等,肥胖越严重,这类症状就越多见。此外,青春期肥胖还可患股骨端滑脱等关节承重部位损伤性疾病。

肥胖儿童常存在性发育障碍,如男孩可有性发育错后,女童则初潮早,多伴有月经紊乱。

最新研究成果显示,肥胖儿童易患"成人病",如糖尿病、心肌梗死、高血压病和脂肪肝等,在医学称为成人疾病年轻化。

此外,肥胖还会影响儿童的智力发展,如营养过剩的儿童由于食物中的苯丙氨酸过多,常引起氨基酸的不足,从而使氨基酸在脑组织中代谢受阻,大量堆积在脑细胞中,影响脑组织的活动,以致部分肥胖儿童的智商低于同龄人。还有,肥胖儿童易疲劳、嗜睡、精神不易集中,所以学习成绩常受到影响。

由此可知,肥胖对儿童的损害是严重的,目前已成为世界公认的 20 世纪儿童的一个重要健康问题,必须引起家长和全社会的关注。

肥胖的原因

1. 和遗传有关。俗话说"母大子肥"就是这个道理,在现实生活中,人们不难发现肥胖可有家族性。

2. 运动太少。人的身体运动减少,造成了过剩能量的储存,便形成了肥胖。

3. 进食太多。若进食热量超过消耗的热量,多余的营养物质

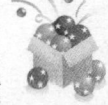

通过代谢转化为脂肪，储存于各组织及皮下，于是便形成肥胖。

4. 缺乏某些营养素。如体内缺乏促使脂肪转化为热量的至关重要的一些营养素（维生素 B_2、维生素 B_6、维生素 B_{12}、维生素 C、尼克酸以及微量元素锌、铁、镁），导致脂肪分解的生化过程受阻。

减肥的方法

一是要饭前吃水果。人们总是习惯在酒足饭饱之后才吃水果，以为这样可以消除油腻，有益健康。不过，如果想减肥的话，水果最好放在饭前吃。因为在饭前 30~45 分钟先吃一些水果或饮用一杯果汁，在进餐时所吸收的热量要比平时减少 20%~40%。一个人每餐摄取的热量如果都按这个幅度下降，无疑会具有明显的减肥效果。

有关专家认为，饭前进食水果或饮用果汁具有抑制食欲的作用。其理论是水果内所含的果糖使身体内渴求热量的欲望得到满足，于是对食物的需求量就减少，尤其对脂肪性食物的需求大大减少，从而间接地阻遏体内过多脂肪的囤积。

二是要经常吃大米。早在 16 世纪，我国药物学家李时珍就在《本草纲目》中指出：大米甘凉，得天地中和之气，和胃补中，亦克厚脂。

实践证明，大米确实能克厚脂。例如，我国江南人常年以大米为主食，不论男女，其身姿大多很苗条。美国科学家伯克利在他所著的《营养抗癌》一书中也说："日本人的饮食以稻米为主，通常保持身体十分苗条。"美国北卡罗纳州的大勒姆有一个独特的"米饭减肥"中心。来自世界各地大腹便便的胖子到这里求治，一概不服药物，每日 3 餐只照医生开的米饭食谱进食。接受治疗的 28 万多人中，半年后有 2 万多人减了肥。美国女作家莱迪莫斯考维茨改吃大米 9 个月后，不仅体重由原来的 122.5 千克下降到 63.5 千克，而且恢复了轻盈健美的体态，因此，肥胖儿童应改变膳食习惯，有意识地常吃大米，肯定会收到满意的减肥效果。

三是吃零食减肥法，吃零食减肥未必适用于每个人，营养学专家提出的 5 条原则有：

（1）改查零食结构，吃硬坚果、水果、脆饼干（少盐酶）及爆玉米花。一方面营养充分，另一方面又没有过多的热量积蓄。

（2）尽量以脂肪含量低、热量少、维生素少、维生素和矿物质含量丰富的食物作零食。忌吃含糖量高的糖制品，选择小片的家禽精肉片，干的壳类食物，微煮过的蔬菜。或消毒洗净的生鲜蔬菜以及适量的牛奶制品和全麦饼干。

（3）零食时间适当。"因饿而食"，只要饿了就吃有选择的零食，相对避开正餐时间，使肝脏因饥饿而新陈代谢失常，免除过度暴食暴饮带来营养过剩或营养不足。

（4）零食者包装说明细看，原则上不吃胆固醇及动植物脂肪含量高的零食，少吃含钠量过高的零食。

（5）零食与运动同步。吃有益健康的零食，每天有意识步行 30 分钟至 1 小时，能收到理想减肥效果。运动有助于增进食欲，加速身体的新陈代谢。

四是控制饮食减肥。众所周知，减肥需要控制饮食。具体方法是：每天脂肪摄入量应控制在 40 克左右，主食量应控制在 150~250 克以内，要保证蛋白质的供应，注意补充微量元素和维生素，适当控制食盐，有助于预防肥胖者水分潴留，节食减肥宜早不宜晚。

五是重视钙在减肥中的作用。营养学认为，如果每天大量摄取的蛋白质在体内不能完全被吸收，则将转化为一种酸性物质，这些酸性代谢产物在体内蓄积时，血液中的酸碱失衡，正常血液偏弱碱性，pH7.3±0.05，一般食物的酸碱是以磷和钙为代表，磷的比例高为酸性，钙的比例高则为碱性。如体内酸多，则易引起糖代谢紊乱，摄入的能量不能释放，变成脂肪在皮下堆积而致人体发胖。

钙属碱性，离子钙具有生命力，有活性，又称为活性钙。在五行中属金，在人体中主肺和大肠，肥胖者大多与脾胃功能不和有关，中医也有"万病归脾土"之说，钙具有调节消化功能失调，促进新陈代谢，排除酸毒之功能，故补充钙可以达到减肥健

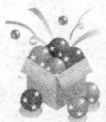

身的目的。

六是利用盐疗减肥。此法减肥的原理是:用盐摩擦躯体能促进血液循环,盐有渗透性,可深入皮肤将毛囊汗腺内多余的水分、脂肪等物质吸附出来。故能减少皮下脂肪,特别是腹部脂肪,每3~5天操作1次。国外不少人行此法后,平均每个月减轻2~9千克。

七是适量摄入脂肪减肥。如果脂肪被热量大大减少的食物所取代,身体就会缺少通常的热量,大脑会更快地发出饥饿信号,这种强烈的饥饿感,可能促使吃素食的减肥者敞开肚皮吃,因为他们有一个足以安慰自己的心理:"没关系,反正吃的是不含脂肪的东西,不会发胖的。"其实,摄入的蛋白质、糖在体内过剩时,照样会转化为脂肪储存起来,使人依旧大腹便便。

八是要细嚼慢咽减肥。科学研究证实:引起肥胖的一个重要因素就是吃饭速度过快,究其原因,是食物进入人体后,血糖就会升高,而血糖到一定水平后,大脑食欲中枢就会发出停止进食的信号。但是,若进食速度过快,当大脑发出停止进食信号时,往往已吃进了过量的食物。

九是加快新陈代谢减肥,减少饮食中的脂肪。人的胖瘦并不仅仅取决于摄入热量的多寡,关键是热量的来源。脂肪会使新陈代谢减慢,研究证明:富含蛋白质、碳水化合物的食品比脂肪含量高的食品更能加快人体的新陈代谢。少吃糖果、甜饼等甜食,多吃蔬菜、水果、纯谷类面包和谷类食物,并适当摄入热量,以促进新陈代谢。

十是利用辣椒减肥。此种减肥法,是以辣椒局部减肥产品配合酵素减肥机进行的。辣椒局部减肥产品是从蜂胶、生长在中欧地中海区域的柏树芽和源于美洲热带地区的辣椒等多种植物中提炼出来的。

通过酵素减肥机特制的电热胶片加热,经皮肤吸收后,促使皮下脂肪的蛋白质分解与消化,使脂肪细胞中的线粒体内的甘油磷酸氧化酶活性增加,促进脂肪和蛋白分解,并改善淋巴腺脉的流通,排出体内多余的水分,从而达到减肥瘦身的效果。

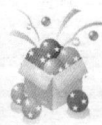

十一是不宜采用下列饮食减肥法。

（1）抑食减肥法：食欲是人体健康的标志，抑制食欲伤害身体，还会导致厌食症，绝不可取。

（2）替食减肥法：吃某种替代食品代替1日3餐，实际是变相饥饿，损害健康，影响工作。一旦恢复正常饮食，体重马上反弹并储存更多脂肪，这就是许多人年年减肥年年胖的原因。

（3）饥饿减肥法：停食后体重骤降，但减的只是水分和肌肉，一旦恢复饮食立即反弹，长期饥饿伤害身体，会得胃病，影响心肌。

（4）腹泻减肥法：腹泻减重很快，但减的是水分而不是脂肪。

十二是采用药膳减肥。

赤小豆粥《本草纲目》

【用料】赤小豆30克，粳米50克。

【做法】赤小豆、粳米洗净，入锅，加清水煮至粥即成，每日2次。

【功效】利水湿，健脾胃，能瘦人。

【按】赤小豆，又名红豆、赤豆，为豆科植物赤小豆的种子。味甘酸，性平偏凉，善下行，能通利水道，使水湿下泄而肿消身轻。所以古代有"赤小豆久食瘦人"之说。凡水湿停滞的肥胖，多与脾虚有关，补脾健胃的粳米与赤小豆合用而成滋养性利水消肿之品，经常食用，可减肥轻身。

每100克赤小豆含蛋白质21.7克、脂肪0.8克、碳水化合物60.7克、钙76毫克、磷386毫克、铁4.5毫克、维生素B_{10}43毫克、维生素$B_2$0.16毫克、维生素PP2.1毫克。从中可以看出：其脂肪含量很低，碳水化合物和蛋白质较多。赤小豆蛋白质中的赖氨酸丰富，宜与谷物混合使用。本品中赤小豆与粳米同用，是一种比较科学的搭配方法。

值得注意的是，豆科藤本植物相思子的种子，半红半黑。也有"红豆"之称，有毒，切勿混淆误用。曾有报道，个别地区曾将相思子误作赤小豆使用，导致中毒事件的发生，应引起重视。

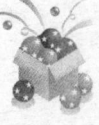

阴虚津亏者慎用本品。

薏苡仁粥《食知心境》

【用料】薏苡仁30克，粳米50克。

【做法】先将生薏苡仁洗净晒干，碾成细粉，收贮备用。取薏苡仁粉，与粳米一起下锅，加水煮至粥即成。每日2次。

【功效】健脾利湿，轻身健美。

【按】薏苡仁是一味古老的保健品，早在西汉的《神农本草经》一书中就有收载，因其有"久服轻身益气"的功效，而列为上品，供人服食。其轻身效果可能来自于两个方面：一则薏苡仁性微降而渗，故能去湿利水，以其去湿，因而利关节，除脚气，使行动轻健、敏捷；二则性味甘淡。甘以健脾，培补脾土，渗以除湿，补脾而不滋腻，淡渗而不峻利，为清补渗湿之品。脾虚湿盛所致的水肿、胀满，虚胖者服食后，水去胖消，周身轻松。

薏苡仁力势和缓，须加倍使用才可见效，所以一般用量较大。

燕麦片粥《民间验方》

【用料】燕麦片50克。

【做法】锅内放水，待水开时，将麦片搅入，煮至熟软，每日2次。

【功效】降脂减肥。

【按】燕麦为禾本科植物燕麦的种子，别名莜麦、雀麦、野麦。经加工制成片状干品，即为麦片。祖国医学认为，燕麦味甘，性温。充饥滑肠并疗虚汗不止。燕麦的营养价值很高，每100克含蛋白质15克、脂肪8.5克、碳水化合物64.8克、钙58毫克、磷328毫克、铁9.6毫克、维生素B_1 0.29毫克、维生素B_2 0.17毫克、维生素PP 0.8毫克。其蛋白质中氨基酸组成比较平衡，各种必需氨基酸的含量接近世界卫生组织的推荐值，尤其是赖氨酸含量较高，脂肪中以亚油酸为多。

皂甙是燕麦中的特殊成分，药理与临床实验表明，有降低血清胆固醇、甘油三酯、β脂蛋白等作用。适合患有肥胖、高血脂和心血管疾病者保健之用。

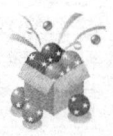

麦片在制作时一定要煮熟，否则不易消化，而引起腹痛、腹泻。

荞麦面《随息居饮食谱》

【用料】荞麦面500克。

【做法】荞麦面加清水合面，作成面条、面片、糕饼等面食；经常要用。

【功效】开胃宽肠，下气消积，降脂降糖。

【按】荞麦，又名乌麦、花荞、甜荞，为蓼科植物荞麦的种子，味甘性凉，可开胃宽肠，下气消积。汪颖在《食物本草》中说"荞麦能炼五脏滓秽，俗言一年沉积在肠胃者，食之亦消去也。"故民间以"净肠草"相称。

荞麦的营养价值很高，含有7%～13%的蛋白质，它的氨基酸组成比较平衡，赖氨酸、苏氨酸都较多，蛋白质的生物价可达80（大米为77、小麦为67），是粮食类中的佼佼者，脂肪含量2%～3%，以油酸和亚油酸居多，各种维生素含量也比较丰富。值得一提的是荞麦含有较多的芦丁，它属黄酮类物质，具有维持毛细血管弹性，降低毛细血管渗透性的功能。

另有一种鞑靼荞麦，子粒略苦，又称苦荞，从前很少食用。近年来发现其降脂、降糖作用强于甜荞，现经过加工处理，除去苦味，已做成各式挂面，供人们食用。

脾胃虚寒者慎用本品。

茯苓饼《本草纲目》

【用料】茯苓200克，面粉100克。

【做法】茯苓研成粉末，与面粉混合，水调作饼，烙熟，经常食用。

【功效】利水化湿，健脾益气。

【按】古代医家对肥胖有许多论述。汪昂曰："肥人多痰而经阻，气不适也。"陈修园亦云："大抵禀素之盛，从无所苦，惟是湿痰颇多。"痰湿是肥胖的主要病机之一，治宜化痰去湿。茯苓系多孔茵寄生植物茯苓的菌核，其味甘淡，性平，"为治痰主药。"痰之本，水也，湿也，茯苓即可利水，又可去湿，水湿一

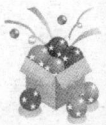

去,则痰自消矣,用于肥胖颇为适宜。

茯苓含膳食纤维很多,据测定,每100克茯苓膳食纤维可达80.9克。膳食纤维可与胆汁酸结合,增加粪便中胆盐的排出,有降低血清胆固醇的作用。此外,膳食纤维入胃后,会产生很强的饱腹感,进食减少,从而具有减肥效果。说明原书所云:"饱食1顿,便绝食辟谷"并非没有一点道理。

配方中茯苓健脾化湿;面粉健脾养胃。全方性质平和,利而不峻,补而不过,适宜久服。

魔芋豆腐《中国烹饪百科全书》

【用料】魔芋粉100克、大蒜、米粉、米醋、食盐、香油各适量。

【做法】取魔芋粉入锅,加水,边煮边搅,点适量石灰水,待魔芋充分吸水膨胀后,调入米粉,搅拌均匀,收汁而成。冷却后呈灰白色,形似豆腐,质地细腻滑嫩。临用时切成片,或细丝,入开水锅焯一下,捞出装盘,拌上少许大蒜、食盐、米醋、香油等调料,佐餐食用即可。

【功效】化痰行淤,降脂减肥。

【按】魔芋为天南星科植物药蒻的地下球块茎,又称鬼头,原植物有毒,但在加工时已放入石灰水并加热,毒性已去,可放心食用。魔芋味辛,性温,化痰去积,行淤消肿,古代主要用于咳嗽、积滞、跌打损伤一类病证。

经检测,魔芋粉中含有50%~60%的葡萄甘露聚糖、2%~4%的蛋白质、20%的淀粉,以及果胶、果糖、蔗糖等物质。葡萄甘露聚糖属可溶性膳食纤维,具有吸水性强、黏度大、膨胀率高的特性,进入胃中,吸水膨胀,产生饱腹感,从而减少进食而具减肥效果。它还具有降血脂、降血糖的作用,对于肥胖、糖尿病、高血脂症、心血管疾病的患者来说,魔芋是一种难得的保健食物。

凉拌豆芽《饮馔服食笺》

【用料】绿豆芽500克,米醋、生姜、食盐各适量。

【做法】绿豆芽摘洗干净,入开水锅内焯一下,捞出装盘,加米醋、食盐、生姜末拌匀,佐餐食用即可。

【功效】利水湿,化淤浊,消痰积。

【按】绿豆芽为绿豆经水浸泡发出的嫩芽,又名豆芽菜,与黄豆芽相比,其豆瓣小,芽嫩,比较容易消化,产量也高。100克维生素C含量可达6~16毫克,在蔬菜淡季的冬天,是补充维生素较为理想的品种。

绿豆芽甘寒,其性疏利,有清热解毒,利水消肿之功。米醋、生姜与之相配,可佐制绿豆芽之寒性,并可发挥活血散淤,消食化积或温肺化痰的作用。各种食料相配,而成利水湿,化淤浊,消痰积之方。经常佐餐食用,有利于保持身体健美。

鲜拌三皮《民间验方》

【用料】西瓜皮200克,黄瓜皮200克,冬瓜皮200克。

【做法】将西瓜皮刮去蜡质外皮,冬瓜皮刮去绒毛外皮,与黄瓜皮一起,在开水锅内焯一下,待冷切成条状,置盘中,用少许盐、味精拌匀,佐餐食用即可。

【功效】清热,利湿,减肥。

【按】西瓜皮、冬瓜皮和黄瓜皮,皆味甘,性寒凉,有清热利湿,畅通三焦的作用。三皮相配,共奏利湿减肥之效,肥胖者宜经常食用。

也可于盛夏季节收集西瓜皮,削去内层柔软部分,洗净,晒干,而成西瓜翠衣,煎汤,代茶饮,对小便不利,头面、四肢浮肿者,功效尤著。

白煮鲤鱼《寿亲养老新书》

【用料】鲤鱼1条,橘皮30克,调味料适量。

【做法】将鲤鱼刮鳞、去除肠脏后,用清水洗干净,放入锅内,加橘皮、葱、姜、黄酒、食盐及适量清水,煮沸后撇去浮沫,加盖继续炖煮至鱼肉熟烂,汤汁呈乳白色,佐餐食用即可。

【功效】下气利水,理气消胖。

【按】鲤鱼系鲤科动物的鲤鱼肉或全体,又称鲤子、龙鱼。肉质肥厚、坚实、鲜美。每100克含蛋白质20克,脂肪1.3~2.7克,磷242~407毫克,并含有多种维生素及矿物质,其蛋白

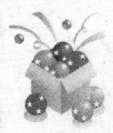

质中的氨基酸组成类似肉类，生物价很高，脂肪中含有丰富的不饱和脂肪酸，而且长碳链的多，不饱和脂肪酸的比例较大，故对预防肥胖、高血脂、脂肪肝、冠心病有一定作用。

配方中鲤鱼长于下气利水，辅以橘皮健胃理气，通畅气机，气行则水行更速，虚胖肿胀自消矣。

橘皮内的黄酮甙有降低胆固醇的作用。并有类似维生素 P 的功能，可降低毛细血管的脆性，防止微小血管出血。

本品适于水停气滞而见心腹胀满，四肢躯干厚实的肥胖者食用。

赤小豆鲤鱼汤《外台秘要》

【用料】赤小豆 30 克，鲤鱼 1 条（约 500 克），黄酒、食盐适量。

【做法】鲤鱼刮鳞，去头、尾、骨及内脏，取肉切片，用黄酒浸拌待用；水煮赤小豆，豆熟时入鱼片、食盐，煮至肉熟豆烂即可停火，佐餐食用。

【功效】利水湿，消肥胖。

【按】赤小豆、鲤鱼的作用趋势均向下行，善通调水道，下属膀胱，化湿消肿，二者相须为用，其力更强，食之可利水湿，消肥胖，本品通利性强，不宜久用，以免过伤正气。

鲤鱼常栖息于水底层，有土腥味，红烧、干烧可掩其味，如白煮或做汤，最好于制作前在水池中放养 1～2 天，使之吐尽腹内泥污，若在水中滴上少许香油，效果更理想。

十三是多吃蔬菜可减肥。人之所以发胖，部分是由于食入的热量过剩造成的，热量主要来源于粮食，控制粮食的摄入量虽可减肥，但人的胃肠内有着周密的神经调节和反射机能，食入量过少，会引起胃部的饥饿反射，而经常饿肚子是难以忍受的，容易诱发某些疾病。如果多食热量低的蔬菜，即能防止饥饿，又不致摄入热量过多。

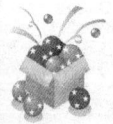

含水量较多的蔬菜所含糖、脂肪等营养物质相对较少，产热量较低，而蔬菜中的水分能通过肾脏很快排出体外。

某些蔬菜，如芹菜、白菜、菠菜、韭菜中，含有大量植物纤维素，这些纤维素无法消化，但肥胖者多吃这类蔬菜有两个好处：一是纤维本身不被吸收产热，无形中降低了体内的热量储备；二是纤维素在胃肠道停留的时间短暂，其他食物在它的带动下，加快了通过胃肠道停留的时间短暂，其他食物在他的带动下，加快了通过胃肠道的时间，从而干扰了营养物的吸收，脂肪便难以堆积。

还有些蔬菜含有某种特殊物质，如黄瓜中含有丙醇二酸，这种物质有抑制体内糖转化为脂肪的作用，体内的糖分不能转化为脂肪，人就无需为肥胖发愁了。

不宜在饭后立即食用水果

日常生活中，宴请亲朋好友，皆习惯饭前上干果如瓜子、花生、栗子等，饭后才上水果。而且在平日里，我们吃水果，也从没有考虑过什么时间吃最好，总是习惯饭后吃，还往往自我解释说：帮助消化。可事实上是这样的吗？非也，水果不宜在饭后立即食用。

的确，水果中含有的一些有机物如枸橼酸、酒石酸、苹果酸可促进消化液分泌，有助于消化吸收。但并不是饭后立即食用水果，因水果中还含有大量的单糖类物质如果糖、葡萄糖，它们往往可以直接被小肠吸收，没有必要参加胃的消化。而胃内充满食物后，需 2~4 小时才能将消化的食物推入小肠进行吸收，那么饭后食进的水果也需在胃中滞留如此长的时间后，才能随胃内消化好的食物一块被小肠吸收，水果会因此腐败而使人感到胃部不适、胀气。本来充满食物的胃会感到更加饱胀，加重胃的负担，长期如此会引起消化不良。

此外，水果中含有的鞣酸可降低食物中蛋白质的营养价值，还会与钙结合生成不易消化的物质，既影响了人体对钙的吸收，又使胃的消化机能下降，因此，饭后不宜立即食用水果。吃水果的最佳时机是饭前 1 小时或饭后 2 小时，合理而科学地食用水果，有助于人体消化吸收和营养供给。

第七章 饮食的文化

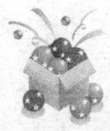

苦杏仁忌生食

杏仁是红杏的核仁,它有甜杏仁和苦杏仁之分,其中甜杏仁偏于滋补养身,被广泛应用于烹调之中,家庭中常见的为凉拌杏仁,其营养非常丰富,无论甜杏仁还是苦杏仁,它们都有三大功效:润肺、消食、散滞气。现代研究证明杏仁有抗癌的功效,如苦杏仁可治肺癌的咳嗽、咯血、发热等症,只是在食用它时不能像甜杏仁那样生食。

因为苦杏仁中的苦味物质是苦杏仁甙,苦杏仁甙在体内的消化酶和酸的作用下分解为有剧毒的氢氰酸,可使人发生急性中毒,所以不可生食。不过苦杏仁甙是水溶性的,若用水浸泡后经过加热可将其破坏掉,并使其挥发,所以必须对苦杏仁进行彻底加热处理后才能食用。

据测定,小孩子一次吃20个左右苦杏仁,成人吃50个左右则发生中毒,原因是苦杏仁甙在人体内产生的氢氰酸令红细胞失去活力,麻痹骨髓的生命中枢,死亡率很高,所以提醒大家勿生吃苦杏仁。

食用核桃的禁忌

核桃是世界著名的四大干果(核桃、扁桃、腰果、榛子)之一,它含有丰富的脂肪和蛋白质,尤其含油量高达60%以上,主要成分是亚油酸甘油酯,可降低胆固醇,另外它还含有较多的无机盐,如钙、磷、铁、钾和多种维生素,是著名的滋补食品。在食用时要注意以下问题。

首先,食用核桃时忌饮浓茶。因为核桃中含有丰富的蛋白质与铁元素,茶叶中含有鞣酸,鞣酸会与核桃中的铁、蛋白质结合,生成不溶性的沉淀物,不易被消化吸收,所以食核桃忌饮浓茶。

其次,糖尿病患者忌多食核桃。核桃中含油脂高,但它可降低胆固醇,所以可预防动脉硬化。

而糖尿病患者是由于糖代谢紊乱所致,在饮食上要忌食含高脂肪、高糖类食物,吃含油脂高的核桃会使糖尿病病情加重,所

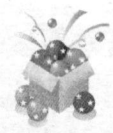

以糖尿病患者须注意饮食,尽管核桃不属于含糖类高的食物,但仍不宜多吃。

生活中常食用的核桃仁为油炸或加红糖拌制而成,此吃法可治疗由肾虚引起的腰腿酸痛。

核桃仁又是一味中药材,可治疗多种疾患,主要的药理作用是滋补肾和肺,对于核桃这种有特殊疗效的果品在食用时一定要注意其有关禁忌。

第七章 饮食的文化

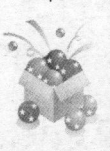

第八章 饮食营养

人体需要那些营养

人体需要的几大类营养包括：糖类、脂类、蛋白质、维生素和微量元素等。

1. 糖类

首先强调一点，这里提到的糖类绝不仅仅局限于日常以为的蔗糖，而是范围很广的一个群体。

糖是一种碳水化合物，它们的结构大多为 $(CH_2)O_n$。其中 C 就是碳，H_2O 是水的分子式。这也是他们被称为碳水化合物的原因所在。糖可以分为四大类：单糖（葡萄糖等），寡糖（蔗糖、乳糖、麦芽糖等），多糖（淀粉、纤维素等）以及糖化合物（糖蛋白等）。

可以看到，糖类物质包括的不只有蔗糖，还有作为主食之一的淀粉（面粉，米饭的主要营养成分）也属于糖类。

对于正常人来说，糖类是一种不可缺少的营养物质。肌肉组织的营养来源主要是糖类而不是脂肪物质。而且单糖对于体弱的病患来说则是最主要最快捷的营养来源，这正是医院里为无法进食的病人输葡萄糖的原因。糖类食物可提高人体的血糖水平，并向肌肉供能。多糖食物能够向脉搏率达到每分钟 120~150 次的中等运动程度的运动员提供直接的能量；糖类还可使身体更有效地利用蛋白质，并有助于保持体内适宜的酸碱平衡。

2. 脂类

脂类更多的营养价值在于它是机体代谢所需能量储存运输的主要方式，与糖类所提供营养的区别主要体现在被利用的快慢上，显而易见的，没有人身上会有许多糖类物质作为能量储存，反而如果血糖浓度过高还是一种病态——糖尿病，而几乎所有人

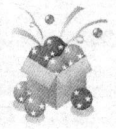

都会有多余的脂肪组织,在需要的时候,这些脂肪可以被利用来"燃烧"产生人体所需能量。

女性个体较多的脂肪往往是为了储存生育下一代时所需的能量。但是过多食用高脂肪食品,往往会引起各种疾病,如脂肪肝、肥胖症等。西方人的饮食结构比较单一,多是高脂肪的食品(烤肉、汉堡、牛奶等),所以相对肥胖的人要比中国多得多,从而各种所谓"富贵病"的发病率也往往高于中国。

一般来说,多食用植物油(如花生油)比多食用动物油对人体更有好处。

3. 蛋白质

蛋白质在常人印象中,恐怕最容易联系到的是鸡蛋蛋清、豆奶、豆腐等食品了。那么实际上这些食物提供给人体的蛋白质都有什么作用呢?

蛋白质在人体内是一种极其重要的物质,几乎所有的生命活动都需要蛋白质的参与,不只是细胞的骨架,基因的载体 DNA(脱氧核糖核酸)也需要它作为支撑骨架;所有的 DNA 的复制、基因的表达大多需要蛋白质来催化(这里的蛋白质叫做酶),而基因的表达产物也是蛋白质,不同的基因产生不同蛋白执行不同的生命功能,可以说,没有蛋白质,就没有生命。

蛋白质的基本结构是氨基酸,多种氨基酸按不同顺序连接在一起,并且利用各种作用力形成复杂的结构就成为蛋白质。但是人体食用的蛋白质本身大多会被降解成氨基酸后再作为原料生产实际需要的人自己的蛋白。

4. 维生素

维生素(Vitamin),也叫做维他命,是另一种重要的营养物质。与糖类和脂类不同的是它不是直接供应能量的营养物质,与蛋白质不同的是它不是生命的基本单位,而且最关键的一点在于它无法通过人体自身合成。

维生素对于生命的重要作用主要是参与体内的各种代谢过程和生化反应途径,参与和促进蛋白质、脂肪、糖的合成利用。许多维生素还是多种酶的辅酶重要成分,所谓的维生素缺乏症就是

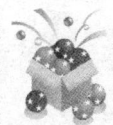

因为维生素缺乏时,酶的合成就会受阻,使人体的代谢过程发生紊乱,从而引起的身体疾病。轻者症状不明显,但会降低身体的抵抗力和工作效率,重者会表现出血、脚气、夜盲等各种典型症状,甚至导致死亡。

5. 微量元素

微量元素是另一种营养物质,主要指的是人体所需的一些少量的金属离子等元素,这些离子主要作用包括细胞间的信号传导介质以及作为人体组织成分等。常见的如铁元素、钙元素等。

大多数的微量元素,都可以通过水、正常饮食补充,并不需要特殊饮食。而且有时候并不是吃很多微量元素就可以保证营养均衡的,因为大多数情况下出现的微量元素缺乏原因都是人体的吸收功能有问题所致,这时即使食用大量包含这些元素的食品或者药品都效果很小——因为人体根本无法吸收。

饮食养生与宜忌

饮食养生有哪些原则?

(1) 及早食养　注意"五宜":宜从中年开始细嚼缓咽,忌狼吞虎咽;宜善选食和节制饮食,对腐败、油腻、荤腥、黏硬难消化、浓醇厚味饮食更要少进;淡食最宜人,以清甜淡食物为好;食宜暖,但暖亦不可太烫口,以热不灼唇、冷不冰齿为佳;食宜熟软,而坚硬或筋韧、半熟之肉品多难消化,老人更要注意这些。

(2) 节制饮食　要点是讲究"简、少、俭"。饮食品种宜恰当合理,进食量不宜过饱,每餐所进肉食不宜品类繁多;要注意养成良好的饮食习惯,宜做到先饥而食,食不过饱,未饱先止,先渴而饮,饮不过多等;此外,过多偏食、杂食也不适宜。

(3) 食养在先,药补在后　食养在祛病治疾方面有长期效益,尤其适宜老年人,因大多数老年人患有程度不一的慢性病或身体虚弱,一则难坚持长期服药,二则易发生不良反应,故先食养尔后在必要时用药比较妥当。

(4) 讲究早食宜早,晚食不宜晚　因为夜食过多有损健康。

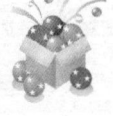

安排饮食时应注意哪些问题?

（1）晚餐不宜过饱　在日常生活中，许多家庭都把晚餐做得比较丰盛。由于晚餐与午餐时间间隔比较长，人们的食欲也比较好，所以不可避免地要大吃一顿，这就会造成热能摄入过多，辛劳一天，饭饱之后只坐下看看电视，就上床睡觉了。这种一日三餐以晚餐热能摄入最多的饮食方式，是造成肥胖的重要原因。这种饮食方式对青年人的影响尚不明显，而对于中年人来说，其不良影响就十分明显了，从中年期开始，人体的基础代谢逐渐降低，热能需要量减少，身体处理过剩热能的能力下降，因此，中年人若不注意合理饮食，就很容易发胖，另外，食后血脂增高，睡觉时血流变慢，使血脂更容易沉积在血管壁上，导致动脉粥样硬化。所以，中年人的晚餐只宜吃八成饱，要少吃油腻食物，饭后应做一些轻松的体力活动，如散步等。

（2）饮食不宜过精　精米、白面的主要缺陷是营养素减少，维生素、无机盐及膳食纤维损失较多。

膳食纤维减少对中年人是不利的。

近年来的研究发现，膳食纤维可刺激胃肠蠕动，减少便秘发生，加速粪便排出，防止有毒物质吸收，降低结肠癌的发病率；膳食纤维还能与胆固醇的分解产物胆酸结合，促进胆固醇代谢，降低血中胆固醇水平。

由此可见，少吃精米，精面，多吃五谷杂粮和蔬菜、水果，对中年人的保健养生和预防疾病是非常重要的。

（3）减少高脂肪，高胆固醇膳食　有的人到了中年，仍和过去一样，不节制饮食，盲目追求"口福"，结果各种疾病随之而来，大量实验研究证明，高脂肪饮食导致肿瘤发生率增高。

结肠癌和乳腺癌的发生率也大大高于低脂肪饮食的人。欧美人食用脂肪量比亚、非两洲人高，其结肠癌发病率也明显高于亚、非两洲的人。

高胆固醇和高脂肪饮食，还可以诱发动脉粥样硬化，因此，中年人要养成吃清淡膳食的习惯，少吃煎炸烧烤食物及富含胆固醇的动物内脏，应适当多吃些鱼类和豆制品。

（4）忌贪甜嗜咸　中年人身体处理糖的能力随年龄增加而

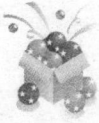

降低。

人过中年还过食甜食会导致血糖升高,长期反复刺激胰腺分泌胰岛素,往往造成胰岛素细胞受"损伤"或"衰竭",引起糖尿病。

40岁以前糖尿病少见,40岁以后患病率急骤升高,因此,中年人应少吃甜食,以减少患糖尿病的危险性。

如果中年朋友年轻时"口重",那么到了中年后,血管老化,功能减退,过多的食盐进入体内导致血压升高,长期下去即会诱发高血压病,高血压病是"隐形杀手",开始时没有什么症状,日久会导致脑中风而引起偏瘫,甚至发生急性猝死。

有大量证据表明,饮食过咸是导致高血压的重要因素,而限制食盐摄入量可以降低血压。

所以,中年人要高度重视这个问题,尽量减少食盐的摄入。

为什么说许多疾病是吃出来的?

(1) 中老年人营养的不科学性　许多中老年人饮食大多是追求"口欲",根据自己的习惯求"吃",而不注意营养的均衡性。

专家研究证明,许多中老年人出现的腰肌劳损、腰椎间盘突出,甚至消化功能不好等症状是机体摄入蛋白质不足而导致肌肉、肌腱等组织保护功能降低有关,所以特别提出了喝牛奶、酸奶、豆类饮食等食品是中老年饮食健康的关键。有些中老年人的饮食不注意搭配,比如不爱吃蔬菜、水果,结果导致了便秘,维生素、微量元素等营养的缺乏症,出现贫血,容易患感冒、肿瘤等症。

现代医学证明中老年患肿瘤与饮食缺乏营养有直接关系。肿瘤的发病原因十分复杂,有遗传、病毒感染、环境因素等。其中主要的是环境因素,在环境因素中,饮食因素又起着十分重要的作用。国外的科学家在几十年前就发现,体重超过正常或肥胖的人比正常人更易患肿瘤。中老年人蛋白质、脂肪、糖的摄量不足时胃癌发病率高,脂肪被认为与肿瘤的关系密切。高脂肪饮食易患结肠癌、乳腺癌等症。维生素A、E、C有抗癌作用,微量元素有防癌作用,丰富纤维的饮食可减少预防结肠癌。

(2) 饮食习惯的不科学性　现代社会，中年人事业顶峰，应酬多时，大多形成了夜生活丰富、夜餐丰富的习惯，殊不知其潜在极大的危害。许多中老年人有不吃早餐，不爱饮水的习惯，易产生许多"结石性"疾病。还有饭前、饭后大量饮水、饭后即喝茶、饭后立即活动等习惯，这些都是不符合卫生、不科学的饮食习惯，均有可能造成胃肠黏膜出血、消化不良，表现为腹部不适、腹痛、呕吐、胃下垂、溃疡复发等。

(3) 饮食不卫生可产生疾病　有许多中老年人经常爱去"风味小吃"处享受，殊不知许多小吃处的卫生消毒条件较差，而中老年抵抗力已明显下降，易"吃出"疾病，如肝炎等；不注意生熟加工的分离和卫生要求而吃出的寄生虫病。

2003 年流行的 SARS 病就是与不卫生吃"果子狸"有关。再比如，蔬菜、水果的农药污染没有很好浸泡、清洗，易形成的慢性毒性损害，不注意剩饭、剩菜及冰箱放置较久饮食的情况而产生的食物中毒；再比如，经常吃腌制品，含有添加剂的香肠、腌肉、火腿，经常吃煎炸食物、方便面等均含有致癌物质症状食物，易致肿瘤等。

综合所述可见，许多疾病确实是吃出来的，尤其是"现代病""文明病"。只要合理营养，均衡搭配，纠正不良习惯，改变饮食卫生的观念，则完全可以预防疾病，保证健康，提高生活质量、生命质量。

为什么宜多食食物纤维？

食物纤维属于多糖类，主要存在于蔬菜、糠麸和谷类植物中，水果中的果胶也是一种与纤维相仿的物质。

据流行病学资料表明，缺乏食物纤维的西方膳食是许多疾病，如结肠癌、高胆固醇血症、缺血性心脏病、糖尿病以及便秘、痔疮等的直接或间接病因之一。

纤维素不易被人体消化吸收，因而总是随粪便排出体外，在形成粪便的过程中，纤维素可使其体积增加，密度减小，并能刺激肠道蠕动和促进排便。如果膳食过精过细，脂肪和肉类过多，可使肠内厌氧菌大量繁殖，使中性或酸性类固醇特别是胆固醇、胆酸及其

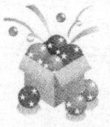

代谢物溶解。而粪便中增多的胆酸代谢物则可能是致癌的辅助物质。食物纤维能影响大肠细菌的活动,使大肠中的胆酸生成量减少,并能稀释肠内有毒物质,使粪便变软和通过肠道的时间缩短,减少致癌物质与易感的肠黏膜长时间接触,从而防止肠癌的发生,老年人由于胃肠功能下降,肠蠕动减慢,肠内有益细菌、乳酸菌减少,而适量多食用食物纤维,则可弥补这种不足而减少疾病的发生。

据有关报道,食物纤维可影响血糖水平,减少糖尿病患者对胰岛素和药物的依赖性,并有防止热量过剩、控制肥胖的作用,因为多纤维素食可延缓胃排空时间,增加饱腹感,使摄入的食物量和热量减少,有利于老年人减轻体重和控制肥胖,还可预防胆结石和降低血脂。

据测定,老年人每天摄入6~10克的食物纤维,对预防上述疾病大有益处。膳食富含纤维的食物有麦麸、米糠、鲜豆荚、嫩玉米、草莓、菠萝、花生、核桃、菠菜、蒜苗、马铃薯、玉兰片、南瓜、芋头、胡萝卜、地瓜、蘑菇、裙带菜、海带等。

食物纤维对老年人益处很多,但食用过量也有害。专家们发现,高纤维会干扰胃肠对钙、锌等元素的吸收,食用过量的精纤维成分,也容易造成胃癌、结肠癌。所以,老年人饮食中应注意荤素搭配,不应偏食,应在保证营养平衡基础上,适当多吃些纤维食品。

对维生素有什么需要?

维生素为人体代谢和生长所必需之物,而且必须从食物中得到,缺少时可影响人的健康,甚至引起维生素缺乏病。

维生素A有促进生长,预防疾病,延长寿命,增加对传染病的抵抗力和眼睛暗视能力。维生素A主要存在于动物肝脏、蛋黄内。绿叶和红黄色蔬菜中含有的胡萝卜素,吸收到人体内,可转变成维生素A。

维生素E对人体可起代谢促进作用,有增加激素的功能,对老年人防止血管硬化作用明显,起着防老抗衰的功效。维生素E存在于植物油、油料种子以及肉、奶油、奶、蛋等食品中,具有

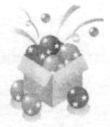

抗氧化作用，可阻止不饱和脂肪酸氧化，对供给人体营养有益。

老年人补钙要有维生素 D 帮助。有很多老年人发生骨质疏松，不一定是钙的不足，而是缺乏维生素 D，因而妨碍了钙的吸收和利用。老年人常到户外活动，晒晒太阳，即可防止维生素 D 缺乏，又对钙的吸收有益。

维生素 B_{12} 有增进食欲之功效，还可促进碳水化合物代谢，维生素 B_{12} 缺乏时，会产生食欲不振、多发性神经炎。食物中以酵母、豆类、粮谷类、动物内脏、肉类、蛋类的含量较多，维生素 B_{12} 在碱性环境中易破坏，所以在煮豆、煮粥或蒸馒头时，不要加过量的碱，以防维生素 B_{12} 大量被破坏。

维生素 B_2 有促进生长、增强体质的功效。因为它是体内每个细胞进行氧化代谢所必需的，所以当缺乏维生素 B_2 时，就会出现口角炎、眼结膜炎、舌炎、黏膜溃疡以及阴囊皮炎等。维生素 B_2 对光敏感，日光照射易受到破坏。

尼克酸又叫维生素 PP，也是每个细胞进行氧化代谢所必需的化合物。其在酵母、肉类、谷类、花生、豆类中含量较高，一般不会发生缺乏。但玉米中所含尼克酸主要为结合型，不能被吸收利用，因此，在以玉米为主食的人群中容易发生维生素 PP 缺乏现象。

维生素 C 具有强还原性。维持许多器官、组织的正常功能与结构，对于创伤的愈合、解毒都有明显作用，此外，还有促进许多无机盐及微量元素的吸收作用，对于预防冠心病、高血压、肿瘤都有良好作用，维生素 C 大多来自新鲜蔬菜和水果中，但维生素 C 易被氧化破坏，加热、加碱都会加速对其破坏。

维生素对中老年人特别重要，由于老年人咀嚼、胃肠消化功能减弱以及蔬菜过分烹调，使维生素损失严重。所以，老年人常存在维生素不足，其中特别是维生素 A、维生素 B_2、维生素 C，应注意补充。

缺钙会给身体带来哪些危害？

（1）可导致骨骼老化和牙齿松动。长期骨骼缺钙会导致骨质疏松、骨质增生、骨骼变脆，骨质增生导致身体多处关节疼痛、

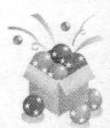

僵化；骨质疏松、骨骼变脆则使中老年人很容易发生骨折；长期缺钙，由于牙槽骨的吸收使牙齿松动，甚至导致牙齿过早脱落，缺钙对于正在长个子的青少年、孕妇都有不良影响。

（2）缺钙可加速中老年人老化。中老年人由于饮食补钙不足，导致血钙低下，低血钙就会自动刺激甲状旁腺进行溶解骨钙，以补充血钙的短缺，如果长期的低血钙持续刺激甲状旁腺分泌甲状旁腺素，就会导致甲状旁腺功能亢进，无休止、无节制地去溶解骨钙，这样一来，不仅使骨钙更加空虚，而且大量的钙不断涌入血液，造成血钙过高，大量的钙就会沉积在人体的软组织中，沉积在肌肉、血管壁、骨骼周围等，最后造成肌肉钙化、血管钙化、肾结石、骨质增生等。

（3）缺钙会导致神经、肌肉异常兴奋。缺钙使人失眠、脾气暴躁、易怒，有时肌肉抽搐、腿抽筋，及时补充钙，可使症状减轻。

（4）缺钙可导致免疫力下降。缺钙会导致细胞免疫力下降，容易出现恶性肿瘤和感染性疾病。这种影响对于中老年人尤为明显。

（5）其他。缺钙导致凝血障碍，出血后不容易凝固。缺钙容易加重过敏反应，长期缺钙导致中老年人便秘，食欲不振。

日常饮食中补钙有哪些误区？

很多人以为，通过饮食可以补钙，但实际上在日常饮食中有很多误区，不正确的膳食行为会让你丢失大量的钙。

（1）磷多丢失钙　钙磷比例失衡是导致人们缺钙的元凶。正常情况下，人体内的钙与磷比例是2∶1，然而，现实生活中，人们过多地摄入碳酸饮料、可乐、咖啡、汉堡包、比萨饼、小麦胚芽、动物肝脏、炸薯条等大量含磷的食物，使钙和磷的比例高达1∶10~20，这样，饮食中过多的磷会把体内的钙"赶"出体外。

（2）补钙不补镁，吃完就后悔　人们补钙的时候，只注意补充维生素D，却往往不知道要补充镁，钙与镁似一对双胞胎兄弟，总是要成双成对地出现，而且钙与镁的比例为2∶1时，是最利于钙的吸收利用的了，所以，在补钙的时候，切记不要忘了补充

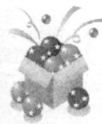

镁，含镁较多的食物有：坚果（如杏仁、腰果和花生）、黄豆、瓜子（向日葵子、南瓜子）、谷物（特别是黑麦、小米和大麦）、海产品（金枪鱼、鲭鱼、小虾、龙虾）。

（3）大鱼大肉"吃"掉钙 高蛋白饮食是引起骨质疏松症的原因所在。有人做过这样的实验：①每天摄入80克的蛋白质，将导致37毫克的钙流失；②每天摄入240克的蛋白质，额外另补充1400毫克的钙，将导致137毫克钙的流失，额外补充钙并不能阻止高蛋白所引起的钙流失，过量摄入大鱼大肉而不注意酸碱平衡，将导致钙的大量流失。那么，怎样饮食才能促进钙吸收？维生素C促进吸收钙，把含钙高的食物与维生素C和泡菜汁一起服用，或者每天自己制作脐橙、柚子、橘子、芦柑、柠檬饮用，其生物利用度要增强12%。显然是这些水果中大量的维生素C的参与，使得钙能更好地被小肠吸收。

长期饱食为什么有损寿命？

节食对老年人至关重要。据调查，我国长寿老人能经常做力所能及的体力锻炼，也普遍注意节食。如武汉地区长寿老人经常吃五至七成饱的占68%；陕西咸阳市长寿老人每天的饮食热量低于6276千焦（1500千卡）者占83%。

科研证明，中老年人实际需要的热量，按年龄增大而递减，40~49岁减5%，50~59岁减10%，60~69岁减20%，70岁以上减30%。所以，60岁以上的老年人每餐最多只能吃7~8成饱。老年人即使偶尔参加体力较大的活动，也要注意节食，因为体力的消耗与营养的吸收能力已大大减低了。据了解，某市体育场有位60岁左右的管理人员，自己采取"大运动量，高营养"的锻炼方法，经常像青年运动员一样，跳看台、举杠铃、跑公园；同时除了高蛋白、脂肪等饮食外，还增加人参、蛤蚧精等补品，就不知道，吃得再多，也不能补偿大运动负荷的损耗，因为老年人的消化系统不可能吸收大量的营养补品了，以致不到一年，这位老人在跳看台时倒地，之后送医院抢救无效死亡。

中老年脑力劳动者如果体力活动少，尤其需要节食。否则，过多的食物除了加重肠胃与心血管系统的负担之外，别无任何好

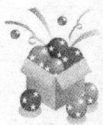

处。事实上，饮食过饱还会加速大脑衰老，人在吃得过饱后，有一种被称为"纤维芽细胞生长因子"的物质在大脑中明显增多，这种物质被认为是引起脑动脉硬化的因素。

再有，有些老年人虽能节食，但如听说某种食物或药物有益于健康，就经常大量摄取，也是有害的。例如老年人（特别是妇女）普遍存在的缺钙现象，致使神经肌肉的应激性增高，有时两手颤抖，面部肌肉不自主跳动，小腿肌肉抽搐或因骨质疏松而发生骨折，但如口服钙剂过多，可使血管发生痉挛，使心肌缺血，可以诱发和加重心绞痛，甚至形成猝死，又如，有些人发现维生素 E（或称生育酚）能制止和预防冠状动脉硬化和静脉炎的发生，就大量服用维生素 E 药片；而过量的维生素 E 又影响血凝，也可以诱发低血糖、脉管炎或乳腺瘤，一切维生素都不是补药，一切补品都要适量。

当然，也有少数中老年人为了防止发胖或者溺爱自己的子孙晚辈，故意克扣自己，故意"挨饿"也是伤害身体的。1970 年前苏联调查了百岁以上的老人 19 304 人的饮食方法，发现没有一个长寿者自行挨饿或生食或严格素食，他们的饮食都是适中的、简单的、混合的、新鲜的蔬菜、水果与肉类（主要是煮牛肉与煮鸡），这些饮食的生物活性很高，他们天天劳动或到户外散步。

因此，老年人如吃得过多，或者故意挨饿都是错误的，都会影响健康，有损寿命。

如何摄取胆固醇？

人不能食用含胆固醇过高的食物，但是，也不能一概排斥，因为胆固醇是人体脑、神经与肾上腺等器官的重要组成成分，还有许多促进人体生理功能变化的作用，所以，胆固醇也是一种重要的营养物质。除了严重的心血管疾病患者，必须遵医嘱调节饮食以外，一般中老年人也不应"谈虎色变"，一点也不敢沾边。人体对体饮食的选择，关键在于根据个体特点的需要，对摄取各种营养素，辨证地取得平衡。胆固醇的摄取量控制，应注意以下几点：

（1）中年人摄取食物的胆固醇含量可以适当增多一些。有人测定，1~2岁儿童的血浆胆固醇为100毫克/分升，以后逐年增长，由青年到老年每年约增2毫克/分升左右，老年期可达180~200毫克/分升。所以，老年人每天从食物中摄取300毫克，血液胆固醇就要升高9~15毫克，这样老年人的血浆胆固醇总数已达到189~215毫克/分升（临床医生意见不要超过220毫克/分升）。而中年人由于本身血浆胆固醇较少，就可适当多摄取一点。但过多也是有害的。

（2）注意个体特点。如经医生检查，您的血浆胆固醇总量已超过220毫克/分升以上了，要尽可能控制，并要想办法降低；反之，如果总量很少，就可以适当补充一些。

有些长寿老人数十年已养成不同的饮食习惯，也不必强求一致。例如，根据《中国四十位百岁以上老人的长寿经验》一书的饮食调查，其中有19人喜欢吃肉，少数人还酷爱肥肉，他们的身体很好，没有任何心血管疾病，这些老人一辈子热爱体力劳动，生活饮食听其自然，无过多的禁忌。

（3）要分析体力活动量的大小，体力活动适当增大，则高密度脂蛋白胆固醇有所增加，而低密度与极低密度脂蛋白胆固醇就要降低，因此，如经常坚持适当的体育锻炼，含胆固醇的食物也可适当多吃一点。

（4）要考虑到综合饮食及烹调方法。

为什么不易多吃煎、炸食物？

烹调方法种类繁多，如煎、炸、熏、烤、溜、烧、炒、炖、焖、蒸、氽、煮、卤、扒等。而煎、炸、熏、烤这类烹调方法，制作出来的食品虽香脆可口，但由于油经高温加热反复使用，脂肪分解，产生多种有害物质，这类物质对人体细胞具有致衰、致癌、致畸作用。另外，油炸烹调容易破坏食物的营养成分，如长期吃油炸、熏烤食物，癌症和其他疾病发病率就会增高。中老年人应当多采用炒、蒸、氽、煮的烹调方法，这种方法脂肪含量相对较低，有助于消化吸收；煎、炸、熏、烤方法应尽量少用。

应如何安排一日三餐？

对于饮食热量的分配，现代营养学家提倡三餐饮食量的分配

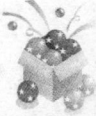

为:早饭提供全天总热量的25%,中餐为40%,晚餐为35%。对于一日三餐的饮食质量,前人早就总结了"早饭宜好、午饭宜饱、晚饭宜少"的养生格言。合理分配一日三餐对于我们中老年人尤其重要。

所谓早饭要好,指早餐应吃一些营养价值高、少而精的食品。因为人经过一夜的休眠,晚上进食的营养已基本消耗完,早餐只有及时的补充营养,才能满足整个上午工作、学习的需要。但由于早上起床不久,胃肠兴奋度不高,故早餐进食量不宜多,因此,为了保证充足的营养供应,早餐在品质上就应有更高的要求,即量虽少、质需优。一份合理的早餐应有干有稀、有主食又有副食。除主食外,最好配1~2种高蛋白质的食物,如鸡蛋、牛奶、豆制品、花生米、黄豆等。早餐充足的蛋白质有助于保持整个上午的精力充沛,否则,如果只吃谷类主食,容易在午前出现低血糖,导致精力、脑力欠佳。

午饭要饱,是指要保证充足的质与量。因为午饭具有承上启下的作用,既要补偿早餐吃得少、上午运动量大、消耗多可能出现的营养负债,又要为下午的活动之需储备能量,因而,饮食的品质要高,量也相对要足。也就是说,午餐主食份量要大些,副食花样要多些,肉类、蛋类、豆类、青菜类最好都摆上餐桌。若能再做一碗有荤有素的菜汤,就更好。午后最好能吃一次水果。如此,不仅保证了营养,也感觉舒适。

晚饭要少,是说晚饭进食要适当少一些。这是因为晚上接近睡眠,活动量小,身体对营养需要减少,若进食过饱,一方面易使饮食停滞,影响睡眠;另一方面摄取的营养超过身体所需,又会造成营养过剩,引起肥胖,甚至诱发疾病。因此,晚餐进食要适当少一些,更不能食后就睡。正如古人所说"饱食即卧,乃生百病"。对于老年人来说,晚饭以粥当主食非常好,粥里放一些杂粮、杂豆,既营养丰富好消化,又避免进食过多。

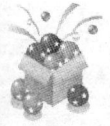

当然,三餐的时间也要定时,早饭最好安排在7点左右,中餐以12点左右为宜,晚餐宜在18点左右。

健康饮食有哪六要？

老年人消化功能降低，心血管系统及其他器官也都有不同程度的变化，因此，为保持身体健康，应注意以下六个方面：

（1）饭菜要香一些，老年人味觉、食欲较差，吃东西常觉得缺滋少味，因此，为老年人做饭菜要注意色、香、味俱全。

（2）质量要好一些，老年人体内代谢以分解代谢为主，需用较多的蛋白质来补偿组织蛋白的消耗。如多吃些鸡肉、鱼肉、兔肉、羊肉、牛肉、瘦猪肉以及豆类制品，这些食品所含蛋白质均属优质蛋白、营养丰富、容易消化。

（3）数量应少一些，研究结果表明，过分饮食有害健康，老年人每餐应以八九分饱为宜，尤其是老年。

（4）蔬菜多一些，新鲜蔬菜是老年人健康的朋友，它不仅含有丰富的维生素和矿物质，还有较多的纤维素，对保护心血管和预防癌症防止便秘有重要作用，每天的蔬菜摄入量应不少于250克。

（5）食物要杂一些，蛋白质、脂肪、糖、维生素、矿物质和水是人体所必需的六大营养素，这些营养素广泛存在于各种食物中，为平衡吸收营养，保持身体健康，各种食物都要吃一点，如有可能，每天的主副食品应保持在十种左右。

（6）菜肴要淡一些，有些老年人口重，殊不知，盐吃多了会给心脏、肾脏增加负担，易引起血压增高。为了健康，老年人每天吃盐应以 6~8 克为宜。

哪些食物利于睡眠？

夜里能否睡得好，晚上吃了什么非常重要。《黄帝内经》里曾有"胃不合则卧不安"的说法；临床营养学家也指出，导致睡眠障碍的原因之一，就是晚餐中吃了一些"不宜"的食物。那么，究竟晚上吃什么有利于睡眠呢？

某些食物能够起到安眠的作用，营养学家们指出，这和其中的一些成分有关，在这方面，作用最明显的食物有以下四种：

（1）牛奶　牛奶中含有两种催眠物质：一种是色氨酸，能促进大脑神经细胞分泌出使人昏昏欲睡的神经递质——五羟色胺；

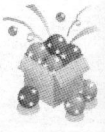

另一种是对生理功能具有调节作用的肽类，其中的"类鸦片肽"可以和中枢神经结合，发挥类似鸦片的麻醉、镇痛作用，让人感到全身舒适，有利于解除疲劳并入睡。对于由体虚而导致神经衰弱的人，牛奶的安眠作用更为明显。

（2）小米　在所有谷物中，小米含色氨酸最为丰富，此外，小米含有大量淀粉，吃后容易让人产生温饱感，可以促进胰岛素的分泌，提高进入脑内的色氨酸数量。

（3）核桃　在临床上，核桃被证明可以改善睡眠质量，因此，常用来治疗神经衰弱、失眠、健忘、多梦等症状。具体吃法是配以黑芝麻，捣成糊状，睡前服用15克，效果非常明显。

（4）葵花子　葵花子含多种氨基酸和维生素，可调节新陈代谢，改善脑细胞抑制机能，起到镇静安神的作用，晚餐后嗑一些葵花子，还可以促进消化液分泌，有利于消食化滞，帮助睡眠。

此外，大枣、蜂蜜、醋和全麦面包也是有助于睡眠的食物。大枣中含有丰富的蛋白质、维生素C、钙、磷、铁等营养成分，有补脾安神的作用。晚饭后用大枣煮汤喝，能加快入睡时间。

中医认为，蜂蜜有补中益气、安五脏、合百药的功效，要想睡得好，临睡前喝一杯蜂蜜水可以起到一定的作用。醋中含有多种氨基酸和有机酸，消除疲劳的作用非常明显，也可以帮助睡眠。而全麦面包中含有丰富的维生素B，它具有维持神经系统健康、消除烦躁不安、促进睡眠的作用。

另外，饮食习惯好，才能睡得好。晚餐什么时候吃、吃多少也是影响睡眠的重要因素。研究证明，如果一个人想在晚上10点钟睡觉，三餐的比例最好为4∶4∶2，这样既能保证活动时能量的供给，又能在睡眠中让胃肠得到休息。总的来说，晚餐不宜过饱，对睡眠最有利，晚饭最好安排在睡前4小时左右，吃饱就睡会让废气滞留，影响睡眠。

神经衰弱的人晚餐应吃单一味道的食物，不要五味混着吃；食物的冷热要均匀，养成良好的饮食习惯，更有助于睡眠。

哪些食物越吃越老？

（1）含铅食品　人体摄铅过多，会直接破坏神经细胞内遗传物质脱氧核糖核酸的功能，不仅易使人患痴呆症，而且还会使人脸色灰暗过早衰老。

（2）腌制食品　在腌制鱼、肉、菜等食物时，容易使加入的食盐转化成亚硝酸盐，它在体内酶的催化作用下，易与体内的各类物质作用生成亚胺类的致癌物质，人吃多了易患癌症，并促使人体早衰。

（3）霉变食物　粮食、油类、花生、豆类、肉类、鱼类等发生霉变时，会产生大量的病菌和黄曲霉素，这些发霉物一旦被人食用后，轻则发生腹泻、呕吐、头昏、眼花、烦躁、肠炎、听力下降和全身无力等症状，重则可致癌致畸，并促使人早衰。

（4）水垢　茶具或水具用久以后会产生水垢，如不及时清除干净，经常饮用会引起消化、神经、泌尿、造血、循环等系统的病变而引起衰老，这是由于水垢中含有较多的有害金属元素如镉、汞、砷、铝等造成的。

（5）过氧脂质　过氧脂质是一种不饱和脂肪酸的过氧化物。例如炸过鱼、虾、肉等的食用油，放置久后即会生成过氧脂质；长期晒在阳光下的鱼干、腌肉等；长期存放的饼干、糕点、油茶面、油脂等。过氧脂质进入人体后，会对人体内的酸系统以及维生素等产生极大破坏作用，并加速促人衰老。

（6）高温油烟　通常食用油在高温的催化下，会释放出含有丁二烯成分的烟雾，而长期大量吸入这种物质不仅会改变人的遗传免疫功能，而且易患肺癌。为避免这种危害，制作菜肴时食油加热最好不要超过油的沸点，以热油为宜，这样可避免引起烟熏火燎损害健康和促使面部生成皱纹。

（7）烟雾　当炉火、煤烟、香烟、灰尘中的有害气体，经呼吸道吸入肺部，渗透到血液中后，就会给人带来极大的危害。尤其是吸烟者，将烟吸入肺部，尼古丁、焦油及一氧化碳等为胆固醇的沉积提供了条件，会造成动脉硬化，促人衰老。

哪些食物利于健心？

（1）米汤　米汤是心脏病患者应信赖的饮料。用4倍做稀米饭的水把米浸泡一夜再煮制。煮好后，将饭粒滤掉，存冰箱内备

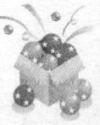

用。食米汤要慢慢啜饮,切忌倾盆似的向喉管里灌。为了取得最好的疗效,最好在两餐之间饮用,而不是在吃饭时服用,因为那样服用会把胃酶稀释,不利消化。如制热饮可加糖,如想味道更好,还可加入柠檬汁。

(2) 生物黄酮饮料　将12个柑橘和1个柠檬切碎,连皮带肉及种子一起放进搅拌器,就可制得可口的自然饮料。这种饮料里含的生物黄酮很丰富,是治疗感冒、抗感染的自然良药,它既能防止也能治疗全身出血、急性关节风湿病、毛细血管过细或过于脆弱以及易于流产的子宫病,对治疗心脏病也是一种最好的饮料,它可与米汤交替服用。但心脏病患者服用生物黄酮类饮料不要太多,特别是在与米汤交替服用的情况下。

(3) 西瓜　西瓜是治疗心脏病的有益"饮料食品",也是很好的"利尿剂",并且无副作用。将西瓜切成小碎片,像吃炒米花那样整片送入嘴里,每隔几分钟吃一小片。另外,如吃饭时离不开饮料的话,可在盘子旁边放一块西瓜,以取代平日的开水或别的饮料。

(4) 葵花子　人体摄入60克葵花子,就是一顿最好的蛋白小餐。用前,葵花子必须洗净,去壳。安假牙的老年病人可捣烂服用。也可将葵花子加在凉拌菜上,再浇上麦芽油,这样的营养品可作正餐用。南瓜子可作葵花子的代用品,这种食物尤其适合那些患有前列腺炎的病人。

眼睛保健吃什么?

眼睛视网膜上的视紫质是由蛋白质合成的,蛋白质缺乏可导致视紫质合成不足进而出现视力障碍。因此,平时要给眼睛多"吃"含蛋白质较高的食物,如豆制品、鱼、乳、蛋等。

维生素 A　是构成眼感光物质的重要原料,维生素 A 充足,可增大眼角膜的光洁度,使眼睛明亮有神。反之,会引起睑膜上皮细胞脱落、增厚、角质化,使原本清澈透明的角膜变得像毛玻璃一样模糊不清,甚至引起夜盲症、白内障等眼疾。含有维生素 A 较多的食物有动物肝脏、水果、胡萝卜等。

维生素 B_1、B_2　是参与包括视神经在内的神经细胞代谢的重

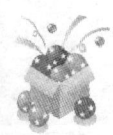

要物质，有保护眼睑、角结膜、球结膜和角膜的作用，能预防眼角皱纹的形成。维生素 B_1、B_2 缺乏时，会出现眼睛干涩、结膜充血、眼睑发炎、畏光、视力模糊、易疲劳等症状，甚至发生视神经炎。含维生素 B_1 较丰富的食物包括米糠、粗粮、豆类及花生等，因此，选择主食不要过精，淘米次数不宜过多。维生素 B_2 的主要来源有肝、蛋、乳和蔬菜。

维生素 C 是眼球晶状体的重要营养成分，摄入不足易患晶状体浑浊性白内障、角膜炎、虹膜易出血等症。富含维生素 C 的食物有柚、番茄、枣、猕猴桃及绿色蔬菜等。

微量元素 在人体内含量虽然不到体重的千分之一，但作用很大，没有它们，新陈代谢就无法进行，其中有 4 种微量元素对眼睛的影响重大。锌能增大视觉神经的敏感度，锌摄入量不足时，锥状细胞的视紫质合成就会出现障碍，从而影响辨色功能。

食物中牡蛎含锌量最高，肝、奶酪、花生等也是锌的丰富来源。硒是维持视力的一种重要微量元素，含硒较多的食物有鱼、家禽、白菜、萝卜、韭菜、蒜苗等。

钼是组成眼睛虹膜的重要成分，虹膜可调节瞳孔大小，保证视物清晰。大豆、扁豆、萝卜缨中含钼较高。

铬不足时，影响胰岛素调节功能，会使血糖升高，造成眼球晶状体房水渗透压上升，屈光度增大而导致近视。含铬的食物有糙米、牛肉、蘑菇、葡萄和蔬菜等。

磷和钙可使巩膜坚韧，并参与视神经的生理活动，钙和磷缺乏易发生视神经疲劳、注意力分散，引起近视。所以，要给眼睛多"吃"些富含钙、磷的食物，如排骨肉、乳品、豆类、新鲜蔬菜和鱼、虾、蟹等。

坚持吃水果有什么好处？

水果中含有丰富的膳食纤维，在肠道内不易被消化吸收，能增加肠蠕动，有预防肠癌的作用。水果中含果胶多，这种可溶性膳食纤维有降低胆固醇的作用，利于预防动脉粥样硬化、高血压、冠心病。水果含有容易消化吸收的糖，可直接被身体吸收，有利于中老年大脑能量的补充。水果中的各种有机酸，如苹果

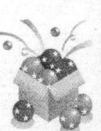

酸、柠檬酸、酒石酸等能刺激中老年消化液的分泌，增进食欲，有利于食物的消化吸收。

另外一方面，有机酸能使食物保持一定的酸度，对维生素C的稳定性具有保护作用。此外，苹果、樱桃、杏、柑橘类水果等含有丰富的维生素P，为天然抗氧化剂、抗衰老剂，能维持微血管的正常功能，保护维生素C、A、E、硒等不被氧化破坏，发挥其正常作用。

另外，水果还能提供一种叫花色苷的物质，这种物质对人体产生有益的作用，中老年特别需用，能保护毛细血管，促进视红细胞再生，增强眼睛的暗适应能力。水果也是"成碱性食物"，和蔬菜一样有助于维持体液的酸碱平衡。

水果的防病健身作用是其他食物所不可替代的，中老年人宜坚持吃水果。

吃水果应注意什么？

（1）一次不宜进食大量的水果，可采取"少吃多餐"的方法。

（2）胃酸较多，即经常泛酸水的，不宜吃李子、山楂、柠檬等含有机酸较多的水果。

（3）经常大便干燥的，可多吃些桃子、香蕉、橘子等，因为这些水果有缓下作用。

（4）经常腹泻的，不要多吃上面提到的有缓下作用的水果，可适当地吃些苹果，因为苹果有收敛和固涩的作用。

（5）有心脏病及水肿的，不宜吃含水量较多的西瓜、椰子汁等，以免增加心脏的负担和加重水肿。

（6）患糖尿病的，不但要少吃糖，同时也要少吃含糖量较多的梨、苹果、香蕉等水果。

（7）患肝炎的，可适当地多吃些橘子和鲜枣等含维生素C较多的水果，有利于肝炎的治疗和恢复。

（8）不要在饭前吃水果，以免影响正常进食及消化。

平时应多吃哪些"长寿菜"？

在日本，裙带菜与海带一样，被称作长寿菜。原因是日本科

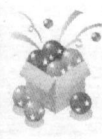

学家对裙带菜的研究发现，其含有的昆布氨酸和褐藻酸有降低血压和防止动脉硬化的作用，还能降低人血液中的胆固醇。而且裙带菜中含有一种叫藻聚糖的物质，不仅能降低胆固醇，还能防止血液凝固，从而能防止血栓形成，减少脑卒中和心肌梗死的发生概率。

裙带菜含有钙、铁、碘等人体需要的几乎所有的矿物质，每天只要食用10克裙带菜干品，即可满足人需要的各种矿物质的1/8量到全部，这是其他天然食物难以达到的。它的碘含量极为丰富，与号称碘库的海带不相上下，它的胡萝卜素含量也很高，此外，它还含有大量的维生素E、维生素C和膳食纤维。

近些年，国内媒体对海带报道较多，一些人对海带的营养价值也了解较多，但海带吃起来有一种生涩感，限制了很多人食用。裙带菜与海带的营养成分与保健作用基本相同，但裙带菜的口感却较海带嫩软，所以，不喜欢吃海带的人，尽可享用裙带菜。裙带菜吃法很多，可与豆腐、鱼、蘑菇、鸡蛋、蔬菜同炒同煮，可做汤，可凉拌，味道鲜美，口感滑爽。

健康饮食宜吃哪些食物？

（1）西红柿　其酸味能促进胃液分泌，帮助消化蛋白质等，此外丰富的维生素C能结合细胞之间的关系，制造出骨胶原，强健血管。矿物质则以钾的含量最丰富，由于有助于析出血液中的盐分，因此，具有降血压的功能。

（2）黄豆　很多人都知道黄豆有植物性荷尔蒙，有利于女性，殊不知黄豆对男性也是绝佳食品。例如常吃黄豆制品的日本男人，罹患前列腺癌的概率比西方男人低。而且黄豆对改善男性的骨质流失一样有效。男性过了60岁，骨质会开始流失，情况和更年期妇女一样严重。而且多吃黄豆可以补充卵磷脂，卵磷脂已被证实与短期记忆力和学习力有关。

（3）番瓜子　男性40岁过后，大多数人有前列腺肥大的问题。美国一项实验发现，让前列腺肥大的患者服用番瓜子的萃取物，确实减少了患者尿频的次数，也改善了其他症状。而且番瓜子也是维生素E的最佳来源，可以抗老化。番瓜子在一般超市即

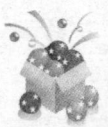

可买到，有些产品是多种坚果混合，可以撒在沙拉上食用，或平日当零嘴吃。

（4）胡萝卜　β-胡萝卜素会在体内变化成维生素 A，提升身体的抵抗力，抑制导致细胞恶化的活性氧等。此外，因含有丰富的钾，具有降血压的作用，以及食物纤维能发挥整肠功效。含丰富β-胡萝卜素的胡萝卜也因此大受欢迎，是因为它能预防癌症。

（5）蚝海鲜　它可以增强性能力。男性精液里含有大量的锌，当体内的锌不足，会影响精子的数量与品质。而食物中海鲜类的蚝、虾、蟹的锌含量最为丰富，一颗小小的蚝就几乎等于一天中锌的需求量（15 毫克）。此外，蚝因富含糖原或牛磺酸，具有提升肝脏功能的作用，且滋养强身。

（6）大蒜　大蒜具有强烈的杀菌力，因此能消灭侵入体内的病菌。此外，它能提供维生素 B_1 的吸收，促进糖类的新陈代谢以产生能源，并消除疲劳。另一不可忽视的大蒜功用就是提升免疫力。大蒜中所含的硒化铅具抗氧化作用，因此，被视为防癌的食物。男性多服可改善体质并强身。

健康饮食应注意哪些?

控制总热量　中年人由于脂肪组织逐渐增加，肌肉和活动组织相对减少，所以每日摄入的热量应控制在 7500~8370 千卡。胖人易患胆石症、糖尿病、痛风、高血压、冠心病和某些癌症。

保持适量蛋白质　中年人每天需摄入 70~80 克蛋白质。其中优质蛋白质应不少于 1/3。大豆类及其制品含有较丰富的植物蛋白质，对中老年人非常有益。

适当限制糖类　有些人有嗜糖或者饭量大的习惯，到中年以后要加以限制。因为吃糖过多，不仅容易肥胖，而且由于中年后胰腺功能减退，如食含糖食物过多，就会增加胰腺的负担，易引起糖尿病。在限制过多的糖类，自感食量不足时，可增加吃含糖量少、含纤维素多的水果、蔬菜，这些物质还可促进肠道蠕动和胆固醇的清除。

低脂肪、低胆固醇　中年人每天摄取的脂肪量以限制在 50 克左右为宜。脂肪以植物油为好,因为植物油含有不饱和脂肪酸,能促进胆固醇的代谢,防止动脉硬化。

多吃含钙质丰富的食物 如牛奶、海带、豆制品及新鲜蔬菜和水果,对预防骨质疏松,预防贫血和降低胆固醇等都有作用。

节食 饮食要定期、定量,以免引起消化功能紊乱。尤其要注意避免食用可能损害消化器官的食物。

经常不吃早餐对身体健康有哪些危害?

(1)大脑细胞得不到充足的血糖供应,脑记忆力和反应能力明显下降,大脑工作需要的能量来自血糖,不吃早餐或早饭中的热能不够,血糖的浓度太低,大脑细胞得不到充足的血糖供应,脑记忆和反应能力下降,注意力不集中,直接影响了工作和学习效率,而且长时期下去对中老年人最大的危害是易患"老年性痴呆症"。

(2)经常不吃早餐人反而更容易肥胖,且患糖尿病和心血管病的危险也显著增加。这是因为由于早餐未吃,到了中午进餐时反而刺激了中枢摄食系统,产生了强烈的饥饿感,使中午餐多吃过饱,长此以往就导致了肥胖。

空腹不宜进食的食物有哪些?

(1)不宜饮茶 空腹饮茶稀释胃液、降低消化功能。可引起茶醉,出现心慌、头晕、乏力甚至站立不稳等,故空腹不宜饮茶。

(2)不宜大量吃糖 食糖是甜的,但属纯酸性食物,虽极易消化吸收,但不宜空腹大量进食。因为空腹进食大量食糖可使血糖骤然升高,人体在短时间内,不能分泌出足够胰岛素,以维持血糖的正常,可导致发生眼病;再是糖属酸性食物,空腹吃后,破坏了体内的酸碱平衡和各种微生物平衡,因此,空腹大量吃糖有损健康。

(3)不宜食冷饮 空腹进餐冷饮,会强烈刺激胃肠道,刺激心脏,使这些器官发生突发性的挛缩现象,久而久之可导致内分

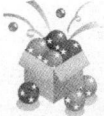

泌失调，女性月经紊乱等疾病的发生。中老年人更易造成消化道损伤。

(4) 空腹不宜大量吃红薯　红薯内含单宁酸与胶质较多，空腹吃后会刺激胃壁，使胃分泌更多的胃酸，引起烧心等不适的感觉，久之引起胃病。因此，空腹不宜大量进食。

(5) 空腹不宜吃大蒜　大蒜中含大蒜素，有强烈的辣味，空腹吃大蒜对胃壁与肠壁有刺激性，可引起胃肠痉挛，发生胃绞痛。

(6) 空腹不宜进食六种水果　大家都知道，吃水果有益健康，但以下水果不适合在空腹的状态下进食，尤其中老年人必须注意：

1）西红柿：西红柿含大量的果胶、柿胶酚、可溶性收敛剂等成分。容易与胃酸发生化学作用，凝结成不易溶解的块状物。这些硬块可将胃的出口——幽门堵塞，使胃里的压力升高，造成胃扩张而使人感到胃胀痛，同时会刺激胃黏膜引起胃胀气、嗳气、吐酸水等，久之可引起胃炎、"肾气"等。

2）柿子：柿子除含多种酸性物质对胃有刺激外，其中所含鞣质和果胶与胃酸起化学作用形成"柿子结石症"刺激和损伤胃黏膜，形成溃疡、出血等。

3）香蕉：香蕉除含钾外，还含较多的镁元素，空腹吃香蕉后可使镁离子骤然增加，破坏了人体内镁与钾的平衡。对心血管产生抑制作用，因此，长期空腹吃香蕉不利健康。

4）橘子：柑橘含有大量糖分和有机酸，空腹吃下后，会使胃肠扩张，使脾胃不适、呕酸、败胃，使胃肠功能紊乱。

5）甘蔗和鲜荔枝：空腹时吃甘蔗或鲜荔枝切勿过量，否则会因体内突然渗入过量高糖分而发生"高渗性昏迷"。

6）山楂：山楂的酸味有行气消食作用，但若空腹食用，不仅耗气，而且会增加饥饿感并加重胃病。

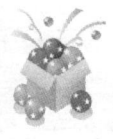

饭后保健应注意什么？

(1) 吸烟　饭后吸烟的危害比平时大 10 倍。这是由于进食后的消化道血液循环量增多，致使烟中有害成分大量吸收而损害肝、脑及心脏血管。

（2）急于饮茶　茶中大量鞣酸可与食物中的铁、锌等结合成难以溶解的物质，致使食物中的铁质白白丢失。如将饮茶安排在餐后一小时就无此弊端了。

（3）急于洗澡　饭后洗澡，体表血流量会增加，胃肠道的血流量便会相应减少，从而使肠胃的消化功能减弱。

（4）急于上床　俗话说："饭后躺一躺，不长半斤长四两"。饭后立即上床容易发胖。饭后至少要休息20分钟，再上床睡觉，哪怕是午睡时间也应如此。

（5）急于开车　事实证明，司机饭后立即开车容易发生车祸。这是因为人在吃饭以后胃肠对食物的消化需要大量的血液，容易造成大脑器官暂时性缺血，从而导致操作失误。

（6）急于吃水果　饭后一只果被奉为金科玉律，但医学家却提出了异议，因食物进入胃里需长达1～2小时的消化过程，才被慢慢排入小肠。餐后即食水果，食物会被阻滞在胃中，长期可导致消化功能紊乱。

（7）急于松裤带　饭后放松裤带，会使腹腔内压下降，这样对消化道的支持作用就会减弱，而消化器官的活动度和韧带的负荷量就要增加，容易引起胃下垂，出现上腹不适等消化系统疾病。

食物消毒有哪些误区？

日常生活中的食物消毒很重要。可是有不少人对食物消毒存在种种误区：

（1）有坏味的食物，只要煮一煮，就可以吃了　错。因为有的细菌耐高温，如能破坏人体中枢神经的"肉毒杆菌"，其菌芽孢在100℃的沸水中，仍能生存5个多小时。有的细菌虽然被杀死了，但它在食物中繁殖时所产生的毒素，或死菌本身的毒素，并不能完全被沸水破坏。所以，变坏了的食物就是蒸煮再吃，也会使人中毒。

（2）细菌怕盐，所以咸肉、腌鱼等就不用消毒　实际上，有一种使人肠胃发炎的"沙门氏菌",能够在含盐量高达10%~15%的肉类中生存好几个月,只有用沸水煮30分钟才能将其全部杀死。因此,食用腌制食品时,也需要严格消毒。

(3) 冰冻的食物没有细菌　有的细菌专门在低温下生活、繁殖,如使人发生严重腹泻、失水的嗜盐菌,能在零下20℃的蛋白质内生存11周之久。所以,食用冰冻食物时,也不能大意。

(4) 食物只要经过煮沸,就可以达到消毒杀菌防病目的　这种说法只对了一半。食物中毒可分为生物型和化学型两大类。生物型中毒主要是指细菌、病毒、微生物等污染食物,例如腐败食物中的霉菌。这一类食物可用高温蒸煮进行消毒,即使留有少量毒素也不会造成严重危害,但化学型中毒,不是高温处理所能避免的,有时煮沸反而会使毒素浓度增大,比如,烂白菜中产生有毒的亚硝酸盐,人吃了就会发生严重的中毒现象,此外,发芽和未成熟土豆中的龙葵碱、油料中的黄曲霉毒素等,均不能通过高温达到消毒目的。

冠心病患者饮食应注意什么?

控制热量摄入　传统的方法是以身高厘米数减105为理想体重千克数,如一个175厘米高的男性体重应为175 - 105 = 70千克,如超过这个标准体重就要减少能量摄入。

冠心病人发生急性心肌梗死时更要控制能量,每天只能摄入1000千卡左右。

限制脂肪　每日脂肪摄入量应为总热量的25%左右,其中动物脂肪要少于10%。胆固醇摄入量要低于300毫克,如病人有高脂血症,胆固醇摄入要低于200毫克。40岁以上的人虽然血脂正常也要避免多吃动物脂肪和高胆固醇食物,如肥肉、动物内脏、蟹黄等,而鸡、鱼、鸭、鸭蛋的蛋白、豆腐等含脂肪及胆固醇低,可以食用。

蛋白质与碳水化合物要适量　动物性蛋白质只能占蛋白质总量30%,碳水化合物供热量应占膳食总热量的60%左右,应限制含糖多的食品。

适当增加膳食纤维　每日可食入20克,多吃富含水溶性纤维的食物,如黄豆类、蔬菜类。但也不可食入过量膳食纤维,以免影响其他矿物质微量元素的吸收。

补充维生素 维生素能改善心肌代谢和心肌功能:维生素 B_6 能降低血脂;维生素 C 可使部分高胆固醇血症病人的血胆固醇下降,还能增强血管的弹性,保护血管壁的完整性,防止出血,又能促进心肌梗死的病变愈合;维生素 E 是抗氧化剂,能防止脂质过氧化,改善冠状动脉硬化,降低心肌耗氧量。

限制钠盐 每天食盐摄入量从 10 克减少到 5 克,血压可下降 0.67~1.33 千帕(5~10 毫米汞柱)。限盐要长期坚持,过多的盐摄入会影响降压药的效果。

增加运动 要每日运动 30 分钟。坚持每周 3 次以上者可见降血压效果,又可防治肥胖,锻炼心脏功能。

戒烟 吸烟可以增加血小板黏稠度,增高血脂,引起心律失常。吸烟时吸入一氧化碳,使碳氧血红蛋白增加,影响血液携氧能力,易出现心肌缺氧,加重冠心病,戒烟可使病情减轻。

纠正不良生活习惯 避免暴饮暴食,以防增加血流速度,加重心脏负担,诱发心绞痛。注意保持乐观精神,工作有序,劳逸结合,睡眠充足。

多吃蔬菜、水果 蔬菜水果中含有丰富的维生素、矿物质和膳食纤维,对防治冠心病有重要意义。蔬菜包括植物的叶、茎、茄果、鲜豆、食用藻等。红、黄、绿,深色蔬菜中维生素含量超过浅色蔬菜和水果,是胡萝卜素、维生素 B_1、维生素 C、钙、磷、铁和膳食纤维主要来源。野果中的猕猴桃、刺梨、沙棘等也是维生素 C、胡萝卜素的丰富来源。

高血压患者日常饮食应注意什么?

高血压的发生与我们日常饮食不科学有十分直接的关系,我们从饮食方面很好地注意起来对防治高血压的意义十分重大。合理的饮食是高血压病预防与治疗的关键,防治高血压饮食应从以下几个方面注意:

(1)保持低盐饮食。盐在某些内分泌素的作用下,能使血管对各种升高血压物质的反应性增强,引起小动脉痉挛,使血压升

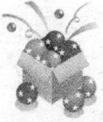

高,并可促使肾小动脉硬化过程加快。

盐又有吸水作用,食盐过多容易使水盐在体内积聚而引起水肿,每天进食盐量一般要求 6 克左右,即三口之家每月吃盐不超过 0.5 千克;味精也含钠,亦尽量少用。

(2) 低热量、低脂、低胆固醇饮食,减少脂肪的食入,尤其是减少动物性脂肪的食入,可降低血压。

因为动物性脂肪具有升压作用,而植物性脂肪有降压作用。少吃大鱼大肉、肥腻食物,多食植物油,如花生油、菜油、豆油、玉米油等。

胆固醇每天应控制在 150 毫克以下,有人提出蛋黄能否吃?每天一个鸡蛋的蛋黄不会引起胆固醇的升高,一般不宜超过 2 个。含胆固醇的食品还有动物内脏,尤其是脑、肝、肾,还有某些鱼和蟹等。

宜多食杂粮、豆类食物及豆制品,杂粮比大米、面粉更有保健作用。前面提到的大豆、燕麦和荞麦、玉米有明显的降低血清胆固醇作用,小米次之,特别提倡豆类如黄豆、青豆、毛豆、绿豆、芸豆及豆制品豆奶、豆腐等,不仅富含蛋白并具有丰富的氨基酸和维生素,含钙量亦较高,能更充分地被中老年身体吸收和利用。

如果常食豆类制品不仅可维持正常营养平衡,还可全面调节内分泌系统,分解多余脂肪,降低血压、血脂、减轻心血管负担,增加心脏活力,优化血液循环,保护心血管。

(3) 节制饮食,控制体重。

高血压病人大多肥胖,肥胖病人大多易饥、多吃、贪吃。因此,合理规律、科学节制饮食就可防止肥胖,减轻体重就可使血压下降。

(4) 多吃新鲜蔬菜、水果及富含维生素 B、维生素 C 的食物。

维生素与高血压的关系不可忽视,B 族维生素参与机体的各种酶类活动,维生素 C 参与血管壁胶原的形成。

有人对中老年人血液进行化验后发现,血液中维生素 C 的含

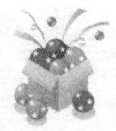

量越高的人其动脉血压越低,因此研究人员认为:维生素C有助于血管扩张,每天多吃些蔬菜、水果、胡椒、柠檬和其他酸味水果有利于降血压。

(5) 多吃有降压作用的食品如大蒜、芹菜、荠菜、菠菜、茼蒿菜、胡萝卜、木耳、海带、海蜇等;有人提出每天吃2~3瓣大蒜是降压的最简易方法。

心肌梗死患者饮食如何调理?

心肌梗死是心肌的缺血性坏死,是在冠状动脉病变的基础上,由于冠状动脉血液供应急剧减少或中断,使相应的心肌严重而持久地缺血所致。

症状表现为持久的胸骨后剧烈疼、发热、心动过速、恶心、呕吐等,还可发生低血压、休克、心力衰竭。

患了心梗,除要及时住院治疗外,饮食调理也很重要。吃得合理,可以促进病情恢复;吃得不合理,就可能加重病情,甚至导致严重后果。

急性心肌梗死患者发病初的2~3天内,可根据病情以流质食物为主,可选用藕粉、米汤、菜水、去油过筛肉汤、淡茶水、红枣泥汤等。一天进液体量不要超过1000毫升,以免加重心脏负担。少量多餐,避免一次进食过多,以防止心律失常。避免进食胀气及刺激性食物如豆浆、牛奶、浓茶、咖啡等。要适当限制食盐摄入量。

病情好转后,可食清淡易消化的半流质食物,可选用鱼类、鸡蛋精、瘦肉末、蔬菜及水果,主食可用面包、面片、馄饨、米粉、粥等。少量多餐,不要过饱。

一天进食总量亦不能太多,总热量控制在1000千卡左右。要注意保持大便通畅,多喝水,多吃蔬菜水果,有便秘时可喝蜂蜜或用通便药物。

恢复期进食量可逐渐增加。饮食仍要注意清淡、软烂、易于消化。遵循低脂肪、低胆固醇、高多不饱和脂肪酸的原则。避免大鱼大肉、大进滋补品,忌烟酒及一切辛辣刺激性食物,以防心肌梗死再次发生。

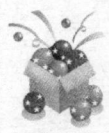

第九章 饮食保健

饮食与健康的关系

饮食（又称"膳食"）是指我们通常所吃的食物和饮料。所有的食物都来自植物和动物。人们通过饮食获得所需要的各种营养素和能量，维护自身健康。

合理的饮食充足的营养，能提高一代人的健康水平，预防多种疾病的发生发展，延长寿命，提高民族素质。不合理的饮食，营养过度或不足，都会给健康带来不同程度的危害。

饮食过度，会因为营养过剩导致肥胖症、糖尿病、胆石症、高脂血症、高血压等多种疾病，甚至诱发肿瘤，如乳腺癌、结肠癌症等，不仅严重影响健康，而且会缩短寿命。

饮食中长期营养不足，可导致营养不良，贫血，多种元素、维生素缺乏，影响儿童智力生长发育，人体抗病能力及劳动、工作、学习能力下降。怀孕期营养不良，可引起流产、早产、甚至畸形。

饮食的卫生状况与人体健康密切相关，食物上带有的细菌、霉菌及毒素和有毒化学物质，随食物进入人体，可引起急、慢性中毒，甚至可引起恶性肿瘤。总之，饮食得当与否，不仅对自身的健康和寿命影响很大，而且影响后代的健康。

因此，只有合理的饮食，才能从营养和卫生两方面把好"病从口入"关。

合理膳食与营养平衡

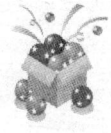

一、营养平衡

通过膳食得到人们所需要的全部营养，而且既有足够的数量，又有适当的比例。概括起来，人体对营养的最基本要求是：

1. 供给热量和能量，使其能维持体温，满足生理活动和从事劳动的需要；

2. 构成身体组织，供给生长、发育及组织自我更新所需要的材料；

3. 保护器官机能，调节代谢反应，使身体各部分工作能正常进行。

食物的营养功用是通过它所含有的营养成分来实现的，这些有效成分就叫营养素。它们包括：蛋白质、脂肪、碳水化合物（又叫糖类）、维生素、矿物质（微量元素）以及水和食物纤维。

已知人体必需的物质约有50种左右。而现实没有一种食品能按照人体所需的数量和所希望的适宜配比提供营养素。因此，为了满足营养的需要，必须摄取多种多样的食品，找出最有益并且可口的食品配比，经验证明，健康人按照科学建议数量摄入营养素，未见营养缺乏症。

膳食所提供的营养（热能和营养素）和人体所需的营养恰好一致，即人体消耗的营养与从食物获得的营养达成平衡，这称为营养平衡。

唐代医生孙思邈最早认识到：不吃粗杂食，单吃白米，得脚气病（或叫维生素B缺乏症）。人们通过长期实践认识到，没有任何一种天然食物能包含人体所需要的各类营养素。即使像乳、蛋这类公认的营养佳品，也难免"美中不足"。如婴儿赖以生长的乳类就缺乏铁质。半岁婴儿如不适时增补铁质的辅食，就会发生营养性贫血。又比如鸡蛋，营养可谓"丰富"，但缺乏人体所需要的维生素C，所以单靠一种食物，不管数量多大，都不可能维护人体健康。这就是说，吃饱了肚子并不意味着就有了足够的营养，除非所吃进的食物还含有人体所需要的各种营养成分。反过来也一样，质虽精但量不足，同样不可能维护健康、促进生长。因此，要保证合理营养，食物的品种应尽可能多样化，使热量和各种营养素数量充足，比例恰当，过度和不足都将造成不良后果。营养过度，其后果比肥胖本身还严重。营养缺乏会造成营养性水肿，以及贫血、夜盲、脚气病、糙皮病、坏血病、佝偻病

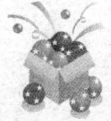

等一系列疾病。总之，营养不良（过度和缺乏）所造成的后果是严重的。因此，饮食必须有节，讲究营养科学。

我们的祖先很早就已经注意到人们的饮食与医疗、健康之间有着非常密切的关系。早在2000多年前的有关史籍中就有了记载，如《黄帝内经·素问》中即将食物分为四大类，并以"养""助""益""充"来代表每一类食物的营养价值和在膳食中的合理比例。还提出了"饮食有节……，饮食以时，饥饱得中"等认识。但在历史发展的长河中，亦出现过各种偏见，有些人一谈起营养，应强调多吃鱼、肉、蛋、奶等动物性食品，认为这类食品吃得越多营养就越好，这是不符合平衡膳食的观点的。人体对营养的需要是多方面的，而且有一定量的要求，经常食用过多的动物性食品，对人体健康并不利，往往会成为某种肿瘤和心血管疾病的诱因。还有人认为，食物越贵，营养就越好，这也是对营养知识的理解不够全面，因为，从营养角度来看，食物的营养价值与价格不总是平行的，相反，有的价钱便宜的食物，其营养价值反而较高，如胡萝卜、冬笋等。

那么，怎样才算营养合理呢？从营养学观点来看，就是一日三餐所提供的各种营养素能够满足人体的生长、发育和各种生理、体力活动的需要，也就是膳食调配合理，达到膳食平衡的目的。主食有粗有细，副食有荤有素，既要有动物性食品和豆制品，也要有较多的蔬菜，还要经常吃些水果，这样，才能构成合理营养。

二、膳食平衡

要健康体魄，首先，必须在人体的生理需要和膳食营养供给之间建立平衡的关系，也就是平衡膳食。

平衡膳食需要同时在几个方面建立起膳食营养供给与机体生理需要之间的平衡：热量营养素构成平衡，氨基酸平衡，各种营养素摄入量之间平衡及酸碱平衡，动物性食物和植物性食物平衡。否则，就会影响身体健康，甚而导致某些疾病的发生。

1. 热量营养素构成平衡

碳水化合物、脂肪、蛋白质均能为机体提供热量，称为热量

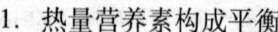

营养素。当热量营养素提供的总热量与机体消耗的能量平衡时；当三种热量营养素的摄入量的比例为6.5∶1∶0.7，分别给机体提供的热量为：碳水化合物占60%~70%、脂肪占20%~25%、蛋白质占10%~15%时，各自的特殊作用发挥并互相起到促进和保护作用，这种总热量平衡，热量比例（或热量营养素摄入量的比例）也平衡的情况称为热量营养素构成平衡。热量营养素供给过多，将引起肥胖、高血脂和心脏病；过少，造成营养不良，同样可诱发多种疾病，如贫血、结核、癌症等。

三种热量营养素是相互影响的，总热量平衡时，比例不平衡，也会影响健康。碳水化合物摄入量过多时，增加消化系统和肾脏负担，减少了摄入其他营养素的机会。蛋白质热量提供过多时，则影响蛋白质正常功能发挥，造成蛋白质消耗，影响体内氨平衡。当碳水化合物和脂肪热量供给不足时，就会削弱对蛋白质的保护作用。

要达到生活工作的热量需求，一日三餐热量分配应为：早餐占30%，午餐占40%，晚餐占30%，以保证一天的热平衡。

2. 氨基酸平衡

食物中蛋白质的营养价值，基本上取决于食物中所含有的8种必须氨基酸的数量和比例。只有食物中所提供的8种氨基酸的比例，与人体所需要的比例接近时才能有效地合成人体的组织蛋白。比例越接近，生理价值越高，生理价值接近100时，即100%被吸收，称为氨基酸平衡食品。除人奶和鸡蛋之外，多数食品都是氨基酸不平衡食品。所以，要提倡食物的合理搭配，纠正氨基酸构成比例的不平衡，提高蛋白质的利用率和营养价值。

3. 各种营养素摄入量间的平衡

不同的生理需要、不同的活动、营养素的需要量不同，加之各种营养素之间存在着错综复杂的关系，造成各种营养素摄入量间的平衡难于把握。中国营养学会制订了各种营养素的每日供给量，只要各种营养素在一定的周期内，保持在标准供给量误差不超过10%，营养素摄入量间的平衡就算达到了。

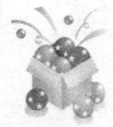

4. 酸碱平衡

正常情况下人血液偏碱性，pH值保持在7.3-7.4之间。应当食用适量的酸性食品和碱性食品，以维持体液的酸碱平衡，当食品搭配不当时，会引起生理上的酸碱失调。

酸性食品摄入过多，血液偏酸、颜色加深、黏度增加，严重时会引起酸中毒，同时增加体内钙、镁、钾等离子的消耗，而引起缺钙，这种酸性体质，将影响身体健康。

酸性食品有：蛋黄、大米、鸡肉、鳗鱼、面粉、鲤鱼、猪肉、牛肉、干鱿鱼、啤酒、花生等。

碱性食品有：海带、蔬菜、西瓜、萝卜、茶叶、香蕉、草莓、南瓜、四季豆、黄瓜、藕等。

5. 动物性食物和植物性食物平衡（荤素平衡）

荤素食物，前者含有后者较少甚至缺乏的营养成分，如维生素B_{12}等，常吃素者易患贫血、结核病。素食，含纤维素多，抑制锌、铁、铜等重要微量元素的吸收，含脂肪过少。常吃素，危害儿童发育（特别是脑发育），导致少女月经初潮延迟或闭经。也可祸及老人，引起胆固醇水平过低而遭受感染与癌症的侵袭。荤食也不可过量，高脂肪与心脏病、乳腺癌、中风等的因果关系早有定论。荤素平衡，以脂肪在每日三餐热量中占25%~30%为宜。

饮食与疾病

饮食是人类维持生命的主要方法，合理的饮食调养，不仅能补充营养，更能祛病延年。而不当的饮食则会引起疾病，因此，饮食在疾病的防治与养生保健中起着重要的作用。

1. 饮食与健康

食物是供给人体营养、维持生命活动的源泉。如《素问·五藏别论》曰"五味入口，藏于胃，以养五脏气"。《素问·平人气象论》说"人以水谷为本"。《素问·至真要大论》指出"五味入胃，各归其所喜攻，酸先入肝，苦先入心，甘先入脾，辛先入肺，咸先入肾。久而增气，物化之常也。"

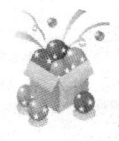

2. 饮食与发病

饮食是人体生命活动的物质基础，是人体所需精微物质的来源，但如果饮食不当，则会产生疾病，《素问·生气通天论》指出"阴之所生，本在五味；阴之五宫（五脏），伤在五味。……是故谨和五味，骨正筋柔，气血以流，腠理以密，如是则骨气以精，谨道如法，长有天命。"《脾胃论》曰"饮食五味，常则养人，异则为邪"。

（1）饮食饥饱无度：饮食水谷是气血生化之源，饥则气血生化乏源，久则气血亏损而为病。饮食过量，超过了机体的消化功能，就会损伤脾胃，使营血不和，致使发生其他疾病，或病上加病。《灵枢·五味》曰："故谷不入，半日则气衰，一日则气少矣。"《灵枢·平人绝谷》说"平人不吃饭七日而死者，水谷精气津液皆尽故也。"而饮食过饱，超过脾胃的运化能力，就会损伤脾胃，产生疾病。《素问·痹论》曰："饮食自倍，肠胃乃伤。"《饮膳正要》要求"先饥而食，食勿令饱。先渴而饮，饮勿令过。食欲数而少，不欲顿而多"。即饮食定量、适度饮食，既不可饥又不可过饱，尤其不要过饱，这样就不至损伤脾胃，近则可保脾胃运化功能正常，使精微化生旺盛，远则无营养缺乏或过剩之忧。

（2）饮食偏嗜：不同的饮食对人体的营养作用不同，所以饮食过于偏嗜，则也可产生疾病。《素问·生气通天论》曰"味过于酸，肝气以津，脾气乃绝。味过于咸，大骨气劳，短肌，心气抑。味过于甘，心气喘满，色黑，肾气不衡。味过于苦，脾气不濡，胃气乃厚。味过于辛，筋脉沮弛，精神乃失。"《素问·五脏生成》还说"多食咸，则脉凝涩而色变；多食苦，则皮槁而毛拔；多食辛，则筋急而爪枯；多食甘，则骨痛而发落，此五味之所伤也。"《济生方》说"多食炙煿，过饮热酒，致胸壅滞，热毒之气，不得宣泄，咽喉为之病焉。"如《素问·生气通天论》指出"因而饱食，筋脉横解，肠澼为痔"；"高粱之变，足生大丁。"《素问·奇病论》《素问·通评虚实论》说"此人必数食甘美而多肥也，肥者令人内热，甘者令人中满，故其气上溢，转为消

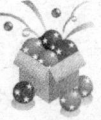

渴。""消瘅仆击、偏枯……肥贵人则高梁之疾病也。"晋·张华《博物志》也说"所食逾多，心逾塞，年逾损焉。"《饮膳正要》记载"五味调和，饮食口嗜，皆不可多也，多者生疾，少者生益，百味珍馔，日有慎节，是为上者"。

（3）饮食寒热：寒温适度是指饮食的寒热应该适合人体的温度。寒温适度，既无太热亦无过凉，才能为脾胃纳运水谷提供必要的条件。《灵枢·师传》指出："食饮者，热无灼灼，寒无沧沧。寒温中适，故气将持，乃不至邪僻也。"饮食养生之所以要强调寒温适度，除寒温不当易于损伤脾胃阴阳而影响脾胃运化、气血生成外，也有可能伤害其他脏腑。如《寿亲养老书》说"饮食太冷热，皆伤（脾胃）阴阳之和。"《灵枢·邪气脏腑病形》说"形寒寒饮则伤肺。"

3. 饮食与诊断

由于饮食与疾病的发生有着密切的关系，所以在诊察疾病的时候，患者的饮食情况也是重点考察的因素，《素问·疏五过论》指出"凡欲诊病，必问饮食居处"。同时诊病时也要注意排除饮食的影响，以免造成误诊，《素问·脉要精微论》曰"诊法常以平旦，饮食未进，气血未乱，络脉调匀，乃可诊有过之脉"。

（1）察胃气："护胃气"是贯穿《伤寒论》全书的治疗思想。由于对胃气盛衰的判断可直接影响治疗方案的确立，故仲景在《辨厥阴病脉证并治》篇专门提出了借助饮食以判断病势进退以及胃气存亡的方法。如332条云"……凡厥利者，当不能食，今反能食者，恐为除中，食以索饼，不发热者，知胃气尚在，必愈。恐暴热来出而复去也……"，对疑似除中的病证，胃气必衰，进食后腐熟运化不及，每致食积化热，倘食后无热，知胃气尚能消谷，得水谷精气之助，胃气自当渐复，故曰"必愈"。若暴发热，则源于胃中真气得食而尽泄于外，乃阴盛极于内，孤阳外走之势，为除中死候，故曰"恐暴热来出而复去"，借食后反应以观察胃气盛衰。

（2）辨寒热：渴欲饮水者多属热，寒多不用水者多属寒，这是《伤寒论》据饮以辨寒热的一般规律，如377条"下利欲饮水者,以有热故也,……"。据食以辨寒热,如"病人脉数,数为热,当消谷引食,而反吐者,此以发汗,令阳气微,膈气虚,脉乃数也。数为客热,不能消谷,以胃中虚冷,故吐也",这就明确指出了消谷引食是胃热,不能消谷属胃寒。

(3)辨病位:《伤寒论》中据饮食情况判断病位,或言病属何经,或辨病位高下,如"服柴胡汤已,渴者属阳明","反不能食者,胃中必有燥屎五六枚也","食谷欲呕者,属阳明……得汤反剧者,属上焦","自利而渴者,属少阴","少阴病饮食入口即吐,心中温温欲吐,复不能吐……此胸中实","饥不能食者,病在胸中"等。

4. 食与治疗

《神农本草经·序列》说"药有酸、咸、甘、苦、辛五味,又有寒、热、温、凉四气",食物亦有辛甘酸苦咸之味、寒热温凉之性,因此,中医认为食药同源,也可治疗疾病。

(1)食疗为先:《素问·阴阳应象大论》之"阳为气,阴为味。……味厚者为阴,薄为阴之阳;气厚者为阳,薄为阳之阴。味厚则泄,薄则通;气薄则发泄,厚则发热",阐述了药食气味阴阳及其作用。《灵枢·九针论》《素问·脏气法时论》之"酸入肝,辛入肺,苦入心,甘入脾,咸入肾,淡入胃。……酸走筋,辛走气,苦走血,咸走骨,甘走肉"和"辛、酸、甘、苦、咸,各有所利,或散、或收、或缓、或急、或坚、或软……辛散,酸收,甘缓,苦坚,咸软",论述了药食五味与五脏、五体的关系及其五味的功能作用,《素问·阴阳应象大论》说"酸伤筋,辛胜酸;苦伤气,咸胜苦;甘伤肉,酸胜甘;辛伤皮毛,苦胜辛;咸伤血,甘胜咸",已经考虑利用不同饮食物性味之间的关系来治疗饮食不当引起的疾病。之后,孙思邈在《千金要方》中明确提出"夫为医者,当须先洞晓病源,知其所犯,以食治之,食疗不愈,然后命药",把食疗提到了非常重要的地位。同时《素问·脏气法时论》说"辛、酸、甘、苦、咸,各有所利,或散、或收、或缓、或急、或坚、或软,四时五脏,病随五味所宜也",指出根据四时气候变化和五脏病变的虚实寒热,随其所

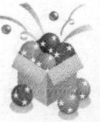

第九章 饮食保健

宜而用，即为食疗选择食物、药物的基本方法。如就六气病而言，每年运气不同，四时气候各异，食疗选择药食也应有所区别。像《素问·至真要大论》就记载"诸气在泉，风淫于内，治以辛凉，佐以苦，以甘缓之，以辛散之；热淫于内，治以咸寒，佐以甘苦，以酸收之，以苦发之……""司天之气，风淫所胜，平以辛凉，佐以苦甘，以甘缓之，以酸泻之；热淫所胜，平以咸寒，佐以苦甘，以酸收之……"，又如就五脏病而言，《素问·脏气法时论》亦阐述了五脏所食及五味所宜的食味与食品，"肝苦急，急食甘以缓之……""肝欲散，急食辛以散之，用辛补之，酸泻之……心欲软散，急食咸以软之，用咸补之，甘泻之……脾欲缓，急食甘以缓之，用苦泻之，甘补之……肺欲软，急食酸以收之，用酸补之，辛泻之……肾欲坚，急食苦以坚之，用苦补之，咸泻之……""肝色青，宜食甘，粳米、牛肉、枣、葵皆甘；心色赤，宜食酸，小豆、犬肉、李、韭皆酸；肺色白，宜食苦，麦、羊肉、杏、薤皆苦；脾色黄，宜食咸，大豆、豕肉、栗、藿皆咸；肾色黑，宜食辛，黄黍、鸡肉、桃、葱皆辛"。

（2）食药并进：饮食的性味较平和，对于有些疾病，非药物不可获效者，以药物治疗为主，同时配合食养，既可补充药物治疗的不足，增强治疗效果；又能缓和药物的毒副作用，减轻药物对人体的损害。《素问·五常政大论》指出"大毒治病，十去其六；常毒治病，十去其七；小毒治病，十去其八；无毒治病，十去其九；谷肉果菜，食养尽之，无使过之，伤其正也"，精辟地论述了药物疗法与食疗的关系。《素问·脏气法时论》曰"毒药攻邪，五谷为养，五果为助，五畜为益，五菜为充，气味和而服之，以补精益气"。就明确指出了祛除邪气以药物为主，饮食为辅助补充。

（3）药食影响：药物与饮食有时互相影响，因此，应注意其关系，防止相互影响。如李东垣在制方用药方面，特别重视药与食的关系，提出了"药不妨食，食助药力"的原则。如在论述黄芪人参汤加减运用时曰"如汗大泄者，津脱也，急止之，加五味子六枚，炒黄柏五分，炒知母三分，不令防其食，当以意斟酌；

若妨食则止，候食进，则再服。"稍已妨食，宁可停药，候食进再服。故东垣时刻以胃气为本，药亦须靠胃气才能发挥疗效。他还非常重视以饮食助药力，如在升阳益胃汤中指出"若喜食，初一、二日不可饱食，恐胃再伤，以药力尚少，胃气不得转运升发也。须薄滋味之食，或美食助其药力，益升浮之气而滋其胃气也。慎不可淡食以损药力，而助邪气之降沉也。……"若胃气少觉强壮，少食果以助谷药之力。

5. 食与禁忌

病后有许多禁忌事项，而饮食禁忌是其中的主要内容。如《灵枢·五味篇》强调"五禁：肝病禁辛，心病禁咸，脾病禁酸，肾病禁甘，肺病禁苦"。《素问·宣明五气篇》曰"辛走气，气病无多食辛；咸走血，血病无多食咸；苦走骨，骨病无多食苦；甘走肉，肉病无多食甘；酸走筋，筋病无多食酸。是谓五禁，无令多食"。同时饮食禁忌在疾病初愈时仍然不能忽视，否则易致疾病复发，如《素问·热论篇》说"病热少食，食肉则复，多食则遗，此其禁也"。

6. 饮食与预后

根据人体的饮食情况可以判断疾病的预后。如《素问·评热病论》说"精胜，则当能食而不复热""不能食者，精无俾也。病而留者，其寿可立而倾也"。《伤寒论》更是根据饮食推断疾病的转归，如"服汤已渴者，寒去欲解"，"欲得食，其病为愈；若厥而呕，胸胁烦满者，其后必便血"，"下利后，当便硬，硬则能食者愈，今反不能食，到后经中，颇能食，复过一经能食，过之一日当愈……"，"……今与黄芩汤复除其热，腹中应冷，当不能食，今反能食，此名除中，必死"。

健康长寿食谱

黄豆富锗丰钙：黄豆含有 14 种人体必需微量元素，是"元素的宝库"，还含有"有机锗"，锗可治疗糖尿病、高血压、中风、神经衰弱、关节炎，及具有抗癌的功效。

胡萝卜提高免疫力：胡萝卜令你的细胞中心充满胡萝卜素，

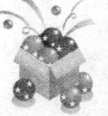

表现出治疗癌症、心脏病、白内障和免疫系统障碍的强大功能。胡萝卜含硒、锌、铜、铁、锰、镁、钙，可预防动脉粥样硬化症，并减轻其发生和发展。

山芋强健肝肾：山芋含有硒、锌，为长寿食品，含大量的胶原和蛋白，对脏器有保护作用。

南瓜降糖保心：南瓜含有镁，镁对心脏特别有好处。南瓜含铬，人如果没有足够的铬，过多的胰岛素和葡萄糖会在你的血液中堆积，将你置于糖尿病、心脏病和其他早衰病症的威胁之中。

黄豆、胡萝卜、山芋、南瓜，简称四黄。

小麦养心益肾：全麦粉或麦片含铬、锰、锌、硒丰富。常吃全麦粉或麦片使人"精力充沛，神清气爽"。麦麸为高膳食纤维，对高脂血症、糖尿病、动脉粥样硬化症、冠状动脉疾病、结肠癌、痔疮、老年慢性便秘，有防治作用。

诸豆延年：含核酸丰富的食品，首先是豆类，如黄豆、绿豆、扁豆、黑豆、豇豆、蚕豆、红豆及豆制品等称为八宝，核酸是生命的源泉，人体衰老就是由核酸变质引起的。

玉米抗氧化之王：玉米含有的谷胱甘肽，是一种神奇的抗氧化物，血液中谷胱甘肽含量高，就预示着你的健康你的长寿。对于高龄老人，如果身体中谷胱甘肽的水平较高，会使他们较快地从疾病的困境中脱身，迅速康复，并显得"精力充沛"。

粟滋肾安眠：粟含硒、锌、铜、铁，为长寿谷物，它含有高品质的蛋白质。

花生益寿：吃花生米可以降低人体血管中的胆固醇，它含有维生素 A、B_1、B_2、E 及卵磷脂、胆碱、无机盐类，花生营养可与鸡蛋、牛奶、肉类相媲美；它含有丰富的不饱和脂肪酸、儿茶素，有抗衰老的功效，所以人们称花生为"长生果"。

慎食干炒黄豆

干炒黄豆吃起来脆香，很受人们喜爱，但它却对健康是有害的。因为将黄豆炒熟吃，不仅妨碍机体对蛋白质的吸收，还会对人体健康产生有害影响，原因是黄豆中含有胰蛋酶抑制物和尿酶、血球凝集素有害因子。这种因子不能在干热条件下被分解，如果将黄豆炒得外焦内生，吃后还会引起恶心、呕吐、腹泻等中毒现象。正确的吃法是：要将黄豆浸泡后再炒食。

可防治病的果蔬

1. 大蒜：具有很强的杀菌力，对由细菌引起的感冒、腹泻、肠胃炎以及扁桃腺炎有明显疗效。提示：食用必须注意不可空腹生食和食后喝过热的汤、茶；应隔日少食，每次以 2～3 瓣为限；肝、肾、膀胱有疾者在治疗期间应免食；心脏病和习惯性便秘者应注意少食；不可与蜂蜜同食。

2. 葱：在冬春季呼吸道感染病和夏秋季传染病流行时，吃些生葱有预防作用。提示：民间用葱白 500 克，大蒜 250 克，切碎加水 2000 克煎煮，日服 3 次，每次 1 茶杯，可预防流感。

3. 大枣：大枣性味甘平，宜于春季食用。提示对于身体较虚弱、胃口又不好的人，平时可多吃点枣米饭，即以大米为主，配上点红枣，色泽鲜艳，爽口润甜。

4. 荠菜：味甘淡、性微寒，能凉血止血、清肝明目，清热利尿。提示：若是高血压、动脉硬化的病人，每日用鲜荠菜 60 克，加水适量，煮开锅后，打入鸡蛋 3 个，吃鸡蛋喝汤，能改善头晕头痛的症状。

5. 莴笋：含有多种维生素，其中以铁的含量较丰富。提示：莴笋叶的营养成分高于莴笋，因此不宜抛弃。

常食仙人掌营养好

仙人掌含有钙、钾、铁、果胶、维生素 A、B_1、B_2、B_3、C，胡萝卜素和 17 种氨基酸。此外，它还富含有纤维，由于它含有氨基酸、纤维和维生素 B_3，它可控制高血糖和高血脂，有助于降低胆固醇并有助于甘油三酯，胆汁酸的代谢。

仙人掌还有以下效果：控制和预防糖尿病；预防心脏病和动脉硬化；不导致胃溃疡；调节肠胃紊乱，如消化不良和便秘等，其纤维和黏液除了可以增强肠的蠕动外，还可以清洁消化道；由于它含有氨基酸和抗氧化成分，所以还能保护人体不受环境污染的毒害。

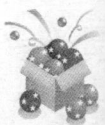

常食黑麦面包可防糖尿病

食用黑麦面包可以预防糖尿病,并对治疗糖尿病有一定疗效。专家解释说,与普通面包不同,黑麦面包的结构紧密并且湿度大。普通面包在食用后会很快被分解,而黑麦面包分解的速度相对要慢得多,只需要较少的胰岛素就能保持人体血液的平衡,因此,多吃黑麦面包可以达到预防糖尿病的目的。

老年人吃水果的学问

老年人由于内脏器官衰老,导致各生理功能减弱。如消化能力差、肠蠕动减慢、胃黏膜萎缩、胃酸过量等,也常伴有各种疾病发生。因此,一次不宜进食大量的水果,可采用"少食多餐"的吃法。

经常胃酸的,不宜吃李子、山楂、柠檬等含有机酸较多的水果。经常大便干燥的,可多吃些桃子、香蕉、橘子等,因这些水果有缓下作用。柿子含大量柿胶,吃多了可加重便秘。

经常腹泻的,不要多吃上面提到的有缓下作用的水果,可适当吃些苹果,因为苹果有收敛和固涩的作用。

有心脏病及水肿的,不宜吃含水量较多的西瓜、椰子等水果,以免增加心脏的负担以及加重水肿。

患有糖尿病的,不但要少吃糖,同时也要少吃含糖量较多的梨、苹果、香蕉等水果。

肝炎患者多吃些橘子和鲜枣等含维生素 C 较多的水果,有利于肝炎的治疗和恢复,不要在饭前吃水果,以免影响正常进食及消化。肾炎、高血压等病患老人切不可多食香蕉,香蕉性寒、质滑。

老年人喝咖啡要适量

1. 老年人不要喝浓咖啡,浓咖啡会使心跳加快,引起心律不齐及过度兴奋、失眠等,从而影响休息和体力恢复。

2. 患有动脉硬化、高血压、心脏病的老年人最好不喝咖啡。研究发现,常饮咖啡的人,其血中胆固醇的含量升高,日本研究者证实,喝咖啡的人,饮后 3 小时血中的游离脂肪酸增加,同时血糖、乳酸、丙酮酸都升高,这是由于咖啡因能促进动脉粥样硬

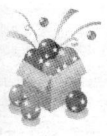

化和冠心病等。

3. 老年喝咖啡时要限制糖量。因为糖能促进肝脏合成脂类，提高血清胆固醇、脂蛋白及中性脂肪的浓度，会促进动脉硬化。喝咖啡会促进血糖长高，再加上咖啡里放糖，这就更容易引起糖代谢紊乱，诱发糖尿病。

4. 有溃疡病的老年人也不宜喝咖啡，这是因为，咖啡能刺激胃酸的分泌，而胃酸又可引起溃疡病的加重，导致疼痛、出血甚至发生危险。

5. 常饮咖啡的老年人应补钙，美国一项研究结果表明，大多数喝咖啡的人，其小便排出的钙质都比没喝咖啡时增加了1倍。因此，研究者指出，一位常饮咖啡的成人，每天需补100毫克的钙或至少喝一杯牛奶或半盎司乳酪，也可多吃些富钙食物，以弥补因喝咖啡引起的钙损失。

饮食清淡听觉好

低脂肪膳食者的听觉要比高脂肪摄入者的听觉灵敏得多，究其原因，是因为人体摄入的脂肪过多，会增加血液中的胆固醇含量，天长日久，致使连接听觉神经的血管系统发生硬化等病变，逐步使听力减退，中医历来都主张，要使自己耳聪目明，饮食宜清淡。

常食甜椒可养眼养颜

甜椒中含有丰富的维生素C和胡萝卜素，能增强免疫力，减少心脏病和癌症的发生，而且维生素C和胡萝卜素的结合，能对抗白内障，还可使皮肤白皙，另外，甜椒中含有指甲和毛发生长所需的矽元素，经常食用可以强化指甲和滋养发根，对于肌肤有活化细胞功能，使皮肤光滑柔嫩，具有美容的功效，但关节炎、类风湿性关节炎患者不宜多食甜椒。

腹透病人应多吃鱼

经常进食鱼肉能够改善透析患者特别是腹膜透析患者的生活质量，降低死亡率。我们知道，导致腹膜透析患者死亡的最主要的危险因素是心血管并发症、感染和营养不良，而后两者又互为因果。常进食鱼肉的好处在于，鱼肉含有丰富的优质蛋白质，经

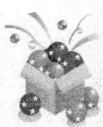

常进食能够升高患者的血浆的白蛋白水平，改善患者的营养状况，从而增强患者的抵抗力，降低感染的发病率，同时由于鱼肉对心脑血管的保护作用，降低了患者心脑血管并发症的发病率，另一方面，由于鱼肉中含有丰富的鱼油，经常进食能够降低腹透引起的高血脂症，改善患者的血脂紊乱。

能去除体内脂肪的食品

苹果：苹果丰富的营养是众所周知的，它所含有的钾可排除体内多余的钠盐，保证每天吃几个苹果，能帮助去除多余脂肪，维持满意的血压。

牛奶：大家都知道牛奶是补钙的佳品，其实，它所含的钙还能有效地抑制人体内胆固醇合成酶的活性，从而达到减少人体对胆固醇的吸收效果。

洋葱：洋葱有舒张血管，降低血压的功能，并且还可以预防动脉硬化，这是因为洋葱中含前列腺素 A 和烯丙基二硫化合物及少量硫氨基酸的原因。

大蒜：大蒜中所含的硫化合物的混合物，可减少血中胆固醇和阻止血栓形成，有助于增加高密度脂蛋白，保护心脏动脉。

海带：丰富的牛黄酸、食物纤维藻酸，使海带具有降低血脂及胆汁中的胆固醇的作用。

玉米：玉米作为粗粮已经成为人们调剂口味时才吃的食品，其实，多吃点粗粮十分有益健康，玉米中含丰富的钙、磷、硒和卵磷脂、维生素 E 等，这些物质均具有降低血清胆固醇的作用。

沱茶：此茶产自云南，每天饮几杯沱茶，就可降低血液中 20% 的脂肪。

燕麦：燕麦可防治动脉粥样硬化是因为它含极丰富的亚油酸和丰富的皂甙素的缘故。

孩子偏食怎么办

首先，如果有益于健康的食物孩子不爱吃，那就不必强迫孩子，就可以让他多吃几份他所爱吃的食物。因为你的生硬的给予，只会使他更想吃他所偏爱的食物，而对不爱吃的东西表现出一种从未有过的讨厌。所以，你的态度和做法对纠正孩子偏食起着重要的作用，你的正确引导和爱心，是孩子克服困难的法宝。

1. 榜样引导法：作为孩子的第一任老师的父母，你们的饮食习惯往往是对孩子影响最大的，如果大人偏食挑食，孩子会理所当然地对某些父母认为不好吃的食物产生不好的"第一印象"，所以家长必须改正不良的偏食挑食的毛病，为孩子树立好的榜样，从而引导孩子养成正确的饮食习惯。

2. 耐心说教法：父母或老师要向儿童说明偏食的害处。用极大的耐心和爱心向孩子讲解各种食物含有的营养成分，如缺少这些食物就会影响身体的正常发育和健康。说教要实事求是，要有科学性，举例要生动，不妨买一些关于这些食物的图片，及关于偏食孩子的漫画和动画片，这样对学龄儿童或学龄前儿童会取得较满意的矫正效果。

3. 积极奖励法：父母的鼓励往往是激发孩子做某一事物的动力。凡对孩子不吃的食物，经过劝导能少量进食时，别忘了一定要给予奖励。这首先必须对孩子的需求心理有充分的了解，以便采取针对性的奖励，如有个喜欢做某一游戏的孩子不爱吃青菜，那么你不妨告诉他如果他吃了青菜你就会和他一起做他喜欢的游戏。孩子为了满足这种要求，吃了青菜后感到很高兴，味道也很好，以后逐渐就消除了偏食的坏习惯。

4. 悄悄脱敏法：事前不让孩子知道，我们把他不喜欢的食物细细切碎掺入他最喜欢吃的食物中。开始少量，以后再逐渐增加，当增加一定程度后，就自然而然地养成习惯了，此法对较顽固的偏食孩子，常收到良好的改正效果。但施行时需要耐心，不可急躁，一旦获得改正，尚需不断强化巩固效果，否则，如果放弃约束，其偏食行为往往容易反复。

小儿的饮食及不宜常吃的食品

（一）饮食安排

幼儿时期的身体各部分功能尚未健全，为了满足小儿生长发

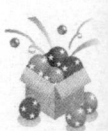

育的需要，饮食营养必须充足、全面、合理，可选择一些营养价值高而精细的食物，使之能被充分的消化、吸收和利用，另一方面，幼儿的脏腑功能未完善，所以在食量上应有所节制。食物量少，不能满足生长发育的需要，影响发育，但贪食多饮，容易伤脾胃，引起消化不良，过食不但起不到营养的作用，反而对健康有害。鱼、肉、鸡、鸭等油腻厚味太过，容易使小儿胃肠负担过重，损及脾胃；零食多而杂，肠胃得不到休息，容易使小儿消化系统受到伤害。

（二）不宜经常吃的食品

1. 加工食品：一般包括经高温处理的油炸、罐装食物或清凉饮料等食品。年轻的父母为了节省时间或者认为高蛋白、高脂肪的食物营养丰富，因此，就经常给自己的宝宝买加工食品或奶油，一天吃三四个鸡蛋，喝许多的奶等。而维生素、矿物质和碳水化合物进的少，这会导致营养不平衡。食品在加工过程中不但会使一些维生素等营养物质受到破坏，而且加工食品中还含有许多影响人体健康的添加剂及防腐剂等。食品添加剂及一些罐装食品的包装上均含有铅，长期摄入可以在体内引起铅中毒。

饮料含糖量较高，婴幼儿长期饮用容易引起龋齿、腹胀、食欲减退等。冰镇的冷饮还可使胃部的血管收缩，胃黏膜受到损伤，引起胃的消化功能紊乱，从而造成小儿营养不良及发育迟缓。

油炸的食品一般都会破坏食物中的维生素，而且这种食品都含有高脂肪，这些体内不需要的过多营养成分会使小儿易患肥胖症。

2. 生鸡蛋：有人说吃生鸡蛋有营养，这是不科学的，因为生蛋清中有一种抗生物素蛋白，它与生物素结合的物质不能被吸收和利用。煮熟的蛋，这种抗生物素蛋白就被破坏了，有利于鸡蛋的吸收利用。另外，生蛋中有一些有害的微生物及细菌，会危害健康，所以生鸡蛋不能吃。

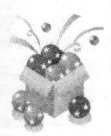

常食醋的益处

醋能帮助食物的消化和氧化分解,它参与合成的荷尔蒙有助于美容,也具有杀菌防腐的作用。

陈醋含有多种氨基酸和多种酵解酶类及不饱和脂肪酸,能促进肠道蠕动、降低血脂、中和毒素,维持肠道内环境的菌群平衡,对于习惯性便秘均有改善作用。每天早晨空腹一口,再喝上一杯冷开水,对于防止便秘很有帮助。

食用醋含有醋酸,具有收敛与抑制细菌的作用,甚至能杀死食物里的部分细菌。醋可以改变痢疾杆菌的生存环境,故醋对痢疾有抑制作用。

果蔬汁的营养

彻底清洗干净,蔬果外皮也含营养成分,尽可能保留外皮食用,但要注意清洗干净,以免喝入残留的虫卵、农药。

做到立即饮用:果菜汁放置太久,因接触空气,维生素会受损,营养价值变低。

早上喝易吸收:早上喝一杯果菜汁,可成为一天的精力来源。避免晚上睡觉前喝,那样会增加肾脏的负担,反而对身体有害。

要逐口慢慢喝:果菜汁虽是液体,也要一口一口与口腔的唾液混合后再喝下,这样才容易被完全吸收。

不要加糖:因为糖分解时,会消耗很多的维生素,如果榨出来的果汁不可口,可以加些蜂蜜改变风味,若口味太浓,可以加矿泉水稀释。

采用多种蔬果:各种蔬果都要吃,兼顾维生素 C、E、A 和 B。敢于尝试新口味,不要偏食,否则仍会造成营养不均衡。

骨头汤烹制须知

1. 用冷水。熬骨头汤宜用冷水,并用小火慢慢熬,这样可以延长蛋白质的凝固时间,使骨肉中的新鲜物质充分渗到汤中,汤

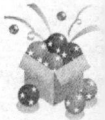

才好喝。

2. 不宜中途加生水。在烧煮时，骨头中的蛋白质和脂肪逐渐解聚而溶出，于是，骨头汤便越烧越浓，油脂如膏，骨酥可嚼。

如在煨烧中途加生水，会使蛋白质、脂肪迅速凝固变性，不再解聚；同时骨头也不易烧酥，骨髓内的蛋白质、脂肪无法大量溶出，从而影响了汤味的鲜美。

3. 火候。做汤要先用大火烧开，然后改用小火，直至做好。这样熬制的汤汁也很清。

4. 熬制时间不宜太长。骨头中的钙质不易分解，如长时间熬制，不但不会将骨骼内的钙质溶化，反而会破坏骨头中的蛋白质，使熬出的汤中脂肪含量增加，反而对人体不利。

5. 放调料要适时适量。做汤不宜早放盐和酱油，因为盐水有渗透作用，最容易渗入原料，使其内部水分渗出，加剧蛋白质凝固，因而影响汤味鲜美。其次，酱油也不宜早加或多加。其他作料如姜、葱、料酒，以适量为宜。

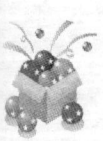

第十章 四季饮食

春季饮食注意事项

中医认为,春天是阳气生发的季节,所以人应该顺应天时的变化,通过饮食调养阳气以保持身体的健康,总的饮食养生原则是:
1. 主食中选择高热量的食物;
2. 保证充足的优质蛋白质;
3. 保证充足的维生素。

所谓高热量的食物,是指除主食中米面杂粮外,适量加入豆类、花生等热量较高的食物。所谓优质蛋白质,是指奶类、蛋类、鱼肉、禽肉、猪牛羊瘦肉等。青菜及水果的维生素含量较高,如西红柿、青椒等含有较多的维生素C,是增强体质,抵御疾病的重要物质。春季的饮食调养可分为三个时期进行。

早春时期,为冬春交换之时,气温仍然寒冷,人体内消耗的热量较多,所以宜于进食偏于温热的食物。饮食原则为选择热量较高的主食,并注意补充足够的蛋白质。饮食除米面杂粮之外,可增加一些豆类、花生、乳制品等。例如早餐:牛奶1袋(250毫升左右),主食100克,小菜适量;午餐:主食150克,猪牛羊瘦肉(或豆制品)50克,青菜200克,蛋汤或肉汤适量。晚餐:主食100克,蛋鱼肉类(或豆制品)50克,青菜200克,豆粥1碗。

春季中期,为天气变化较大之时,气温骤冷骤热,变化较大,可以参照早春时期的饮食进行。在气温较高时可增加青菜的食量,减少肉类的食用。

春季晚期,为春夏交换之时,气温偏热,所以宜于进食清淡的食物。饮食原则为选择清淡的食物,并注意补充足够维生素,

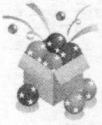

如饮食中应适当增加青菜。例如早餐：豆浆250毫升，主食100克，小菜适量；午餐：主食150克，鱼蛋肉类（或豆制品）50克，青菜250克，菜汤适量；晚餐：主食100克，青菜200克，米粥1碗。

每日除三餐之外，还要多吃一些水果，因为水果中所含的维生素和矿物质对增强体质有益。

春季饮食宜忌生冷油腻之品，传统医学还认为春季为肝气旺盛之时，多食酸味食品会使肝气过盛而损害脾胃，所以应少食酸味食品。

春季吃什么最好

春天是人体生理机能、新陈代谢最活跃的时期。然而天气潮湿，气候不稳定。健康的人能够调适自己很快适应环境，一般无需调补。但是素有旧疾的人，在这多变的季节里，旧疾极易复发。此时，对于这类患者，可以通过适当进补，提高身体抵抗力，使身体得到康复。

春季食物以选择一般性调补食品为宜，如鸡肉、鸡蛋、瘦猪肉、红枣等，不仅可改善慵懒的体质，还可充沛体力。然而，对于身体明显虚弱的人，则需要选择适当的滋补中药来调养，如西洋参、龙眼肉、党参、黄芪等。

春天百花盛开，空气中弥漫着大量的花粉，是过敏性疾病的好发季节。若有慢性疾病或过敏体质的人，春天一定要忌口，忌服"发物"，如虾、蟹、咸菜等食物，否则旧病极易复发。

总的来说，春天的调养药膳，以平补为原则，不能一味地使用温热补品，以免春季气温上升，加重身体内热，损伤到人体正气。

春季饮食健康小常识

主要是多参加户外体力活动，包括各种体育锻炼和体力劳动，增强机体免疫力。可根据自己的爱好，参加跑步、打球、做操、打太极拳、郊游等。

春天宜酌情增加一些富含苯乙胺、咖啡因的饮食，诸如绿茶、咖啡、香蕉等，这些食品能兴奋神经系统，消除疲劳，防止

"春困"和情绪低沉。另外,处事不要过激,力求心平气和,情绪安定。养鱼、赏花、垂钓等都可调节情绪,怡情养性。

春天里,万物欣荣,生机蓬勃,是人体生理机能、新陈代谢最活跃的时期。然而春雨绵绵,天气潮湿,乍暖还寒,气候很不稳定。

健康的人能够调适自己很快适应环境,一般无需调补。但是素有旧疾的人,在这多变的季节里,就不那么幸运了,旧疾极易复发。此时,对与这类患者和病后体虚的人,可以通过适当进补,提高身体抵抗力,使身体得到康复。

春季食物以选则一般性调补食品为宜,如鸡肉、鸡蛋、瘦猪肉、红枣等。不仅可改善慵懒的体质,还可充沛体力。然而,对于身体明显虚弱的人,则需要选择适当的滋补中药来调养,如西洋参、龙眼肉、党参、黄耆等。

春季饮食以平补为原则,重在养肝补脾。这一时令以肝当令,肝的生理特性就像春天树木那样生发,主人体一身阳气升腾。若肝功能受损则导致周身气血运行紊乱,其他脏腑器官受干扰而致病。又因酸味入肝,为肝的本味,若春季已亢奋的肝再摄入过量的酸味,则造成肝气过旺,而肝克脾就势必伤及脾脏。脾又与胃密切相关,故脾弱则妨碍脾胃对食物的消化吸收。甘味入脾,最宜补益脾气,脾健又辅助于肝气。故春季进补应如唐代百岁医家孙思邈所说:"省酸增甘,以养脾气。"意为少吃酸味,多吃甘味的食物、以滋养肝脾两脏,对防病保健大有裨益。

性温味甘的食物首选谷类,如糯米、黑米、高粱、黍米、燕麦;蔬果类,如刀豆、南瓜、扁豆、红枣、桂圆、核桃、栗子;肉鱼类,如牛肉、猪肚、鲫鱼、花鲤、鲈鱼、草鱼、黄鳝等。

人体从这些食物中吸取丰富营养素,可使养肝与健脾相得益彰。

其次,要顺应春升之气,多吃些温补阳气的食物,尤其早春仍有冬日余寒,可选吃韭菜、大蒜、洋葱、魔芋、大头菜、盖菜、香菜、生姜、葱。这类蔬菜均性温味辛,既可疏散风寒,又能抑杀潮湿环境下孳生的病菌。

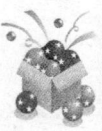

再次，春日时暖风或晚春暴热袭人，易引动体内郁热而生肝火，或致体内津液外泄，可适当配吃些清解里热、滋养肝脏的食物，如荞麦、薏苡仁、荠菜、菠菜、蕹菜、芹菜、菊花苗、莴笋、茄子、荸荠、黄瓜、蘑菇等。

这类食物均性凉味甘，可清解里热，润肝明目。至于新鲜水果，虽有清热生津解渴作用，但大多味酸而不宜在春天多食。若需解里热，以吃甘凉的香蕉、生梨、甘蔗或干果柿饼之类为好。

养生果蔬

荸 荠

荸荠性寒，味甘，具有养胃生津之效。适用于热病伤津、口渴心烦等症。因荸荠性寒，故凡脾胃虚寒而无热者及血虚者，均须慎服。

樱 桃

樱桃性温，味甘，具有益气健脾、清热补血之功效，适用于脾虚气弱、神疲纳呆、四肢无力等症。常食能使筋骨强健有力，面色红润，毛发有光泽。

胡萝卜

胡萝卜性平，味甘，能清热解毒、润肠通便、健脾止泻、养肝明目。

凡身体虚弱、纳食不香、胃脘胀满、消化不良者，或肝虚目暗、视物不清，或大便秘结者可常食用；对心血管疾患及肿瘤也有一定的防治作用。

黄豆芽

经常食用黄豆芽，可防治维生素 B_{12} 缺乏。黄豆芽以刚露头的为好，芽长得过长，维生素 B_{12} 的含量会减少。烹饪时，应将黄豆芽炒熟，并加上适量的醋，以减少维生素 B_{12} 的损失。

葱

葱具有发汗解表等作用，能诱导产生干扰素，增强人体的免疫功能。葱还含有植物杀菌素，具有较强的抗菌和抗病毒作用，可用于预防呼吸道传染病和肠道传染病。

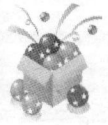

葱头含有前列腺素，能舒张小血管，降低血液循环的阻力，有助于防治高血压。葱还有增强纤维素蛋白溶解活性和降血脂作用，能消化凝血块，避免血栓的发生。

芹　菜

芹菜营养丰富，含有芫荽挥发油，能提神醒脑、润肺止咳、软化血管，对血管硬化、神经衰弱、小儿软骨病等有辅助治疗作用。

经研究证实，芹菜还具有降压作用和中枢镇静作用，对治疗高血压有着较好的疗效，并可降低血脂，预防心脏病。

大　蒜

大蒜具有很强的杀菌力，并可促进新陈代谢、增进食欲、预防动脉硬化和高血压。但生吃过多会引起急性胃炎，并对心脏病、肾炎等疾病产生副作用，还可引起维生素 B_2 缺乏症。

韭　菜

韭菜性温，能温中行气、散血解毒、助人体阳气。

韭菜含有挥发性精油及硫化物等特殊成分，能促进食欲和杀菌；含有纤维素，能增强肠胃蠕动，对预防肠癌有极好的效果，并可降低血脂，对高血脂及冠心病患者有益。

菠　菜

菠菜有养血、止血、润燥之功，对衄血、便血、坏血病、消渴、大便涩滞、高血压、痔疮等病症有一定的疗效，并能促进胰腺分泌，帮助消化。但不宜过量，因为菠菜含有草酸，易与钙质结合形成一种难溶解的草酸钙，不利于钙质的吸收。

养生野菜

荠　菜

荠菜味甘、性凉，无毒，具有健脾和胃、凉血止血、清肝明目、清热利尿等功效，可以治疗痢疾、妇女崩漏、咯血、衄血、便血、泌尿系统感染等症。

经研究证实，荠菜能增强人体免疫功能。需要提醒的是，荠菜提取物有类似催产素的作用，可收缩子宫。所以，孕妇应忌食

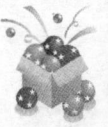

荠菜，以免导致妊娠下血或胎动不安，甚至导致流产。

春笋

竹笋含有大量的纤维素，能吸附脂肪，常食对单纯性肥胖者大有裨益，还可防治高血脂症、高血压、冠心病、糖尿病、肠癌及便秘、痔疮等疾病。

笋中含有较多的草酸，影响钙的吸收，儿童及尿路结石者应少吃或忌食。另外，消化性溃疡、胃出血、肝硬化、食道静脉曲张、慢性腹泻、皮肤瘙痒及对本品过敏者，均不宜食用。

马兰

马兰嫩茎叶含有蛋白质、糖、纤维素和丰富的矿物质，其性凉味辛，无毒，具有助消化、消腹胀、清热解毒、利尿消肿、凉血止血的功效。可用于血热或淤血引起的吐血、鼻衄等，对高血压、咽喉炎、急性肝炎、扁桃体炎、眼底出血、青光眼等疾病都有好处。

蒲公英

蒲公英味甘苦，性寒，焯过后生吃、炒食或做汤都可以，具有良好的清热解毒、利尿消肿的作用。经研究证实。蒲公英具有广谱抗菌和抗病毒效果，并可利胆和保肝，对肺癌、胃癌、食道癌等肿瘤也有较好的防治作用。

鱼腥草

鱼腥草味辛，性寒凉，可清热解毒、利水消肿，具有广谱抗菌和抗病毒作用，可用于防治动脉硬化、高血压、心肌梗死、脑梗死等疾病。

另外，经研究证实，鱼腥草中含有鱼腥草素，能增强白细胞的吞噬功能，增强补体反应作用，具有抗癌作用，可用于防治胃癌、肺癌等。

魔芋

魔芋含有甘聚糖、蛋白质、果糖、果胶、魔芋淀粉等成分。实验表明，魔芋能干扰癌细胞的代谢，具有一定的防治癌症作用。

蕨菜

蕨菜富含多种维生素和矿物质，可用于治疗高血压、头晕失眠、急性肠炎、黄疸型肝炎、慢性关节炎、妇女白带等症，对流感也有预防作用。并具有一定的防癌作用。

香椿

香椿性平，味甘，具有清热解毒、健脾理气、祛湿止泻的作用，并具有较好的抑菌作用，故可用于肠炎、痢疾、尿道炎、子宫炎、疥疮、斑秃等病症的治疗。

冬寒菜

冬寒菜为锦葵科植物，冬季可采冬葵嫩茎叶煮汤或煮稀粥吃。冬寒菜性味甘寒，具有清内热、利肝胆、明目等功效。老人便秘，用冬寒菜叶与猪血同煮食，可促进排便。

观音苋

观音苋，又名木耳菜、红苋菜、当归菜等，冬春采嫩茎叶做菜，可煮食或素炒吃。其味甘辛，性平，具有活血止血、解毒消肿等功效，可用于痛经、咳血、溃疡久不收口等症。

枸杞芽

枸杞的嫩芽含有肌甙、谷氨酸、门冬氨酸、精氨酸等，营养成分十分丰富，能够滋补肝肾、清火明目，增强人体免疫力。可用于抗疲劳和降低血压，并能保肝、降血糖、软化血管、降低血脂，对脂肪肝和糖尿病患者具有一定的疗效。

刺儿菜

刺儿菜又名小蓟，可凉血止血，凡属血热引起的各种出血症，如吐血、尿血、便血、鼻流血、妇女月经过多，甚至崩漏，都能取到较好的止血效果。

养生饮品

苹果芹菜柠檬汁

将苹果洗净、去皮，与洗净的芹菜一同放入果汁机中榨取汁液，然后加入柠檬汁，搅匀即可。能固齿护齿、平肝降压。

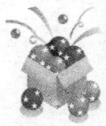

山药止咳饮

将适量山药去皮,切成薄片,加水煎煮 30 分钟,稍凉后,过滤取汁,再往山药汁中加入甘蔗汁、酸石榴汁、蛋黄,再煮沸即可;可健脾益肺、滋阴益精。

银耳茶

茶水去渣,银耳泡开加冰糖炖烂,倒入茶汁搅匀即可;具有滋阴润肺之功效,适用于阴虚久咳、发热等症。

樱桃汁

将鲜樱桃洗净,去柄,放入果汁机内榨取汁液,再用洁净纱布过滤即成;可滋补养颜、嫩肤美容。

姜糖茶

将生姜洗净,刮去外皮,切成片;将茶叶与姜片一同加水共煮,使成浓汁,再加入红糖溶化即成;可发汗解表、止呕、化痰,适用于风寒感冒轻症、咳嗽、怕冷等症。

注意,生姜易伤阴助火,重症发高烧者慎用,五心烦热、潮热盗汗、心烦失眠者忌服。

核桃葱姜茶

将 4 个核桃仁和适量葱白、生姜一起捣烂,再与茶叶一起加水用文火煎煮 15 分钟即可;可解表散寒、发汗退热,适用于感冒、发烧、头痛、无汗等症。

紫苏叶茶

将紫苏叶晒干,揉成粗末,用开水冲泡,再加入红糖即可。可发表散寒、理气和营,适用于感冒初起的恶寒、发热、咳嗽、气喘等症。

蒲公英茶

取蒲公英适量,最好为未开花或刚开花的,洗净,用水煎煮 10 分钟,可加糖调味。能清热解毒、利尿散结,适用于流行性感冒引起的头痛、发热、流鼻涕等症。

菠萝叶汁

将适量菠萝叶水煎后服用,可治疗肠炎、腹泻。

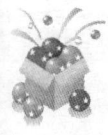

茵陈蒿茶

将 30 克茵陈蒿与 9 克生栀子、6 克生大黄一起加水煎煮 20 分钟即可;可清热利湿、退黄,适用于急性黄疸性肝炎。

山楂二花茶

将适量的山楂、金银花和菊花一起加入开水,焖泡 30 分钟即可。可健脾消积、散淤血、清热解毒、疏风明目,适用于高脂血症等。

芹菜露

将芹菜与红枣加水煎 20 分钟,然后加白糖代茶饮;可降压、养血、镇静安神,适用于高血压、气喘心烦等症。

百合露

将百合剥开洗净,加水,与冰糖同煮 15 分钟即可;可养阴润肺、清心安神,适用于阴虚久咳、痰中带血、失眠多梦等症;对春季发作的老年慢性支气管炎亦有疗效。

青苹果芦荟汁

青苹果 2 个,洗净切丁;芦荟 10 克洗净,刮去外皮。将二者一同加水炖 20 分钟即可;可补中益气、生津健胃、清肝润肺,适用于慢性胃炎、高血压等症,并可抑制癌细胞的生长,还可美容减肥。

养 生 汤

补脑提神羹

将银耳放入水中浸泡,拣去杂质;香菇切丝;猪脑去筋,蒸熟切粒。然后一同放入开水锅内煮熟,再放入去壳鹌鹑蛋,加入调味品和淀粉即成羹,具有提神解乏的作用。

鸽肉参芪汤

将一只白鸽洗净切块,放入沙锅中,与 10 克党参、30 克黄芪、30 克淮山药同煮;煮熟后,饮汤食肉,可提神解乏。

银耳鹌鹑蛋汤

将水发银耳除去杂蒂,放入碗内加清水,上笼蒸透备用;鹌鹑蛋放入冷水锅内煮开,捞出,放入冷水中剥去外壳。另用洁净小锅加清水和冰糖,待烧开后放入备好的银耳、鹌鹑蛋,撇去浮

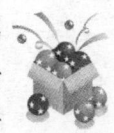

沫即可。

此汤具有强精补肾、益气养血、健脑强身之功效,对贫血、妇婴营养不良、神经衰弱、气管炎、血管硬化等患者均有补益作用,常食之还能延年益寿。

雪羹汤

将海蜇用温水泡发,洗净、切碎,备用;将鲜荸荠洗净去皮。把切碎的海蜇和荸荠一起放入锅内,加水适量,用小火煮1小时,煮好后,将汤倒入碗内即可。此汤具有养阴清热、清肺止咳的功效,适用于阴虚内热的咳嗽、痰黄而黏稠、口燥咽干等症。

莲子龙眼汤

将适量的莲子、芡实、薏苡仁、龙眼肉用水煮,微火慢熬1小时,然后放入蜂蜜食用即可;可健脾益气、补血润肤、养颜美容。

养肝固肾汤

银耳水发后洗净,与枸杞子、莲子(去心)、冰糖同煮30分钟食用即可;可滋肝养肾、养心安神。

蘑菇笋片汤

将鲜蘑菇洗净,入沸水锅中略焯捞出,切成厚片。汤锅上旺火,倒入鲜汤,放黄酒、火腿肉片、熟笋片、蘑菇片、绿菜叶烧沸,加精盐、味精,磕入鹌鹑蛋,淋上鸡油,出锅装入大汤碗中即成。可补气健脾、减肥美容。

木耳田七红枣汤

将黑木耳水发3小时,去蒂切碎;10克田七洗净切碎或打碎;红枣洗净,拍松去核。上料和姜片放入锅中,加水,大火烧开后,用小火再煮两小时左右,最后加入适当的盐调味即可。可滋肝润肺、健脾养胃、补血养颜,适用于体虚贫血、脾胃不和等症。

猪肝菠菜汤

猪肝洗净,切成小薄片,菠菜洗净,切成2厘米长的段。锅内加入清汤,煮沸后把猪肝、菠菜倒入,待汤再沸时,撇净汤内

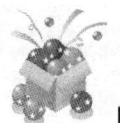

浮沫，加入精盐、味精、花椒水，盛在汤盆内即可；可补肝养血、补虚润燥，适用于各种贫血症。猪肝中胆固醇含量高，摄入过多易导致动脉硬化。

山楂汤

将适量山楂洗净，与猪排小火同煨至熟，入盐调味。可健胃消食、化滞消积，适用于冠心病、腹泻等症。

猪血菠菜汤

猪血洗净，切片；菠菜洗净，切成2厘米长的段。锅内加入清汤，煮沸后把猪血、菠菜、料酒倒入，待汤再沸时，撇净汤内浮沫，加入精盐、味精，盛在汤盆内即可；可补血、解毒、滑肠，体弱、痔疮、便血及老年性便秘者最宜食用。

养生粥

猪肝粥

将粳米和适量猪肝共煮成粥，具有补血明目、养肝健脾的功效，适合贫血、头眩、目疾、肝病等患者食用。

菠菜粥

将适量菠菜和粳米共煮成粥，并作适当调味即可；可养血止血、敛阴润燥、通利肠胃，适用于贫血、大便秘结及高血压等病症。

红枣粥

将粳米和适量红枣共煮成粥，具有补中益气、养血安神的功效，适合久病体虚、贫血、慢性消化不良、神经衰弱、失眠等病症，并具有美容护肤的效果。

枸杞粥

将适量枸杞和粳米同煮成粥，可降低血糖和胆固醇，保护肝脏、促进肝细胞再生等功效，适用于糖尿病、动脉粥样硬化、慢性肝炎、夜盲症、营养不良、贫血等病症。

菊花粥

将粳米和适量干品杭白菊共煮成粥，具有清热解毒的作用，不仅可防治风热头痛、肝火目赤、眩晕耳鸣，而且久服还能使人肢体轻松、耳聪目明，并可提神醒脑。

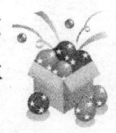

扁豆薏米粥

将新鲜扁豆和薏米同煮成熟,可用盐或红糖调味,具有滋补脾胃、祛湿利尿的功效,适用于脾弱、体倦乏力等症。

荠菜粥

将粳米和新鲜荠菜同煮成粥,可健胃消食、凉肝止血,适用于胃溃疡、肠炎等症。

茼蒿粥

将适量茼蒿与粳米共煮成粥,并作适当调味即可,具有和脾胃、利二便、消痰的作用,适合于肝气不舒引起的疝气疼痛、小便不利、肺热咳嗽、痰稠难咳等病症。

仙人粥

将适量制首乌煎取浓汁,去渣,同粳米、红枣同煮成粥,并加入红糖或冰糖调味即可,可补气血、益肝肾,适用于肝肾亏损、发须早白、血虚头昏耳鸣、腰膝软弱、大便干结,以及高血脂症、冠状动脉粥样硬化性心脏病、神经衰弱、高血压等病症。

阿胶粥

将糯米加水煮粥,粥将成时,加入适量捣碎的阿胶,边煮边搅拌,稍煮片刻,加入红糖调味即可,可养血补虚、驻容颜、乌须发。

桑葚粥

将适量桑葚与糯米同煮,粥将成时加入冰糖即可,可补肝养血、明目益智,适合于肝亏肾虚引起的头晕眼花、失眠多梦、耳鸣腰酸及须发早白等症。

夏季饮食注意事项

每到炎热季节,很多人胃口不好,消化功能降低,且易出现乏力倦怠、胃脘不舒等症状,有的发生胃肠道疾患。因此,炎热季节必须讲究饮食调节,采取相应的对策。

加一些苦味食物。苦味食物中所含的生物碱具有消暑清热、促进血液循环、舒张血管等药理作用。热天适当吃些苦瓜、苦菜,以及啤酒、茶水、咖啡、可可等苦味食品,不仅能清心除

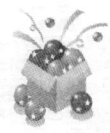

烦、醒脑提神，且可增进食欲、健脾利胃。

补充盐分和维生素。营养学家建议：高温季节最好每人每天补充维生素B_1、B_2各2毫克，维生素C 50毫克，钙1克，这样可减少体内糖类和组织蛋白的消耗，有益于健康。也可多吃一些富含上述营养成分的食物，如西瓜、黄瓜、番茄、豆类及其制品、动物肝肾、虾皮等，亦可饮用一些果汁。

不可过食冷饮和饮料。气候炎热时适当吃一些冷饮或饮料，能起到一定的祛暑降温作用。

雪糕、冰砖等是用牛奶、蛋粉、糖等制成的，不可食之过多，过食会使胃肠温度下降，引起不规则收缩，诱发腹痛、腹泻等疾患。饮料品种较多，大都营养价值不高，还是少饮为好，多饮会损伤脾胃，影响食欲，甚至可导致胃肠功能紊乱。

勿忘补钾。暑天出汗多，随汗液流失的钾离子也较多，由此造成的低血钾现象，会引起倦怠无力、头昏头痛、食欲不振等症候。

热天防止缺钾最有效的方法，是多吃含钾食物，新鲜蔬菜和水果中含有较多的钾，可酌情吃一些草莓、杏子、荔枝、桃子、李子等水果；蔬菜中的青菜、大葱、芹菜、毛豆等含钾也丰富。茶叶中亦含有较多的钾，热天多饮茶，既可消暑，又能补钾，可谓一举两得。

讲究饮食卫生。膳食最好现做现吃，生吃瓜果要洗净消毒。在做凉拌菜时，应加蒜泥和醋，既可调味，又能杀菌，而且增进食欲。饮食不可过度贪凉，以防病原微生物乘虚而入。

暑天宜清补。热天以清补、健脾、祛暑化湿为原则。应选择具有清淡滋阴功效的食品，诸如鸭肉、鲫鱼、虾、瘦肉、食用蕈类（香菇、蘑菇、平菇、银耳等）、薏米等。此外，亦可进食一些绿豆粥、扁豆粥、荷叶粥、薄荷粥等"解暑药粥"，有一定的驱暑生津功效。

夏季饮食原则

每到炎热的夏季，很多人的胃口就会不好，消化功能降低，

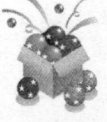

且易出现乏力倦怠、胃脘不适等症状，有的人还易发生胃肠道疾患。这是因为，热天人们出汗较多，体内的水分、氯化钠和水溶性维生素（主要是维生素B_1和维生素C）也会随着汗流失不少，引起水盐代谢失调；亦使血液中形成胃酸所必需的氯离子储备减少，导致胃液酸度降低；大量出汗也会使体内钾离子过多丧失；加之为了散热，血液多集中于体表，而胃肠道供血减少；体内蓄热和出汗过多，也使胃肠道内各种消化酶的活性降低。这些劣性改变都会直接或间接地引起食欲减退和消化功能紊乱。若处理不好，亦会诱发其他一些胃肠道疾患。因此，在炎热的夏季必须讲究饮食调节，采取相应有效的科学的措施。

一、适当食用苦味食物

俗话说：福自"苦"中来，苦味食品中所含有的生物碱具有消暑清热、促进血液循环、舒张血管等药理作用。热天适当吃些苦味食品，不仅能清心除烦、醒脑提神，且可增进食欲、健脾利胃。如：苦瓜、苦菜、茶叶、咖啡等苦味食品亦可酌情选用。应注意的是，食用苦味食品不宜过量，否则可能引起恶心、呕吐等症状。

二、适当喝些冷饮

由于高温的影响，人体会产生一系列生理反应，导致精神不振、食欲减退。这时，若能在膳食上合理安排，适当吃些冷饮，不仅能消暑解渴，还可帮助消化，使人体的营养保持平衡，有益于健康，不可过食冷饮和饮料。雪糕、冰砖等冷食是用牛奶、蛋粉、糖等材料制成，不可食之过多，过食会使胃肠温度下降，引起不规则收缩，可诱发腹痛、腹泻等病症。饮料的品种较多，多饮会影响食欲，严重可损伤脾胃或导致胃肠功能紊乱。

三、注意补充盐分和维生素

盛夏，人体大量排汗，氯化钠损失比较多，故应在补充水分的同时，注意补充盐分。每天可饮用一些盐开水，以保持体内酸碱平衡和渗透压相对稳定。营养学家还建议：高温季节最好每人每天能补充维生素B_1、维生素B_2各2毫克，钙1克，这样可减少体内糖类和组织蛋白的消耗，有益于人体健康。故在夏日应多

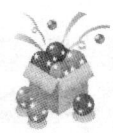

吃一些富含上述营养成分的食物,如西瓜、黄瓜、番茄、豆类及其制品、动物肝脏、虾皮等,亦可饮用一些水果汁。

暑天出汗多,随汗液流失的钾离子也比较多,由此造成的低血钾现象,会引起人体倦怠无力、头昏头痛、食欲不振等症候。热天防止缺钾最有效的方法是多吃含钾食物,新鲜蔬菜和水果中含有较多的钾,可多吃些草莓、杏子、荔枝、桃子、李子等;蔬菜中有大葱、芹菜、毛豆等也富含钾。茶叶中亦含有较多的钾,热天多饮茶,既可消暑,又能补钾,可谓一举两得。

四、饮食卫生

暑天饮食卫生特别重要,必须养成良好的饮食卫生和个人卫生习惯。不要买变质的食品原料;膳食最好现做现吃;生吃瓜果要清洗消毒;在做凉菜时,应加蒜泥和醋,既可调味,又能杀菌,还有增进食欲的作用;即使天气再热,饮食上也不可过分贪凉,以防止病原微生物乘虚而入。

养生果蔬

芦笋

芦笋营养丰富,具有调节免疫功能、抗肿瘤、抗疲劳、抗寒冷、耐缺氧、抗过氧化等保健作用。鲜芦笋洗净,削去老皮,切成细丝,加入适量的盐、芝麻酱等调料拌匀,食用即可。

草莓

草莓具有清暑解热、润肺化痰、利尿止泻、助消化等功效,可用于防止动脉粥样硬化、冠心病及脑溢血等,对痔疮、高血压、高胆固醇的治疗也具有显著效果。

从草莓中提炼出的草莓胺,可用于治疗白血症、障碍性贫血等血液病。而且,草莓中还含有抗癌成分,可抑制恶性肿瘤生长。

葡萄

葡萄中富含有一种可能具有抗癌作用的物质,葡萄酒中也同样发现少量的这种化学物质。因此,防癌应多吃葡萄,尤其是红葡萄,还可以吃葡萄汁和葡萄干。

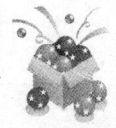

梨

梨具有清热润肺、润燥化痰、生津止渴的功效，可用于治疗热病伤津、心烦口渴、肺热咳嗽、精神不宁等病症。

桃

桃的营养既丰富又均衡，是理想的保健果品。故《本草纲目》说："作脯食，益颜色。"

乌梅

乌梅性平、味酸，具有解热、除烦、止泻、镇咳、驱虫等功效。据研究证实，乌梅对痢疾杆菌、大肠杆菌、伤寒、结核、绿脓杆菌及各种皮肤真菌有抑制作用。

乌梅含有微量苦味酸，能提高肝脏解毒能力，促进胆囊收缩和分泌胆汁，且能抗蛋白过敏。同时，乌梅还能有效地分解肌肉组织中的乳酸、焦性葡萄酸，迅速消除疲劳，恢复体力。

西瓜

俗话说："热伤暑不用慌，一碗天生白虎汤。"天生白虎汤，就是西瓜汁。

《随息居饮食谱》载："西瓜，什寒，清肺胃，解暑热，除烦止渴，醒酒凉营，疗喉痹、口疮、治火毒时症。虽霍乱、泻痢，但因暑火为病者，并可绞汁灌之。"

西瓜有解暑热、止烦渴、利小便、治血痢、疗喉痹、解酒毒等多种功用。研究证实，西瓜汁中所含的糖、蛋白质和微量的盐，能降低血脂、软化血管，对心血管疾病和肾炎水肿有较好的疗效。特别是常食西瓜，可减少有烟酒嗜好者患食道癌的危险。

西红柿

西红柿味酸甘、性平，有清热解毒、凉血平肝、解暑止渴的作用，适用于中暑、高血压、牙龈出血、胃热口苦、发热烦渴等症。

西红柿可刺激胃液分泌，促进肠胃蠕动，以降低热量摄取，减少脂肪积累，并可补充多种维生素。西红柿加热后，释放出番茄红素，具有抗癌的作用，可预防前列腺癌。

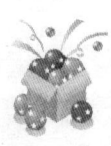

黄瓜

黄瓜纤维素丰富,食之能促进肠蠕动、降低血脂、通利大便和排泄肠内毒素等。

鲜黄瓜含有丙醇二酸,可抑制糖类物质转变为脂肪,有利于减肥。另外,黄瓜还可美容,将黄瓜洗净,去瓤、子、捣烂挤汁,用来清洁和保护皮肤,舒展面部皱纹。

养生茶

菊花龙井茶

将菊花和龙井茶一起用开水冲泡15分钟即可。此茶具清热祛暑、疏风明目之功效。

绿豆茶

将绿豆水煮20分钟,然后加入绿茶、红糖焖10分钟,代茶饮;此茶可清热解毒,适用于流行性感冒。注意,煮此茶时勿用铁锅。

乌梅茶

将乌梅与炙甘草一起煎煮,待凉时,徐徐饮用。此茶可清暑开胃、生津止渴,适用于暑天或虚热口渴津少者。

麦门冬茶

麦门冬用水洗去浮灰,再用适量开水浸泡30分钟即可。此茶可滋阴润肺、清心除烦,适用于慢性支气管炎、咽喉炎等症。

苦瓜茶

苦瓜上端切开,挖去瓤,装入绿茶,挂于通风处阴干后,取下洗净,连同茶切碎,混匀。每次取10克放入杯中,以沸水冲泡,即可饮用。

此茶具有清热解暑、除烦之功效,适用于中暑发热、口渴烦躁、小便不利等症。

莲心茶

莲心,即莲子中间青绿的胚芽,其味极苦。取莲心12克,开水冲泡饮用。

此茶除能降血压外,还能清热、安神、强心。

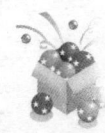

竹叶茶

鲜竹叶洗净，加水煮沸 10 分钟，代茶饮。此茶可清热祛暑。

山楂茶

山楂洗净，切片，加水煮沸 10 分钟，加白糖适量，放凉后饮用。此茶可消食健胃。

养 生 汤

绿豆红枣汤

绿豆和红枣各适量，加水熬煎浓汤，煎好后加入糖少许，温服。绿豆甘凉，具有清热解毒、解暑止渴的功效；红枣健脾益气，两者合用，适用于发热而微汗者。

酸梅绿豆汤

酸梅、绿豆、白糖各适量，先将绿豆加水烧开后再加入酸梅，煮至豆化梅烂，再加入白糖和匀即成。

此汤可生津止渴，主治暑热。

百合汤

鲜百合 50 克，鲜冬瓜 100 克，切成小块，蛋清 1 只。将百合与冬瓜一同倒入沸水内，待再次煮开后，再把蛋清倒入锅内，加入精盐、味精和猪油少许即可。

此汤能清热消暑，适合于大便秘结、小便赤热的老年人食用。

百合蛋黄汤

百合 45 克浸一夜，出白沫，去其水，加清水适量，煮约 20 分钟，去百合，加鸡蛋黄搅匀，再煮，放白糖少许调味即可。

此汤主治心肺阴液耗伤之失眠，还可治癔病、惊悸等。

薄荷绿豆汤

薏仁 30 克，绿豆 60 克，洗净，水泡 3 小时备用。锅中加入薏仁及绿豆，以中火煮开，改小火熬煮 30 分钟后，加入 5 克薄荷和适量白糖，继续煮 5～10 分钟，盛入碗中即可食用。此汤具有清热解毒之功效，对青春痘治疗效果。

绿豆银耳汤

绿豆、银耳、枸杞各适量，一起用中火煮开，改小火熬煮 30～40 分钟，然后加入白糖，盛入碗中食用即可。

此汤具有益气补血、增强免疫力之功效。

黑豆桑葚芹菜汤

黑豆、桑葚、芹菜各适量,一起煮至黑豆烂熟即可。

此汤具有预防脱发、延缓发白之功效。

玫瑰白菜丝瓜汤

玫瑰花3朵,白菊花10克,红枣10枚,白菜、丝瓜、瘦猪肉、调料各适量。白菜、丝瓜、猪肉切细,加水置锅内烧开,然后放入用纱布包好的玫瑰花、白菊花及红枣、调料,煨至肉熟即可。

此汤能够清热解毒、悦颜去斑,有预防皮肤生疮疖和面部褐斑的作用。

南瓜胡萝卜汤

南瓜、番茄、胡萝卜、瘦猪肉、生姜、调料各适量,一起加水煮汤,瓜熟烂即可。

此汤可除黑斑,美肌肤。

莲藕栗子排骨汤

莲藕、栗子、猪排骨、调料各适量,一起放入瓦罐内炖至莲藕与排骨酥烂即可。

此汤可强筋活络,防治骨质疏松、腰腿乏力。

养 生 粥

扁豆粥

粳米和白扁豆各适量,加水共煮成粥。

此粥具有健脾和中、化湿止泻、消暑等作用,适用于夏季中暑所致的吐泻、食欲不振等症。

赤豆粥

粳米和赤豆各适量,加水共煮成粥。

此粥具有利水消肿、补血健脾的作用,适用于水肿、脚气足肿、贫血等症。

绿豆粥

粳米和绿豆各适量,加水共煮成粥。

此粥具有祛暑除烦、清热解毒、消肿降脂等作用,适用于冠

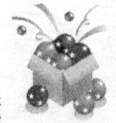

心病、暑热烦渴、疮毒疖肿等病症。

黄瓜粥

黄瓜和粳米各适量，先煮粳米，待粥快熟时加入黄瓜片，稍煮即成。

此粥清香爽口，可清热解毒、嫩肤美容。

冬瓜粥

冬瓜和粳米各适量，加水共煮成粥。

此粥清香爽口，可利水消肿、清热解毒、减肥健美，适用于暑天心胸烦闷、小便赤黄等症。

松子粥

松子仁少许，粳米和蜂蜜各适量，松子仁研碎和粳米煮粥，粥熟后调入蜂蜜食用即可。

此粥具有补虚、润肺、滑肠等功效，适用于中老年人及体弱早衰、头晕目眩、肺燥咳嗽、慢性便秘等症。

桂圆粥

桂圆和白糖各少许，粳米适量，将桂圆同粳米共入锅中，加适量的水，熬煮成粥，调入白糖即可。

此粥具有补益心脾、养安神之功效，尤其适用于劳伤心脾、思虑过度、身体瘦弱、健忘失虑、月经失调等症。

薄荷粥

新鲜薄荷、粳米、冰糖各适量，先将薄荷煎汤取汁备用，粳米煮粥，待粥将熟时加入薄荷汤及适量冰糖，煮沸一会儿即可。

此粥具有清热解暑、疏风散热、清利咽喉等功效，适用于风热感冒、口疮、风疹、胸胁胀闷等症。

金银花粥

金银花和粳米、冰糖各适量，金银花水煎后取浓汁约150毫升，再加水300毫升与粳米煮成稀粥，熟后放入冰糖即可。

此粥具有清热解毒、消肿降压等功效，适用风热感冒、头痛目赤、咽喉肿痛、高血压、冠心病等症。

红枣莲子粥

红枣、莲子、糯米、红糖各适量，红枣去核、莲子去芯，与糯米一起加水煮，粥成时加红糖拌匀即可。

此粥具有补血、养颜、美肤等功效。

苦瓜菊花粥

苦瓜、菊花、粳米、冰糖各适量，将苦瓜洗净去瓤，切成小块备用；粳米洗净，菊花漂洗，二者同入锅中，倒入适量的清水，置于武火上煮，待水煮沸后，将苦瓜、冰糖放入锅中，改用文火继续煮至米开花时即可。

此粥具有清利暑热、止痢解毒之功效，适用于中暑烦渴、痢疾等症。

粟米山药糊

粟米和山药各适量。二者研细末，加水煮成糊，白糖适量调味服食。

此粥主治小儿消化不良。

秋季饮食小常识

一、既要营养滋补，又要易于消化吸收

秋季一到，气温逐渐下降，人们便习惯地想到要补养。因为人们经过炎热的夏天，身体耗损大，而进食较少，当天气转凉，调补一下身体颇有必要。但那种不管机体情况，把许多补药、补品，如人参、鹿茸、鸡羊肉等集中、突击食用，称之为"大补"的方法是很不可科学的，不但对健康无益，凡而浪费财力和物力，甚至还会损害身体。

因此，秋季6节气养生的饮食原则是既要营养补养，又要容易消化吸收。同时，换季时人们抵抗力最弱的时候，如果体质不佳就非常容易得病，这时多吃一些能够增强人体免疫力和体抗力的食品，对于身体健康大有好处。

二、少辛增酸

所谓少辛，是指要少吃一些辛味的食物，这是因为肺属金，通气于秋，肺气盛于秋。少吃辛味，是要防肺气太盛。中医认为，金克木，即肺气太盛可损伤肝的功能，故在秋天要"增酸"，以增加肝脏的功能，抵御过剩肺气之侵入。根据中医营养学这一原则,在秋季这6节气期间一定要少吃一些辛味的葱、姜、韭、蒜、椒等辛味之品,而要多吃一些酸味的水果和蔬菜。

此外还要谨记"秋瓜坏肚"。在夏季,西瓜是消暑佳品,但是立秋之后,不论是西瓜还是香瓜、菜瓜都不能多吃,否则会损伤脾胃的阳气。中医养生学家还提倡在秋季6节气期间每天早晨吃粥,如明代李挺认为"盖晨起食粥,推陈致新,利膈养胃,生津液,令人一日清爽,所补不小"。

三、甘淡滋润

古人有云:"厚味伤人无所知,能甘淡薄是吾师,三千淡薄从此始,淡食多补信有之。"可见素、淡结合的饮食,对健康是有益处的。《素问·至真要大论》中说"甘先入脾"。在五行中脾胃属土,土生金,肺肠属金。甘味养脾,脾旺则金(肺)气足。甘味食物又有生津的功效,而咸味食物则易使人出现口渴之象。《遵生八笺》还指出:"秋气燥,易食麻以润其燥。"就是说秋季6节气干燥,应当多进食些如蜂蜜、芝麻、杏仁等性滋润味甘淡的食品,既补脾胃又能养肺润肠,可防止秋燥带来肺及肠胃津液不足常见的干咳、咽干口燥、肠燥便秘等身体的不适症候或肌肤失去光泽、毛发枯槁的征象。因此,秋季6节气饮食应当以甘淡滋润为宜。可多吃些具有润肺润燥的新鲜瓜果蔬菜、水果。如梨、柿、柑橘、香蕉等;果蔬则可多食胡萝卜、冬瓜、银耳等以及豆类及豆制品,还有食用菌类、海带、紫菜等,经科学加工,做出色、香、味俱全的美味佳肴。也可制成佐餐或饮料食用,如蜜煎银耳、各种新鲜果蔬汁等。或加工制作成羹粉汤粥,如香菇豆腐汤、扁豆粥、藕粉羹等,既有营养,又能润燥。且瓜果蔬菜中含有的丰富水分、维生素、纤维等,对预防秋季6节气期间最易出现的口鼻目干、皮肤粗糙、大便秘结等现象大有裨益。

四、早上喝粥

中医养生学家提倡在秋季6节气每天早晨喝粥,尤其是初秋时节,不少地方仍然是湿热交蒸,以致脾胃内需,抵抗力下降,这时若能吃些温食,特别是喝些药粥对身体很有好处,其原因是作为药膳重要成分的粳米或糯米,均有极好的健脾胃、补中气的功能，前人对此颇多赞誉。在秋季6节气，目前较为推崇的粥有甘蔗粥、玉竹粥、沙参粥、黄精粥等。

秋季饮食

秋季饮食简介：秋季饮食，由于秋季气候宜人，食物丰富，往往进食过多。摄入热量过剩，会转化成脂肪堆积起来，使人发胖，俗话叫"长秋膘"，在秋季饮食中，要注意适量，而不能放纵食欲，大吃大喝。秋季饮食要多吃些滋阴润燥的饮食，以防秋燥伤阴换季的时候，是人们抵抗力最弱的时候，这时如果不太注意非常容易得病。而秋天是"贴秋膘"的季节，也就是为了抵抗即将到来的严冬的寒冷多进补，以维持身体内部的平衡。这时要是多吃一些能够增强人体免疫力和抵抗力的食品，对于身体是大有好处的。

蔬菜：多年以前，某医学杂志上曾发表了一篇引人注目的报告，报告中说明饮食和生物体对X光反应之间的关系。研究人员将受试的天竺鼠分成两组，分别用甘蓝和甜菜喂养一段时间，再对它们进行X光照射。结果发现，食用甘蓝的天竺鼠的出血率和死亡率都较低。

大蒜和洋葱：我们的祖先早就发现，大蒜和洋葱具有治疗的功效，并且能够使人精神畅快。研究显示，大蒜和洋葱确实能促进细胞膜的流动，增进体力和免疫力。大蒜具有降低胆固醇的功能，所以，吃越多的大蒜，就越能降低体内的胆固醇。大蒜和洋葱还有抗菌、抗癌、增进身体耐力的作用。而且你要记住，每天吃大蒜和洋葱会确保我们的呼吸顺畅。

水果：最新研究指出，草莓、樱桃、葡萄和苹果中都含有抗癌物质——鞣花酸。这些水果在一定程度上可以预防癌细胞侵入人体，而且十分适合慢性疲倦症患者食用。

姜：姜可以刺激人体的免疫系统，能够镇咳、退烧、减轻疼痛，还能有效抑制疾病。姜是一种很好的抗毒物质，能杀菌和抗霉菌，是治疗风寒和流行性感冒的有效食品。

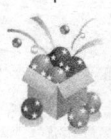

养生果蔬

甘 蔗

蔗汁性平,味甘,有滋阴润燥、和胃止呕、清热解毒之功,适用于津液不足所致的口干便秘、咳嗽痰少;胃津不足之干呕;热伤津液所致的口渴心烦。

甘蔗含有丰富的营养成分,劳累过度或饥饿头晕的人,吃点甘蔗,就会使精神重新振作起来。不过,空腹时吃甘蔗切勿过量,以免突然渗入过量糖分而发生"高渗性昏迷"。需要特别注意的是,生虫变坏及霉变的甘蔗食之会中毒,严重者还有生命危险。

香 蕉

香蕉性味甘,性寒,具有清热润肠之功,适用于肠燥便秘、肺热咳嗽等病症。同时,对高血压、心脏病患者也有益处;脾胃虚寒、胃痛腹泻者宜少食。

荔 枝

过量食用荔枝会引起"荔枝病",出现四肢冰凉、头晕眼花、全身无力、恶心出汗、腹痛、腹泻等病症;阴虚火旺、皮肤易生疮疖及胃热口苦者慎食荔枝。

苹 果

苹果具有生津润肺、除烦开胃等功效,能预防和消除疲劳,可以防癌抗癌;苹果中的钾,能促进体内过剩的钠排出体外,对高血压患者有益。

苹果中酸类物质有收敛作用,果胶、纤维素可吸收肠内毒素,所以能止泻;同时,有机酸也有刺激大肠的作用,纤维素可促进大肠蠕动,故又可治疗便秘,降低胆固醇。由于苹果含有较多的果糖和果酸,对牙齿有腐蚀作用,食后最好及时漱口、刷牙。

大 枣

大枣具有益气润肺、养血安神、健脾和胃、缓解药毒等功效,对脾胃虚弱、气血不足、倦怠无力、心情烦躁、失眠、皮肤紫癜等症，具有良好的治疗效果。

大枣中的环磷酸腺苷，能扩张血管、改善心肌营养、增加心肌收缩力，对防治心血管疾病有益；大枣中的山楂酸具有明显的抗癌作用；腐烂变质的枣不可食用；另外，脘腹胀满、痰热有湿者，不宜食用大枣。

柿 子

鲜柿甘寒，能润燥止咳、清火通便，宜于火燥津枯之症。但注意不要饿肚子吃，以饭后吃为最好。因为柿子里含有大量的柿胶酚、单宁和胶质，遇酸会凝聚成难以溶解的硬块，形成"胃柿结石症"。

花 生

花生长于滋养补益，有助于延年益寿，所以民间又称长生果。花生含有大量的蛋白质和不饱和脂肪酸等，具有止血作用，能增强记忆力，抗衰老，滋润肌肤。

柑 橘

柑橘性凉，味甘酸，有生津止渴、润肺化痰、醒酒利尿等功效，适用于身体虚弱、热病后津液不足的口渴、伤酒烦渴等病症。榨汁或蜜煎，治疗肺热咳嗽尤佳。

石 榴

石榴性温，味甘酸，具有清热解毒、润肺止咳、生津止渴、杀虫止痢等功效，适用于小儿疳疾、久泻久痢、口燥咽干、便血、脱肛、带下、胃积腹痛、创伤出血等症。

葡 萄

葡萄味甘、酸，能生津止渴、开胃消食。《陆川本草》里记载："葡萄滋养强壮、补血、利尿，治腰痛、胃痛、精神疲惫、血虚心跳。"脾胃虚弱者不宜多食，食多令人泻泄。

芒 果

芒果味甘、酸，性凉，具有益胃、解渴、利尿的功用。《食性本草》记载："主妇人经脉不通，丈夫营卫中血脉不行。"

柚 子

柚子性味酸、寒，具有化痰止咳、健胃消食、消肿止痛等功

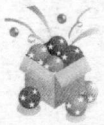

效,适用于胃病、消化不良、慢性咳嗽、痰多气喘等症。

柠檬

檬酸味酸、甜,具有生津、止渴、祛暑、安胎等功用。常食檬酸对高血压、心肌梗死患者有益。此外,柠檬酸还具有防止和消除皮肤色素沉着的作用。

山楂

山楂味酸、甘,性微温,具有散瘀、消积、化痰、解毒、活血、提神、增进食欲等功效,对高血压、冠心病、糖尿病等疾病都有显著疗效。

莲子

莲子是滋补元气、健脾益胃的佳品,其生者可补心脾;熟者能补中止泄、安中固精。莲子的品种很多,但是以湖南的湘莲、浙江的衢莲、福建的建莲为上品。

莲藕

生藕性寒,具有清热润肺、凉血止血之功效;熟藕性温,有补心生血、健脾开胃、止泻固精之效。老年人常吃藕,可以调中开胃、益血补髓、安神健脑,并可延年益寿。

百合

百合味甘微苦,性平,具有润肺止咳、清心安神、润肠通便等功效,对肺痨久咳、痰中带血、干咳咽痛等病症有较好的疗效,并可抑制肿瘤细胞的生长,缓解放疗反应。百合不仅是治病良药,也是美容珍品,具有养颜减皱、防治皮肤病的作用。不过,因百合性偏凉,风寒咳嗽、胃肠功能差者应少吃。

养生野菜

马齿苋

马齿苋味酸,性寒,无毒,可做凉拌菜吃,也可煮汤喝,能抑制体内血清胆固醇和甘油三酯的生存,从而起到防止动脉硬化、保护心脏和大脑的作用。

马齿苋含有丰富的钾,所以有利尿降压作用,可以用来防治高血压病。另外,马齿苋还可用于防治痢疾、肠炎。其效果可以与抗菌素相媲美，而且无任何毒副作用。

野菊

野菊性凉，味苦，具有清肝明目、祛风解毒的作用。做菜时，先水煮，这样可除去或减少野菊的苦味，煮过的茎叶再凉拌、素炒、炒肉、煮汤均宜。野菊富含微量元素锌、硒，野菊花含量更高，具有降血脂、降血压、软化血管、提高免疫功能等作用，能有效地防治心脑血管病。而且，野菊还具有很强的抗病毒、抗病菌作用。

野地瓜

野地瓜性味苦寒，有清热解毒功效，对咽喉肿痛有很好的疗效，地瓜全草（茎、叶）或根茎（地瓜藤）可治疗以腹泻为主的小儿消化不良。

绞股蓝

绞股蓝可降血糖、降血脂和保肝作用，并能提高蛋白质的合成速率；可抗疲劳、缺氧、严寒，增加应激状态下血浆促肾上腺皮质激素（ACTH）的含量，提高人体的适应能力。绞股蓝能增强巨噬细胞的吞噬能力，增加 T 淋巴细胞的数量，从而提高免疫功能。绞股蓝皂甙对肝癌、子宫癌、肺癌等癌细胞的增殖有抑制作用，而对人体正常细胞无影响。

绞股蓝能提高过氧化物歧化酶的活力，有抗氧化抗衰老的功效，具有降压、镇静、镇痛、增加心脏冠状动脉和脑动脉的血流量，对防治高血压、冠心病和脑血管疾病都有重要作用。绞股蓝治疗慢性气管炎的有效率可达 79%，特别对痰热型有奇效。所以，中老年人用绞股蓝茎叶泡开水代茶饮，既可提高免疫功能，预防疾病，还可抗衰老，延年益寿。

固苜蓿菜

紫苜蓿性味微甘、淡，鲜叶可做成各种菜肴，对营养不良性水肿和膀胱结石的治疗有益。

养 生 茶

佛手茶

将鲜佛手果切成片，取数片用开水冲泡，可用于治疗胃病、

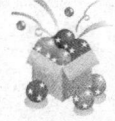

胸腹胀痛等。

山楂茶
取适量鲜山楂果，洗净，切成片，加入绿茶5克，用开水冲泡；此茶具有降血压和降血脂的功效，尤其适合肝炎、肾盂肾炎和浮肿的患者饮用。

姜苏茶
将适量的生姜丝和洗净的苏叶用开水冲泡10分钟饮用，此茶具有疏风散寒、理气和胃的功效，适用于风寒感冒、咳嗽痰多、胸闷不舒等症。

橘红茶
橘红6克，绿茶5克，放入锅内，隔水蒸20分钟后，随时饮用。此茶具有润肺化痰、理气止咳的功效，适用于秋令咳嗽痰多、黏而咳痰不爽之症。

杞菊饮
枸杞子、白菊花、绿茶、冰糖各适量，一起加入开水冲泡，焖30分钟即可；此茶具有滋补肝肾、养阴明目的功效，适用于视力衰弱、目眩、夜盲及青少年近视眼等病症。

杞麦茶
枸杞子15克，麦门冬15克，一起加水煎煮，代茶饮；此茶具有滋补肝肾、清热除烦的功效，适用于咽干口燥、干咳等症。

桑菊茶
菊花、桑叶、绿茶各适量。将菊花、桑叶煎汤，去渣后，用其汤沏绿茶饮用；此茶具有润肺止咳、清利头目的功效，适用于风热感冒、头痛眩晕等症。

柚皮茶
将柚子皮洗净，切细丝，与冰糖同煮，取汁代茶饮用；此茶具有消食健胃、化痰止咳的功效，适用于咳嗽、气喘痰多等症。

百合枇杷茶
百合30克，枇杷叶（去背面的绒毛）30克。二者切成片，置热水瓶中，加冰糖适量，用开水冲泡大半瓶，盖焖约30分钟左右即可，代茶频饮；此茶具有清热、润肺、止咳的功效，适用于风热咳嗽、干咳无痰或少痰、或痰黏难咯、声音嘶哑及肺燥引起的咳嗽痰中带血、口干舌燥等症。

参麦银花茶

玄参15克，麦门冬10克，金银花9克，洗净，研成粗粉，放入保温杯中，加冰糖适量，用开水冲泡，盖焖30分钟即可，代茶频饮；此茶具有滋阴清火、利咽解毒的功效，适用于自觉咽喉部有异物感、口干咽燥或声音嘶哑、干咳少痰等症。

养生汤

金橘汤

金橘2枚，用刀划破果皮，挤去核，放水中加冰糖适量，文火煮熟，吃金橘饮汤；此汤可用于治疗痰多喘咳。

双白汤

银耳、白萝卜、鸭汤、盐各适量。将银耳泡发择净，摘小朵，白萝卜洗净，切丝，与银耳一起放入鸭汤中小火清炖15分钟，放少许盐即可；此汤具有清热祛痰、补肺气、利水消肿的功效，适用于秋燥咳嗽及口干舌燥等症。

苋菜汤

苋菜叶60克，用水煎汤服用。此汤可用于治疗腹泻、痢疾等。

萝卜茶汤

将白萝卜清洗干净，切成片，加水适量，煮烂，加入食盐调味，再将茶叶用开水冲泡5分钟，倒入萝卜汁内服用；此汤具有清热化痰、理气开胃的功效，适用于秋季咳嗽痰多、食欲不振等症。

银耳茶汤

将银耳清洗干净，加水适量，与冰糖炖熟；将茶叶冲泡5分钟，取汁和入银耳汤，搅拌均匀服用。此汤具有滋阴降火、润肺止咳的功效，适用于秋季阴虚咳嗽等病症。

清炖排骨汤

排骨、莲子、薏苡仁、山药、芡实、红枣、生姜、米酒、盐各适量。排骨洗净、切寸段，用沸水焯一下，撇去浮沫，放入生

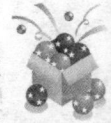

姜和用水浸泡过的莲子、薏苡仁、芡实、山药,用大火煮沸后加入红枣、米酒煮至熟烂,加盐调味即可;此汤具有健脾胃、促消化、增强免疫力的功效,适用于脾虚腹泻、营养不良性贫血等症。

兔肉红枣汤

兔肉、红枣、盐各适量。兔肉洗净,切小块,与红枣一起用大火煮沸,然后改小火煨20分钟,放盐调味;此汤具有补中益气、止渴健脾、凉血解毒的功效,适用于糖尿病等。

冬季饮食方面应注意哪些?

冬天的日常膳食,可适当增加些"肥甘厚味"的食品,但不宜过多。到了冬季,人体的消化机能比春季、夏季、秋季均为活跃,胃液分泌增多,酸度增强,食量增大,这反映了冬季机体对热能需要的增加。当机体处于寒冷的环境中,要维持体温平衡,就必须增加体内的代谢率,从而增加对食物的需要量,特别对脂肪性食物的吸收较好,摄食适量的脂肪有较好的抗寒耐冻作用,但不宜过多,以防发生高血脂症和肥胖病。

冬季饮食的营养特点,即增加热量,在三大产热营养素中,蛋白质的摄取量可保持在平常的需要水平,热量增加部分,主要应提高糖类和脂肪的摄取量来保证。矿物质应保持平常的需要量或略高一些。增加热量可选用脂肪含量较高的食物。维生素的供给,应特别注意增加维生素C的含量。可多食萝卜、胡萝卜、土豆、菠菜等蔬菜及柑橘、苹果、香蕉等水果,同时增加动物肝、瘦肉、鲜鱼、蛋类、豆类等,以保证身体对维生素的需要。

调好冬季"饮食钟"——冬季寒冷,人们食欲多有增加,但这并不意味着在冬季人体需要更多的热量。现代科学研究证明:人体在冬季所需的能量与其他季节的差距并不大,因为人体的"激素钟"在寒冷气候下,运转有所改变。

冬季是肾主令之时,肾主咸味,心主苦味,咸能胜苦。故《四时调摄笺》中指出:"冬日肾水味咸,恐水克火,故宜养心。"所以,饮食之味宜减咸增苦以养心气,以保心肾相交,食辛热之品,使肺气直达,固实肾气。冬季虽宜热食,但燥热之物不可过食,勿多食葱,以免使内伏的阳气郁而化热。冬季切忌吃较硬和生冷的食物,此类食物多属阴,易伤脾胃之阳,如肾阳虚者,常易造成中气下陷、形寒肢冷、下痢清谷等病症。

饮食调养有三宜:一宜粥糜,古代养生家多提倡深冬晨起喝些热粥。《饮膳正要》中认为冬季宜服羊肉粥,以温补阳气。如若在粳米粥中加点红枣、赤豆可使人感觉周身温暖,精力倍增。民间素有冬至吃赤豆粥,腊月初八吃"腊八粥",腊月二十五吃"八宝粥(饭)"的习惯。冬日宜食养心除烦的麦片粥、消食化痰的萝卜粥、补肺益胃的山药粥、养阴固精的核桃粥、健脾养胃的茯苓粥、益气养阴的大枣粥、调中开胃的玉米粥、滋补肝肾的红薯粥等。二宜温热之品,以取阳生阴长之义。如宜吃牛肉、羊肉、狗肉、桂圆肉、枣、蛋、山药、猪血、糯米、韭菜等。冬季每日晚餐喝一小杯酒,对中、老年人养阴大有裨益。三宜坚果之品,冬日多吃点核桃、板栗、松子以及花生、葵花子、芝麻、黑豆、黑米等。体肥胖者须注意忌肥甘温热厚味。

冬季,偏于阳虚的食补以羊肉、鸡肉等温热品为宜。偏于气阴不足的食补以鸭肉、鹅肉为好。《随息居饮食谱》中指出:鸭肉滋五脏之阴,清虚劳之热,补血行水,养胃生津。立冬标志着冬天来到了,冬日漫漫,正是进补的良好时机,因此,不少人的餐桌之上少不了进补食品。也许有人会问,什么食品最适合在冬天食用,对人体最有益?根据祖国医学"五行学说"和"天人相应"观点,在冬天就吃而言,最能发挥保健功效的莫过于"黑色食品"。

传统养生十分注重"天时""地利""人和"。黑色食品如黑米、黑豆、黑芝麻、黑木耳、黑枣、黑菇、黑桑葚、魔芋、乌骨鸡、乌贼鱼、甲鱼、海带、紫菜等,之所以适宜在冬天食用,是由天、地、人之间的关系所决定的。在与人体五脏配属中,内合于肾,在与自然界五色配属中,则归于黑,肾与冬相应,黑色入肾。祖国医学认为,肾主藏精,肾中精气为生命之源,是人体各种功能活动的物质基础,人体生长、发育、衰老以及免疫力、抗

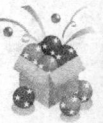

病力的强弱与肾中精气盛衰密切相关。"肾者主蛰，封藏之本"。因此，冬天补肾最合时宜。

现代研究表明，食品的颜色与营养的关系极为密切，食品随着它本身的天然色素由浅变深，其营养含量愈为丰富，结构愈为合理，而黑色食品可谓登峰造极。黑色独入肾经，食用黑色食品，能够益肾强肾，增强人体免疫功能，延缓衰老，在冬天进食则更具特色，黑色食品走进冬天最能显出"英雄本色"，可谓是冬天进补的佳肴和良药。

冬季饮食三原则

随着一场瑞雪的到来，我们迎来了寒冷的冬季。

常言说，冬季天寒地冻，人们在日常饮食中要遵循三个原则，即通过饮食可起到保温、御寒和防燥的作用。因此，人们一要注意多补充热源食物，增加热能的供给，以提高机体对低温的耐受力，这样的食物包括碳水化合物、脂肪、蛋白质，其中尤其应考虑补充富含优质蛋白质的食物，如瘦肉、鸡鸭肉、鸡蛋、鱼、牛奶、豆制品等。

二要多补充含蛋氨酸和无机盐的食物，以提高机体御寒能力。蛋氨酸通过转移作用可提供一系列耐寒适应所必需的甲基。寒冷气候使得人体尿液中肌酸的排出量增多，脂肪代谢加快，而合成肌酸及脂酸、磷脂在线粒体内氧化释放出热量都需要甲基。因此，在冬季应多摄取含蛋氨酸较多的食物，如芝麻、葵花子、酵母、乳制品、叶类蔬菜等。另外，医学研究表明，人怕冷与饮食中无机盐缺少很有关系。所以冬季应多摄取含根茎的蔬菜，如胡萝卜、百合、山芋、藕及青菜、大白菜等，因为蔬菜的根茎里所含无机盐较多。钙在人体内含量的多少可直接影响人体心肌、血管及肌肉的伸缩性和兴奋性，补充钙也可提高机体御寒性。含钙较多的食物有：牛奶、豆制品、虾皮、海带、发菜、芝麻酱等。

三要多吃些富含维生素 B_2、维生素 A、维生素 C 的食物，以防口角炎、唇炎、舌炎等疾病的发生。寒冷气候使人体氧化功能加强，机体维生素代谢也发生了明显变化，容易出现诸如皮肤干燥、皲裂和口角炎、唇炎等症。所以在饮食中要及时补充维生素B_2，这主要存在于动物肝脏、鸡蛋、牛奶、豆类等食物中；富含维生素 A 的食物则包括动物肝脏、胡萝卜、南瓜、红心红薯等食物；维生素 C 主要存在于新鲜蔬菜和水果中。

冬季，气候寒冷，阴盛阳衰。人体受寒冷气温的影响，机体的生理功能和食欲等均会发生变化。因此，合理地调整饮食，保证人体必需营养素的充足，对提高老人的耐寒能力和免疫功能，使之安全、顺利地越冬是十分必要的。

首先，应保证热能的供给。冬天的寒冷气候影响人体的内分泌系统，使人体的甲状腺素、肾上腺素等分泌增加，从而促进和加速蛋白质、脂肪、碳水化合物三大类热源营养素的分解，以增加机体的御寒能力，这样，就造成人体热量散失过多。因此，冬天营养应以增加热能为主，可适当多摄入富含碳水化合物和脂肪的食物。对于老年人来说，脂肪摄入量不能过多，以免诱发老年人的其他疾病，但应摄入充足的蛋白质。蛋白质的供给量以占总热量的 15%～17% 为好，所供给的蛋白质应以优质蛋白质为主，如瘦肉、鸡蛋、鱼类、乳类、豆类等，这些食物所含的蛋白质，不仅便于人体消化吸收，而且，富含必需氨基酸，营养价值较高，可增加入体的耐寒和抗病能力。

养生野菜

冬 笋

被誉为山珍的冬笋，是笋中的皇后，相对于春笋而言，其肉质更为细嫩、鲜美，营养更加丰富。而且，冬笋性味甘寒，有利儿窍、通血脉、化痰利水、清热解酒等功效。

但是，冬笋内含难溶性草酸钙较多，对于草酸钙结晶尿或尿路结石的患者来说，就不应多吃了，以免增强尿中草酸钙的结晶，使病情加重。

小巢菜

小巢菜为豆科植物硬毛果野豌豆的嫩茎叶，冬春可采嫩茎叶

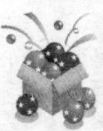

做菜，吃法与早芹相同。其味苦、辛，性寒，具有清热解毒、活血化瘀、止痛止痒等功效。

西洋菜

西洋菜又名水田芥、水介菜、水萍菜，冬春采嫩茎叶做菜，可煮汤、素炒、炒肉、凉拌、炖肉吃，具有祛风活血、消肿止痛等功效。

石枣子

石枣子为兰科植物石枣子的茎叶，四季可采茎叶做菜，可煮汤或炖肉吃。其性味甘凉，具有滋阴泻火的功效，可用于治疗肺燥咳嗽、肺痨咯血及咽喉干痛、小儿惊风等。

山韭

山韭又名藿，秋冬采全株做菜，可煮汤、做饺子馅、炒蛋、炒肉均宜。《本草纲目》中说："藿，肾之菜也，肾病宜食之。"山韭具有补肾之功效，可治老人夜尿多。

酢浆草

酢浆草又名酸酸草，四季均可采，以秋冬季茎叶最富有营养，凉拌吃或煮汤吃都有很好的补脑作用，尤其是学龄儿童可常吃酢浆草煮鱼。

酢浆草性味酸寒无毒，有清热凉血、消肿解毒等功效，可以治疗各种出血、腹泻、痢疾、疮毒等疾患，对失眠和肝炎也有较好的疗效。

养生茶

红茶

红茶性味甘温，可以补益身体、养蓄阳气，增强机体的抗寒能力。此外，冬季进食油腻食品增多，常喝红茶可去腻开胃，使人体更好地顺应自然环境的变化。

姜苏茶

生姜切丝，苏叶洗净，一起用开水泡服，此茶具有疏风散寒、理气和胃之功效。

姜糖茶

沙锅内放入生姜、葱白和水，大火煮开后改小火煮15分钟，然后加入红糖煮开即可。此茶具有温中止呕、祛风散寒之功效，适用于风寒感冒、发热头痛等症。

橘红茶

橘红即橘类果皮的外层红色部分，每次用 3～6 克，先用开水冲泡，再放锅内隔水蒸 20 分钟后服用；此茶具有化痰止咳、宽中理气之功，适用于寒痰咳嗽、腹痛胀闷等症。

冬花茶

款冬花 3 克，紫菀 3 克，茶叶适量，洗净后放入茶壶内，加入开水和冰糖，焖泡 15 分钟即可，代茶频饮；此茶可化痰、止咳、平喘，适用于咳嗽多痰、喘息气急等症。

侧柏大枣茶

侧柏叶、陈皮各 10 克，大枣 3 枚，冰糖适量。侧柏叶揉碎，陈皮切丝，与红枣一起入茶碗中，沸水冲泡，代茶饮；此茶可祛痰镇咳，主治慢性支气管炎。

五味冰糖茶

将五味子洗净，用开水略烫，立刻捞出，放在茶杯内，加入冰糖，冲入开水焖泡即可，当茶饮用；此茶可养心安神、补肾涩精，适用于失眠、盗汗等症。

益寿红参茶

将红参洗净，用水使之变软，切成碎块，沸水焖泡，代茶饮用；泡后的参片可嚼服。此茶可大补元气、生津安神、延年益寿。内热较盛、口舌生疮者改用西洋参。

养生汤

人参固本茶

人参 6 克，天门冬 12 克，麦门冬 12 克，生熟地黄各 12 克。将人参打碎，放入保温杯中，用开水焖泡 30 分钟；其余四味药亦打碎，放入另一保温瓶中，加开水冲泡 30 分钟。每日 1 剂，分两次代茶饮，饮时将药汁混匀服用，人参渣亦需频频嚼食。此茶可益气养阴、扶正固本，适用于气阴两耗、津血不足引起的体瘦乏力、咳喘、咽燥等症。

第十章　四季饮食

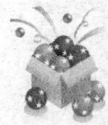

鸡汤

鸡汤中含有的特殊营养成分,可以改善咽部血液循环,促进呼吸道黏膜的分泌,以保持呼吸道通畅,及时清除呼吸道黏膜上的细菌和病毒,可预防感冒、哮喘等病症。

泥鳅汤

盆中滴入几滴植物油,放入活泥鳅,令其吐出泥沙,至水清后捞出沥干水分。

沙锅中放入植物油,待油冒烟,倒入泥鳅,迅速盖上锅盖,然后加入米酒、盐,文火熬成色如牛奶状,趁热连泥鳅带汤一同服下;此汤可防治肾亏、改善和增强男性性功能。

乌白汤

白萝卜切成薄片,与乌梅一起用小火熬煮即可;此汤可补肾润肺、化痰平喘。

莲子银耳汤

莲子先煮,待烂后加水发银耳再煮一会儿,加入白糖调味。

此粥可强心补虚,防治老年抑郁症;特别是莲子芯,含有生物碱,具有显著的强心作用。

萝卜紫菜汤

白萝卜200克,紫菜20克,陈皮20克,盐适量。白萝卜洗净、切丝,紫菜撕碎,陈皮洗净、切小块,同放入锅中加适量水煎煮20分钟,入盐调味即可。此汤可清热、利尿、化痰、降压。

蕹菜葱白汤

将蕹菜洗净,与葱白一起煮汤,然后用食盐调味即可;常服此汤可治口角炎、舌炎、唇炎等维生素 B_1 缺乏症。

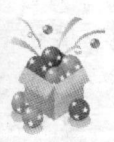